新文京開發出版股份有限公司
NEW
WCDP
新世紀‧新視野‧新文京 ─ 精選教科書‧考試用書‧專業參考書

New Wun Ching Developmental Publishing Co., Ltd.

New Age · New Choice · The Best Selected Educational Publications—NEW WCDP

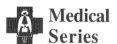
Medical Series

2nd Edition
第**2**版

護理
專業問題研討

總校閱　王桂芸

編　著　王桂芸・施佳玫・李怡娟・楊勤熒

張　婷・張　媚・王采芷・陳玉枝・陳小蓮

黃金蓮・紀淑靜・胡文郁・曾雯琦

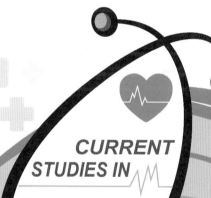

CURRENT
STUDIES IN

PROFESSIONAL
NURSING ISSUES

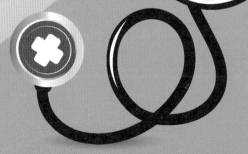

　　護理專業除了執行護理業務外，尚有決策及知識與責任拓展之目標與定位，而專業知識的創建、傳承及在實務中的應用有助專業的存在及永續發展，但在應用的過程中產生的問題即成為專業改進的動力，而許多問題是多面向及動態變化的，對護理專業的發展即成為一種挑戰，故需由不同層面思維其因應策略。

　　本書係由一群富有臨床及行政經驗的護理專家、學者編寫而成，針對我國醫療環境與健康政策、臨床護理實務問題提供精闢的說明與見解。共分為 13 章，由護理專業開始，依序說明我國醫療體系、護理人員角色與功能、護理業務及法律問題、護理教育、護理專業團體、護理師執業資格考試與臨床進階能力、護理人力供需、護理品質保證、護理評鑑、健康政策分析、護理研究以及求職就業等目前護理所面臨的各種挑戰。期許培養學生正確的專業觀念，對護理專業的發展及因應可以有更深入的認識，在未來護理生涯中能掌握自我專業發展的規劃及專業整體遠景，並能夠維持終生學習的動力。

　　第二版主要更新目前護理專業現況，並新增病人自主權利法、常見護理專業團體、住院友善照顧共聘模式、品質控管在新興傳染病之對應策略等主題。

王桂芸　謹識

作者簡介
Authors

王桂芸（作者暨總校閱）

- 學歷　國立臺灣師範大學健康促進與衛生教育學博士
　　　　美國波士頓大學護理學碩士
　　　　國防醫學院護理學系學士
- 經歷　國防醫學院護理學系系主任暨研究所所長
　　　　臺北榮民總醫院護理部副主任暨部主任
　　　　臺北市兆如老人安養護中心院長
　　　　台灣護理學會副理事長暨理事長
- 現職　瑞光健康科技品管暨研創總監
　　　　國防醫學院護理學系暨醫學科學研究所及生命科
　　　　學研究所合聘教授
　　　　國立陽明大學護理學院兼任教授
　　　　臺北榮民總醫院護理部顧問
　　　　台灣護理學會理事

施佳玟

- 學歷　國防醫學院內外科護理碩士
　　　　國防醫學院醫學科學研究所博士

李怡娟

- 學歷　美國印地安納大學健康政策與社區衛生護理博士
　　　　美國印地安納大學社區衛生護理碩士
- 經歷　陽明大學臨床暨社區護理研究所教授
　　　　陽明大學社區健康照護研究所教授
- 現職　陽明交通大學社區健康照護研究所兼任教授

楊勤熒

- 學歷　臺北醫學大學護理學系博士

　　　臺北醫學大學醫學研究所護理行政組碩士

- 經歷　臺北醫學大學附設醫院護理部副主任

　　　臺北醫學大學附設醫院護理部主任

　　　臺北醫學大學學士後護理學系助理教授

　　　臺北醫學大學護理學系助理教授

- 現職　臺北醫學大學附設醫院聯合檢查中心副主任

　　　臺北醫學大學學士後護理學系兼任助理教授

張婷

- 學歷　West Virginia University 哲學博士

- 經歷　臺北城市科技大學助理教授

　　　全球人壽保險股份有限公司法律專員

　　　台橡股份有限公司法律專員

- 現職　嶺東科技大學財務金融系副教授

張媚

- 學歷　美國波士頓大學教育博士

　　　美國波士頓大學護理碩士

- 經歷　臺灣大學護理學系副教授

　　　臺大醫院護理部副主任

　　　台灣護理學會常務理事及教育委員會主委

- 現職　臺大護理學系兼任副教授

王采芷

- 學歷　美國華盛頓大學護理博士
  美國猶他大學成人專科護理碩士
- 經歷　美國華盛頓大學訪問學者
- 現職　國立臺北護理健康大學護理系特聘教授兼教務長

陳玉枝

- 學歷　美國南卡羅萊納大學醫療管理博士
  美國愛荷華杜貝克大學護理碩士
  台中中山醫學院護理學系學士
- 經歷　臺北榮民總醫院護理部主任
  行政院衛生署宜蘭醫院副院長
  國立臺北護理健康大學兼任副教授
  中華民國護理師護士公會全聯會副理事長
  台灣實證護理學會創會理事長
  台灣護理學會常務理事、常務監事
- 現職　臺北榮民總醫院特約研究員
  台灣實證護理學會名譽理事長

陳小蓮

- 學歷　臺北醫學大學醫學科學研究所博士
  臺北醫學大學護理學研究所護理行政組碩士
- 經歷　國泰綜合醫院護理部部長
- 現職　國泰綜合醫院護理部顧問
  輔仁大學護理系兼任助理教授

黃金蓮

- 學歷　美國馬里蘭大學護理研究所碩士
- 經歷　壢新醫院（現聯新國際醫院）副院長
　　　　臺大醫院護理部副主任
　　　　中華民國護理師護士公會全國聯合會理事
　　　　財團法人脊髓損傷社會福利基金會董事
- 現職　聯新國際醫院顧問

紀淑靜

- 學歷　成功大學醫學院護理系護理行政碩士
- 現職　義大醫院醫療品質副院長／部定助理教授
　　　　中華民國護理師護士公會全國聯合會理事長
　　　　台灣私立醫療機構護理業務協進會顧問
　　　　衛服部醫院評鑑暨教學醫院評鑑醫療照護護理
　　　　領域儲備委員

胡文郁

- 學歷　臺灣大學醫學院護理學系所博士
- 經歷　台灣實證護理學會理事
　　　　臺灣護理師臨床研究學會創會理事長
- 現職　臺灣大學醫學院護理學系所教授暨所長
　　　　臺灣大學醫學院附設醫院護理部主任

曾雯琦

- 學歷　美國加州大學舊金山分校博士
- 經歷　三軍總醫院護理部主任
- 現職　國防醫學院護理學系教授

（以上依章節次序排序）

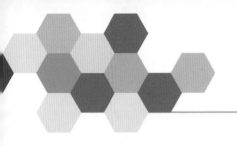

目 錄
Contents

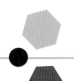

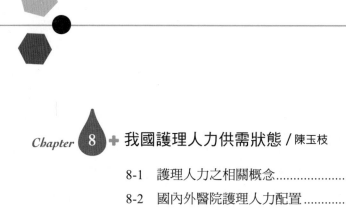

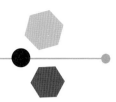

Chapter **1**

緒 論

作 者 王桂芸、施佳玟

＋ 大 綱

Current Studies in
Professional Nursing Issues

前言　隨著時代的變遷及人權意識的高漲，台灣護理專業面臨的重要議題及解決方案亦會隨著改變，進而也會影響護理專業未來的發展，因此，客觀評估護理專業議題及發展各種因應策略是所有護理人員的職責。本章節將陳述護理專業的定義及其沿革與定位，並提出護理專業的現況與問題以及未來之省思，期望護理人員經由不斷的反思及創新，再創護理專業之價值及能見度，使護理專業永續發展。

1-1　護理專業的定義

　　牛津線上辭典指出，護理是指為病人及體弱者提供照護的職業或作為；專業是指涉及長期培訓與具有正式資格的有償職業 (Oxford, 2018)。教育部的重編國語辭典修訂本則指出，護理是醫療保健工作中的一項，其主要工作為照顧傷患及預防保健；專業是研究某種學業或從事某種事業（教育部，2015a, 2015b），即專業研究學問或經過培訓能獲取正式資格的職業。以護理專業而言則是指培訓或研究傷患或體弱者的照護並執行預防保健的工作或職業。

1-2　護理專業的沿革及定位

　　護理工作因人群而存在，也必須因應時代需求而調整其核心價值，護理專業的定位會隨著時代演進而改變。吳、陳及楊 (2012) 指出，台灣的護理教育主要以南丁格爾為精神典範，但台灣也有其本土的護理專業演進史。台灣的護理專業演進一開始是以「照顧者」的角色出發，雖然主要照顧的為病者及弱者，但此角色在歷史定位中並未被尊敬，顯示當時的男尊女卑與社會文化中對於女性的貶抑。約自 1909 年起，女宣教士隨醫療宣教士來到台灣傳教，在台灣除擔任醫療助手服務與奉獻外，也開辦「看護

婦訓練班」，此應是台灣護理專業的源起。由於女宣教士的宗教精神是將「為人類犧牲奉獻」的行為視為對上帝的愛，因此，無私的助人是宣教士的照護行為，而這樣無私奉獻的照護行為更加深台灣人民對於護理照護的角色定位。到了日治時代，護理人員只是醫師助手，殖民時期的管理與教條約束，讓護理專業只剩下壓抑與順從，毫無地位。直到國民政府時期第一位留美碩士陳翠玉女士回台，引進美式護理精神，增加護理自主權，台灣護理專業的核心價值開始在地覺醒。

蔡 (2014) 指出，所謂的護理專業並不是只對生病的族群提供健康或是執行健康促進、倡導預防保健與執行研究參與及健康政策之制定等護理業務，而是指在專業決策、專業知識及專業責任的角色，即護理專業應有其崇高的目標與定位，但許多研究顯示現今年輕人對護理專業有著負面看法。

Glerean、Hupli、Talman 與 Haavisto (2017) 利用系統性文獻回顧探討年輕人對護理專業的看法，結果顯示，年輕人普遍覺得護理工作條件很差，除了需要輪班 (shift work)，對於工作的自主性也相當有限。雖然年輕人認為護理人員是仁慈且具有關愛，也非常努力工作，但護理工作主要被視為只是關心與幫助病人，與醫師的工作是有差異的，且認為護理工作在社會的地位不高。Wu、Wang、Holroyd、Lopez 與 Liaw (2018) 利用職業選擇量表，針對新加坡一所大學的一年級學生（n = 604；包括醫學、藥學、牙科學和社會科學）進行職業選擇因素調查，結果顯示，這些學生認為護理工作缺乏自主性決策、較無法做診斷、必須參與病人衛生需求之提供、從事護理工作是矛盾的且父母不會支持，因此不會選擇護理作為職業。

2019 年新冠病毒 (COVID-19) 爆發，並於 2020 年開始大流行，Cici、Yilmazel (2021) 調查土耳其 322 名護理專業學生對護理專業的看法，結果顯示大流行後學生對護理專業持正面看法者由 63.4% 下降至 50.6%，

而負面看法者，由 26.7% 上升至 32.3%，有 203 位學生表示害怕感染 COVID-19，利用焦慮量表評估學生的執業意願，不願在未來從事護理專業的焦慮分數達統計上顯著差異 (P ＜ .05)。

相較於國外學者積極針對護理專業的定位與看法進行研究，屬於台灣本土的護理核心價值較少被討論，但吳等 (2012) 指出 SARS 事件凸顯人民對護理的期待等同於犧牲奉獻，護理人員要求合理的保護裝備，卻被外界指責缺乏專業精神，且護理團體多被喻為「弱勢團體」；王、邱、簡及黃 (2017) 於 2011 年針對 100 家醫院之全職護理人員進行問卷調查，結果發現臨床護理人員有 62.42% 想離開現職醫院、有 64.3% 想離開護理專業，其原因有：年齡、健康狀況、每週工時、對未來發展無正面期待、工作無成就感、待遇不合理、工作不滿意等。這些現象讓護理專業人員必須思考現今護理專業的定位。

1-3 護理專業的現況與問題

張 (2017) 指出，護理專業的存在及持續發展，取決於其專業知識的「創建」、「傳承」及「應用」，專業知識應用於實務是終極目的，而應用中產生的問題，則成為專業改進的動力。護理專業的發展及健康照護品質與病人就醫安全是息息相關的，而護理專業發展的現況與問題則須由教、考、用及訓論述之。

一、在「教」的方面

自 2005 年高職改制專科後，台灣的護理養成教育提升至專科與大學層級，學制相當多元，大學學制是招收普通高中畢業生，所訓練出來的學生根基穩固，而技職體系的學生則招收綜合高中畢業生、職校學生或初

中畢業生，學生素質不一，對臨床的專業與效能會有所影響（李、張，2012）。張 (2017) 也指出，台灣的護理教育呈現一種非常奇特的現象，其一是因應護理人力短缺，大量擴增五年制護理專科招生人數，其二是多元複雜的培育管道、不同層級的學制，卻同樣培育最基層的護理執業人員，因此護理養成教育的基礎應維持在哪一個層級，如何達到共識的目標，這是護理界必須面對的問題。目前針對此議題已開始有所論述，期待未來能在共識下而有新突破。

二、在「考」的方面

相較醫師類科自 2013 年起，因應醫學教育改革，應屆畢業生需經衛生福利部通過認證之臨床技能檢測中心完成「臨床技能測驗 (objective structured clinical examination, OSCE)」，將全國醫學教育的教學成果標準化。護理師考試自 1950 年納入考選部專技人員高普考，每年舉辦兩次，採紙筆測驗方式，考試及格者即可取得專業證書。綜合歷年考試成績可見每年第一次考試的及格率通常不到 2 成；第二次考試及格率約介於 3~4 成，可能與應考者多為應屆畢業生有關，又以大學生的及格率較高（李、張，2012）。

賴等 (2014) 指出，國際護理協會 (International Council of Nurses, ICN) 期許各國發展專屬的護理能力標準，此能力標準可以作為護理學校的教育指標、臨床護理人力的任用標準，甚至可以作為國家考試的準則。林、盧及康 (2004) 建立台灣本土版護理能力標準共 124 項，除涵蓋 97 項國際版護理能力標準外，另增加 27 項台灣本土版護理能力標準，如何進一步讓此能力標準，以具有信度、效度的認證方式來檢視護理能力，有賴學界與業界的共同努力。

三、在「用」的方面

雖然台灣的健保制度有目共睹，但在財政的壓力下，健保政策也多所變革，因應健保給付限制，醫療職場常以壓縮人力成本來調整，導致護理人員工作壓力增高、職場勞動條件差、照護人力欠穩且招募困難（李、張，2012）。

陳、黃及黃 (2014) 指出台灣護理人力短缺其實與社會發展有關聯，如1980 年代經濟起飛，使護理人員轉任至其他經濟誘因更大的行業；2004年的 SARS 疫情，導致護理人員離職率攀升，近年來的人口老化與急重症增加，加上醫院對照護品質的要求，讓護理人力短缺問題雪上加霜。

根據統計，2021 年的護理人員平均離職率為 10.13%，較 2020 年的11.12% 少了 0.99%（衛生福利部護理及健康照護司，2022），且中華民國護理師護士公會全國聯合會的資料顯示，截至 2023 年 1 月，全國具護理師證書人數 317,032 人，執業人數 179,914 人，執業率 59.1%（中華民國護理師護士公會全國聯合會，2023），相較與美國 (84.8%) 及加拿大(93.0%)，台灣明顯偏低。因此，建立一個友善護理執業環境是除了重視護病比外，亦要強調工作量、工時、薪資及職場安全等以增加護理人力留任實為當務之急。

四、在「訓」的方面

許多研究指出，新進護理人員面對醫療情境所產生的不適應現象是一個嚴重的議題。2005 年台灣新手護理人員的離職率為 30%，其中前 6 個月內離職率高達 50%，而 1 年內的離職率為 22% (Lin, Wang, Li, & Huang, 2007)。到了 2012 年，中華民國護理師護士公會全國聯合會再度調查應屆畢業之新進護理人員的離職率，結果顯示工作 3 個月內的離職率為 32%，工作 1 年內的離職率則為 58%（王、張，2014），顯示剛畢業的護理人員在從學生到成為護理師的過渡期間遇到困難，而產生現實休克 (reality shock) 的現象。現實休克一詞是學者 Krame 於 1974 年提出的,主要是指應屆畢業之新進護理人員在從學生到護理師的過渡期間,因為對護理實踐的期望與他們過去臨床經驗有落差有關 (Kim, Yeo, Park, Sin, & Jones, 2018)。

為協助應屆畢業之新進護理人員克服投入護理職場之困難,教育部於 2003 年推動「最後一哩」就業學程,透過學校結合臨床指導教師 (clinical preceptor) 之監督指導下,使護生有機會能去臨床學習獨立作業。衛生福利部則於 2007 年編列經費推動「畢業後二年期護理師(護士)訓練計畫 (post graduate two-year nurse, PGYN)」訓練課程,透過臨床指導教師經由一對一方式指導應屆畢業之新進護理人員,協助其能勝任臨床實務之照護工作。

根據中華民國護理師護士公會全國聯合會的調查,2017 年應屆畢業之新進護理人員的總離職率為 15.43%,回流人員(已有 6 個月以上未從事護理工作或從未做過護理工作)3 個月內的總離職率為 19.26%(中華民國護理師護士公會全國聯合會,2018),雖然整體離職率似乎有顯著下降,但應屆畢業之新進護理人員日後會以何種態度看待護理專業,仍是未來護理專業教育必須重視的議題。

1-4 護理專業之未來省思

一、護理養成教育之變革

台灣護理政策白皮書中提到,自 1983 年以後,台灣護理教育體制朝向提高學制的目標進行調整與改制;2005 年教育部停辦護理類技職學校及職業學校,護理類教育學制從此區分為二大類別(衛生福利部護理及健康照護司,2013):

1. 大學制：含四年制大學護理系以及二技與四技的護理學系。

2. 專科制：指五專護理科。

由於現今社會大眾的教育程度普遍提升，且醫療科技日新月異，護理界認為應更進一步提高護理教育水準，故護理專業團體於 2014 年提出《護理教育改革立場聲明書》，說明護理教育的改革立場，並於 2024 年將進入職場護理師之護理養成教育全面提升至大學程度（各護理專業團體理事長，2014）。這份聲明書主要在於各護理專業團體理事長認為台灣的護理教育培育許多五專學生，但五專學生的科學數理與人文基礎教育不足，影響其專業學習與效能培養，且其畢業時才 20 歲，身心成熟度較無法勝任複雜而繁重的照護責任，也間接提高離職率，另事實數據顯示有許多學生又再繼續念二技，所以全面提升護理教育至大學程度應是可行的（通識在線編輯部，2015）。目前世界已有許多國家以此為目標且推動中。

蕭、陳 (1998) 指出，護理教育所培育的是不同領域的護理人才，五專的教育宗旨是培育以護理技能為主、學術理論為輔，技術與品德兼具的護理人才；大學教育的宗旨是強調理論知識的運用，加強思考與問題解決能力，培養兼具人文與科學素養的護理人才；碩士班的教育宗旨則是著重專業領域中學術理論的探討與應用，培養專業領導人才；博士班的教育重點則是培育學術研究能力及發展護理專業知識，尤其著重專業理論的創造。由此可知，不同的教育學程之目標是培育不同層級的護理人才。但 22 歲的大學畢業生是否在身心成熟度上，會優於 20 歲的專科畢業生？「多學兩年」是否就能降低離職率？這是護理教育未來發展可再作多方思考的面向。

二、護理臨床能力的精進

護理人員的素質與臨床能力對醫療品質的影響甚鉅。早期，護理人員從學校畢業經過考試取得證書後，即進入臨床服務，但缺乏系統性的培訓

計畫，使護理專業成長緩慢，優秀護理人力紛紛出走。當時，透過研究文獻指出，能力進階制度 (clinical ladder system) 可以有系統的增強護理人員專業技能與工作滿意度，因此衛生署（現衛生福利部）於 1992 年補助經費委託中華民國護理學會（現台灣護理學會），推動臨床專業能力進階制度，將護理人員訓練分成四個階段（尹、鄒、張、顧，1999）：

1. N1：具備基礎護理能力。

2. N2：具備重症病人護理能力且能分析並解決個案問題。

3. N3：具有整體護理及教學能力，並將護理過程書寫成個案報告。

4. N4：具有專科護理及行政能力者，並能書寫專案報告或研究設計者。

　　2005 年「台灣護理政策白皮書」出爐，內容指出傳統的實習評值方式無法全面了解學生臨床護理能力，僅以紙筆考試與書面報告來評量臨床護理人員的護理專業能力也不夠客觀，為了確認學習是否能達到預期成效，其評量除測驗理論知識及對執行之了解，還需測驗其執行能力及執行的正確率，因此除了傳統筆試，還須進一步以其他評量工具評估其學習成效，故 OSCE 成為檢測護理臨床技能的一種評核工具。

　　OSCE 的特色，是利用考間 (stations) 設計臨床照護情境，受測者必須依據情境要求，執行相關醫療或照護行為，以展現其臨床技能。根據教學或測驗目標，考試的情境設計可以有多元規劃，評量者則運用事先設計的評分表，逐一且客觀的觀察考生的表現，以評量其特定臨床實務能力，故教育部在第二期技職教育再造方案中挹注大量經費，讓所有護理技職專科學校廣設 OSCE 教室。

　　隨著醫學教育改革，醫師類科應屆畢業生需完成 OSCE 方能取得醫師執照，近年來護理界也開始有聲音認為護理師國考應加入 OSCE 考試。然而 OSCE 教學與測驗是否能夠實質提升學生的臨床實務能力值得關注，進一步需思考 OSCE 與護理師國考結合之效益及所需具備的配套措施（楊、李、楊、陳，2016）。

三、護理專業角色的拓展

蔡 (2014) 指出，護理專業的角色主要提供健康及生病的各年齡族群、家庭、團體與社區自主性及整合性的照護，而護理角色的拓展則是在廣義的概念下發展並精進護理專業，將執業範圍拓展至另外一個專業領域，也就是以護理的本質為本，逐漸擴大護理的執業範圍。因應人口老化與整合性照護的服務需求，許多進階護理人員的角色因應而發展，有直接照顧病人的臨床進階護理師，如：專科護理師、中期照護護理師等，也有非直接照顧病人的進階護理師，如：個案管理師、資訊管理師等，護理執業的專業化與角色的拓展已成為必然之趨勢。

要發展與定位一個護理專業角色的過程是非常漫長的，雖然帶給護理專業新的發展機會，同時也對護理專業帶來新的挑戰。以專科護理師為例，此角色的興起乃因醫療政策轉變，致使醫師人力不足所產生的，早期沒有明確的法源依據時，專科護理師經常淪為醫師助手，2014 年立法院通過「護理人員法」第 24 條修正條文並由衛生福利部訂定與公告「專科護理師於醫師監督下執行醫療業務辦法」，訂定專科護理師的執業範疇更為明確，於 2016 年開始實施但考量臨床醫療的業務風險，在業務執行辦法中所明訂可以執行的業務無法因應臨床實際狀況與需求，使專科護理師在臨床上仍有可能陷入情、理、法的困境中（鄔、鄭、許、王，2016）。

為因應人口高齡化以及十年長期照顧計畫的政策推動，中期照護 (intermediate care) 已開始受到關注，它的設立主要是在我國醫療照護體系的急性照護與慢性照護（長期照護）間建構發展的銜接性照護模式，主要目的是協助病人能盡速回復功能並順利回到社區，避免短期再入院。台灣於 2007 年在臺北榮民總醫院試辦，照護成效非常良好（陳，2015）。但中期護理需要的是跨專業團隊的整合，在跨專業的照護模式中，護理人員的角色定位為何？護理實務如何定義？值得護理界共同省思。

現今臨床執業環境多變，護理角色的拓展及延伸是必然的趨勢，因此在發展進階護理角色時，除了需考量護理專業的本質外，更應針對政策方針、產業需求及學術教育三個面向去思考深化護理專業及永續發展之策略，更重要的是在臨床實務中進階護理角色有法規之依據以強化定位及發揮。

四、護理專業形象的提升

護理專業形象是一種重要的無形資產，除了帶給社會大眾對護理專業的印象，另一方面也是護理市場價格的指標。護理形象越佳，越有利招募及留任，有鑑於此，國內外護理專業團體不斷提升及捍衛護理形象。2007年亞洲護理學會聯合會員國聯合發表「提升護理形象」聲明；2008年 ICN 於國際護士節大會，發表「提升護理形象」六大聲明，呼籲全球會員國重視護理專業形象；為抗議綜藝節目藝人穿著護士服大跳艷舞，詆毀護理形象，全聯會於2010年召開記者會發表抗議聲明，並將提升護理形象列為2011年五大發展目標之一（呂，2011）。

護理專業形象指護理人員將護理工作內化形成專業行為，經由與環境互動之後，社會大眾對此專業所形成之印象，故許多學者建議提升護理專業形象應強調專業的思考及專精的臨床知識與能力。2007年高等教育評鑑中心也設定護理學校需培養護理學生具有八大專業核心素養，希望畢業生能將護理專業能力素養落實於臨床照護之中，以提升護理專業形象。

其實，護理專業形像除了一般社會大眾內心既定的印象外，社群媒體的描繪也會影響護理專業的公眾形象。Blomberg 及 Stier (2016) 針對瑞典媒體描述護理人力短缺之事件進行研究，結果發現大部分的媒體還是依照佛羅倫斯・南丁格爾精神 (Florence Nightingale spirit) 描述護理人員是具備良好道德、忠於同事與病人、關注並能夠對病人的健康負責，此顯示瑞典社會所期望的護理形象，也解釋媒體對護理形象的影響。辜、彭與林

(2017) 調查護理在台灣醫院網站上的能見度，結果顯示，護理在台灣醫院網站的能見度並不高，醫院護理部並未充分使用網頁展現護理專業的特色與形象。國際護理協會理事長沙米 (Shamian) 於 2013 年 12 月 25 日在台灣護理學會專題演講時也勉勵台灣護理人員，應參予政治與加入國家政策小組，以產生影響力。

要提升護理專業形象，除加強自身護理專業外，護理人更應思考要善用權力與群體力量進入政策運作體系，另外也應思考利用社群媒體增加護理專業的能見度。

結論 過去一連串的改變造就目前的護理現況，也影響未來的努力方向。由於影響護理專業發展的因素很多，後面的章節將分別針對護理教育、專業團體、考試與能力進階、護理人力、護理品質、護理評鑑、護理研究等議題作更深入的論述，相信對未來護理專業的發展實可注入更明確的方針及策略。

問題與討論

1. 護理專業的定義為何？

2. 以教、考、用、訓四個方面而言，護理專業所面臨之問題為何？

3. 請說出 2014 年「護理教育改革立場聲明」之重點及理由為何？

4. 以客觀結構式臨床測驗 (Objective Structured Clinical Examination, OSCE) 檢測護理臨床技能的執行方式為何？

5. 請陳述未來護專業角色拓展之策略為何？

6. 請陳述護理專業形象之定義及其提升之策略為何？

參考文獻

中華民國護理師護士公會全國聯合會 (2018)・*106 年醫療機構人力現況調查統計表*。https://www.nurse.org.tw/publicUI/H/H102.aspx

中華民國護理師護士公會全國聯合會 (2023)・*台閩地區護理人員統計表*。https://goo.gl/WDE8E7

尹裕君、鄒慧韞、張淑容、顧治湄 (1999)・醫院基層護理人員臨床專業能力進階制度推展計畫報告・*護理雜誌，46*(6)，5-8。

王金蓮、邱淑媞、簡莉盈、黃心苑 (2017)・台灣臨床護理人員離職與轉業意念之相關因素探討・*醫務管理期刊，18*(2)，105-123。

王桂芸、張淑容 (2014)・世紀回眸－台灣護理專業的演變與發展・*護理雜誌，61*(4)，55-61

各護理專業團體理事長 (2014)・*護理專業團體共同聲明－「護理教育改革立場聲明」*。https://goo.gl/XyQgiY

吳婉如、陳彰惠、楊玉娥 (2012)・在地覺醒：尋求台灣文化脈絡下的護理核心價值・*高雄護理雜誌，29*(1)，30-36。

呂桂雲 (2011)・護理專業形象・*全聯護訊*。https://goo.gl/BuigJK

李選、張婷 (2012)・台灣護理專業對教考用失衡議題之省思・*護理雜誌，59*(5)，16-23。

林秋芬、盧美秀、康偉玲 (2004)・護理能力標準：國際版與台灣版之比較・*新台北護理期刊，6*(2)，11-22。

柯雅婷、馬淑清 (2021)・營造新手護理師的友善職場－策略篇・*源遠護理，15*(3)，5-10。doi:10.6530/YYN.202111_15(3).0001

張媚 (2017)・護理教育在護理專業發展中的角色・*護理雜誌，64*(1)，5-10。

教育部 (2015a)・*教育部重編國語辭典修定本－專業*。https://goo.gl/AZuqdG

教育部 (2015b)・*教育部重編國語辭典修定本－護理*。https://goo.gl/GEJit3

通識在線編輯部 (2015)・深度論壇：護理人才養成中的通識教育・*通識在線*，(57)。

陳小蓮、黃秀梨、黃翠媛 (2014)・臨床護理人才培育問題與策略・*領導護理，15*(3)，14-24.

陳亮恭 (2015)・高齡醫療服務的發展－由片斷走向整合・*護理雜誌，62*(5)，23-29。

辜美安、彭靜尼、林詩淳 (2017)・護理在台灣醫院網站的能見度與內容分析・*澄清醫護管理雜誌，13*(3)，50-57。

楊政議、李麗紅、楊惠娟、陳淑齡 (2016)・台灣護理專科學校 OSCE 之發展現況與困境・*澄清醫護管理雜誌，12*(1)，40-47。

楊政議、柯淑華、陳淑齡、李麗紅、袁光霞、蘇鈺婷、江令君、李薇莉 (2016)・學士後護理系的設置與規劃－以弘光科大為例・*榮總護理，33*(3)，249-255。

鄔恒斐、鄭瑜、許庭綾、王采芷 (2016)・專科護理師執行醫療業務辦法之臨床衝擊與展望・*領導護理，17*(3)，11-19。

蔡秀鸞 (2014)・世紀回眸－台灣護理專業的角色拓展・*護理雜誌，61*(4)，69-77。

衛生福利部護理及健康照護司 (2013)・*護理政策白皮書*。https://goo.gl/Bz925D

衛生福利部護理及健康照護司 (2022)・*近五年護理人員空缺率及離職率*。https://nurse.mohw.gov.tw/cp-72-580-2b84b-2.html

蕭淑貞、陳淑君 (1998)・高等護理教育的展望・*醫學教育，2*(3)，238-245.

賴維淑、洪玉珠、曾明月、許淑敏、陳春香、黃美凰、黃秀梨 (2014)・深耕職涯護理能力養成教育新趨勢・*領導護理，15*(3)，1-13。

Blomberg, H., & Stier, J. (2016). Metaphorical expressions used in Swedish news media narratives to portray the shortage of nurses and their working conditions. *Journal of Advanced Nursing, 72*(2), 381-395.

Cici, R., & Yilmazel, G. (2021). Determination of anxiety levels and perspectives on the nursing profession among candidate nurses with relation to the COVID-19 pandemic. *Perspectives in Psychiatric Care, 57*(1), 358-362.

Glerean, N., Hupli, M., Talman, K., & Haavisto, E. (2017). Young people's perceptions of the nursing profession: An integrative review. *Nurse Education Today, 57*, 95-102.

Kim, E. Y., Yeo, J. H., Park, H., Sin, K. M., & Jones, C. B. (2018). Psychometric evaluation of the environmental reality shock-related issues and concerns instrument for newly graduated nurses. *Nurse Education Today, 61*, 106-111.

Lin, C. J., Wang, H. C., Li, T. C., & Huang, L. C. (2007). Reliability and validity of nurses' job satisfaction scale and nurses' professional commitment. *Mid-Taiwan Journal of Medicine, 12*(2), 65-75.

Oxford (2018). *Oxford Living Dictionaries*. https://goo.gl/8yDjas

Wu, L. T., Wang, W., Holroyd, E., Lopez, V., & Liaw, S. Y. (2018). Factors deterring dentistry, medical, pharmacy, and social science undergraduates from pursuing nursing as a healthcare career: A cross-sectional study in an Asian university. *BMC Medical Education, 18*(1), 23.

Chapter 2

我國醫療體系及護理人員的角色與功能

作 者 李怡娟

+ 大 綱

Current Studies in
Professional Nursing Issues

前言 護理人員的角色與功能會隨著大環境的變化及服務對象需求不同而調整，大環境的變化來自政治、經濟、社會、價值觀等，因此會產生不同的政策與法令，影響護理人員的資格、條件、能力及角色功能等。本章首先介紹我國與護理專業相關的健康照護體系，包括：醫療保健體系、衛生行政及護理行政等之組織架構與型態，以預防保健與健康促進服務、急性醫療服務、復健及後續性服務的三段式照護方式呈現。接著陳述護理人員應具備的資格與條件、護理業務的介紹及護理人員的角色。

　　護理人員之資格、業務及角色的改變，可看出護理實務隨時代腳步推進之變化軌跡，政策會影響護理專業發展，進而規範護理人員的角色及功能，但護理人員的角色與功能也同時受到服務民眾需求的改變及身處大環境的差異影響之。因此由下而上及影響相關政策制定的過程必須順暢且互相關聯與影響，才能提供民眾好的照護品質。

2-1 我國的醫療體系

　　衛生行政組織是依一定的憲法和法律程式建立，肩負行使國家行政權力、管理社會公共事務的政府組織機構實體，訂定與監督健康衛生相關法規的執行及健康專業人力的工作執掌（李，2004），因此護理專業人員有必要了解相關組織架構與工作執掌。行政組織依階級性、社會性、服務性、權威性、法制性及系統性之不同特性（高，2009），而有不同的功能：

1. **階級性**：由中央到地方之各層級，有其相對應的執掌與功能，例如中央的衛生福利部，其中負責有關衛生及福利相關的業務，對應到地方的衛生局及社會局（處）。

2. **社會性**：行政組織行使管理社會公共事務職權時，需要考量為社會大眾提供服務及維護社會公共利益。因此行政組織的社會性是藉由行政組織的階級管理制度，各司其職掌以穩定社會秩序。

3. **服務性**：行政組織作為管理國家政務的機構，發展和完善社會各種公共事務，服務範疇自經濟、文化、教育及各種公共福利事業，制定各項法規政策，發揮其管理的作用，提供各項服務，促進社會的發展。

4. **權威性**：行政組織作為國家權力的法定代表，擁有一定權威性，因此社會中相關團體、公民都有義務服從行政組織法定的管理與命令，必要時可透過法律和紀律加以懲戒與制裁。

5. **法制性**：行政組織的設置、宗旨和目標、人員編製及管理、規範、管理方式等，都由憲法和法律決定，使行政組織能依法代國家行使行政權力。

6. **系統性**：國家行政組織的最高系統，會依縣市級的子系統分類，以達對社會大環境的靈活反應。另一方面，行政組織可以對大環境進行系統性調節，以適應外部環境的變化，達到互相完善的目的。

　　我國健康照護體系分為預防保健與健康促進服務、急性醫療服務及復健與後續性服務，和護理專業相關的行政機關包括：醫療保健體系、衛生行政組織架構及護理行政組織等型態。

一、醫療保健體系

　　醫療保健體系的成立在於確保醫療服務提供之有用、方便、可用、可近及可負擔。2021年底止，共有478間醫院及22,800家診所，共提供17萬710張床位，相當於每一萬人就有73.03張病床（衛生福利部統計處，2022）。而近年來，醫療院所逐年增加，惟醫院家數稍減，診所不斷增加，可見基層醫療及診所在健康醫療照護體系中的功能與所扮演的角色越趨重要。

　　然而受到全民健康保險政策及醫療服務體系的影響，台灣民眾目前的照護方式仍著重治療勝於預防，每人每年平均門診次數高達到約15次，

平均每月至少就醫診 1 次，比起「經濟合作暨發展組織」(OECD) 國家高出 6、7 次，這也使得門診醫療費用支出占了健保總額一半以上。有必要推動整合性門診，強化基層醫療功能，發展持續性、協調性及綜合性照護。長期照護服務日益增加；例如護理之家之照護服務量、家數、床數及照護服務量，逐年增加趨勢，占床率維持在七成以上。由此可知，國內醫療照護體系的發展除重醫療輕保健的結果，更因人口老化及慢性病增加的趨勢下，導致長期照護服務的需求激增，更顯出推動健康促進專業級社區專業護理師的重要與迫切。

二、衛生行政組織架構

(一) 衛生福利部

衛生福利部是台灣最高之中央衛生組織，包括 9 個業務司、7 個任務編組、6 個附屬機關（構），直屬管理之醫療院所共 26 家，另有 6 家老人福利機構、3 家兒童福利機構、3 家身心障礙福利機構及 1 家少年之家（圖 2-1）。

衛生福利部組織任務以落實行政院施政為原則，整合國家資源，依照國家整體發展需要，因應政治、社會、經濟、科技與環境變化趨勢，並考量衛生政策之連續性及重要創新原則，訂定全國性健康政策策略、績效目標及衡量指標。衛生福利部組織宗旨明確地指出，以「促進全民健康與福祉」為使命，「落實品質、提升效率、均衡資源、關懷弱勢、福利社會、回饋國際」為願景，其策略目標包括（衛生福利部，2022b）：

1. 健全福利服務體系，照顧弱勢族群。
2. 建置優質長照體系，完備長照服務資源。
3. 營造互助祥和社會，完善保護服務體系。
4. 拓展全方位醫療照護體系，保障民眾就醫權益。

5. 建立優質防疫應變體系，邁向防疫新紀元。

6. 構築食品藥物安心消費環境，保障民眾健康。

7. 營造身心健康支持環境，增進全人全程健康促進。

8. 精進健保及國保制度，強化自助互助社會保險機制。

衛生福利部組織架構圖

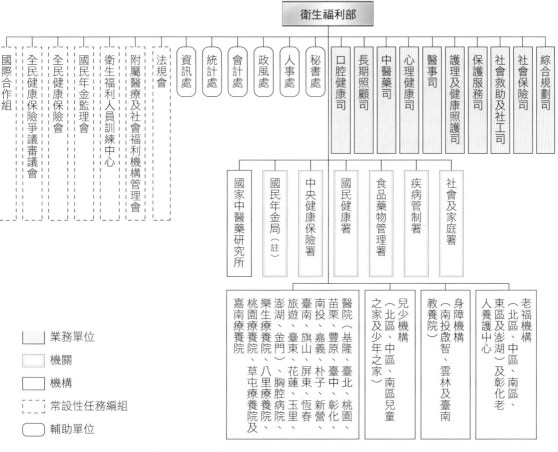

註：國民年金局暫不設置，衛福部組織法明定其未設立前，業務得委託相關機關（構）執行。

資料來源：衛生福利部 (2022a)。行政組織圖。https://www.mohw.gov.tw/cp-7-8-1.html

✚ 圖 2-1　衛生福利部組織架構圖

(二) 基層衛生保健單位：衛生局所

　　台灣基層保健醫療服務的體系運作，係以衛生所為主軸，因應社會健康需求差異，不同階段有不同的任務重點：

1. 1945~1960 年：服務內容以傳染病的防疫為主。

2. 1961~1982 年：以結核病及家庭計畫等特定服務內容為主。

3. 1983 年以後：轉型強調偏遠地區衛生所設群體醫療執業中心，加強醫療與綜合保健服務，提供民眾連續性、整體性及綜合性的基層保健醫療服務，對特定疾病的危險群體實施早期篩檢及個案追蹤管理（包括孕產婦、嬰幼兒、中老年人、結核病、精神病等個案），並與門診醫療相配合，以協助個案控制病情，改變健康行為，增進社區民眾健康狀態；另為提供以社區為導向之綜合性保健醫療服務，1997 年起開始辦理社區健康評估之訓練，協助提升對社區健康問題的評估能力。

　　為服務醫療資源缺乏地區民眾，自 1983 年開始試辦 12 所群體醫療執業中心，1997 年底共設 174 所。群體醫療執業中心係設立於衛生所內，負責衛生所之門診醫療業務外，並協助辦理保健業務，以強化衛生所之整體功能。衛生所（室）是最基層的衛生服務單位，而各地衛生所依照行政區與組織的不同，其功能也有差異，大致可分為三類：

1. **都市地區衛生所**：以預防保健為主，如台北市政府 12 區健康服務中心。

2. **一般鄉鎮衛生所**：以預防保健為主，醫療工作為輔，如苗栗縣 18 個鄉鎮衛生所。

3. **偏遠地區衛生所**（含山地、離島）：健康照護體系中的第一線，亦是該社區基層服務體系運作的重心，提供以「居家護理」為重點之基層保健服務，其預防保健與醫療工作並重，如連江縣 4 所衛生所。台灣

基層保健醫療體系完善，主要業務包括菸害防制、婦幼衛生、社區健康營造、門診醫療、行政相驗、預防接種、監測通報、傳染病防治、精神病人管理、長期照護、緊急醫療等。

(三) 護理行政組織

護理及健康照護司

與護理專業密切相關的中央行政組織為衛生福利部中的護理及健康照護司，其前身為 2004 年成立的衛生署護理及健康照護處，時設長照科、護理科及山地離島科三科。2013 年衛生福利部成立後，更名為護理及健康照護司，其下設四科，負責及主管的業務直接影響護理專業的功能與發展，提供全民更優質之健康照護服務。為推行長照 2.0 政策，該司於 2016 年成立第五科長照政策推展科。2018 年 9 月因長期照顧司正式成立，相關的業務由原護理及健康照護司長照科轉至長期照顧司，因此改設為三科（表 2-1）。

急性照護的專科護理師為該司轄管的業務，攸關護理人員權益的護理及助產人員相關法規修訂，也屬該司的職掌。此外，山地離島及偏鄉的照護服務亦為該司的重要業務之一。

長期照顧司

2018 年 9 月 5 日正式設立長期照顧司，以下分四科掌理長期照顧政策、制度發展之規劃、推動及相關法規之研擬；長期照顧人力培訓、發展之規劃、推動及執行；長期照顧服務網絡與偏遠地區長期照顧資源之規劃及推動；以及居家、社區與機構長期照顧體系之規劃、推動及執行等（表2-2）。

自急性照護的專科護理師到長照的居家護理與機構式照護，皆為該司轄管的業務。攸關護理人員權益的護理及助產人員相關法規修訂，也屬該司的職掌。此外，山地離島及偏鄉的照護服務亦為該司的重要業務之一。

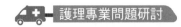

▶ 表 2-1　護理及健康照護司各科負責業務

科別	負責業務
第一科 法規及機構管理科	1. 護理人員法及其相關法規之研訂、解釋及相關處理事項 2. 護理機構（一般護理之家、產後護理機構、居家護理機構）之監督、管理及輔導事項 3. 護理機構評鑑指標之研訂、評鑑作業之規劃及執行事項 4. 護理機構之設置、擴充審查及核定事項 5. 助產機構之設置、輔導及監督管理事項 6. 身心障礙者鑑定作業辦法之修訂及解釋、身心障礙鑑定人員之培訓及教育訓練 7. 身心障礙者醫療復健所需醫療費用及醫療輔具補助辦法之修訂及解釋
第二科 護理科	1. 護理及助產人員之執業管理（含執業執照更新）、輔導規劃及推動事項 2. 護理及助產人員之繼續教育、認證規劃及推動事項 3. 護理及助產人員專業發展、執業環境改善、照護品質提升計畫之規劃及推動事項 4. 專科護理師訓練、甄審、證書核發及執業規範之規劃、管理及推動事項 5. 護理執業環境跨域事項之協調、規劃及推動事項 6. 護理人力制度（護病比、護理組合設計）政策發展規劃、研擬及推動事項 7. 國際護理相關事務規劃及推動事項
第三科 原住民族及離島健康科	1. 原住民族健康平等事項規劃、執行及管考事項 2. 原住民族及離島地區醫療照護品質提升、就醫交通費補助之研擬、規劃及推動事項 3. 原住民族及離島地區開業醫事機構之獎勵、輔導及管理事項 4. 原住民族及離島地區醫療照護數位資訊之規劃、補助及管理事項 5. 原住民族及離島地區部落社區健康營造計畫之研擬、推動及管理事項 6. 原住民族及離島地區衛生所（室）重擴建、整修及醫療設備更新、補助及管理事項 7. 原住民族及離島地區醫事人員養成之培育、推動、管理及資訊發展事項 8. 離島救護航空器駐地案之規劃、推動及管理事項 9. 離島地區醫院醫療營運維持業務補助事項 10. 空中緊急醫療轉診後送規劃、管理及離島地區自行搭機（船）轉診來臺就醫補助事項

▶▶ 表 2-2　長期照顧司各科負責業務

科別	負責業務
一科	1. 長期照顧服務法及相關法規之研訂事項 2. 長期照顧服務機構法人條例及相關法規之研訂事項 3. 長照法人管理及輔導相關事項 4. 長照機構設立標準之研訂事項 5. 長照機構評鑑之規劃及執行事項 6. 行政院長期照顧推動小組委員會相關事項 7. 本部長期照顧諮詢會相關事項 8. 照顧管理系統維運管理 9. 其他有關長照管理法規相關事項
二科	1. 失智症防治照護政策綱領之推動及管考事宜 2. 失智社區照護服務之規劃及推動事宜 3. 失智照護專業人才培訓之規劃及推動事宜 4. 長照服務發展基金財務管理相關作業 5. 長照服務發展基金預（決）算編製及執行控管 6. 長照服務資源發展獎助辦法及作業要點相關作業 7. 長照 2.0 政策溝通宣傳之規劃及推動 8. 長照政策專區網頁規劃及管理 9. 1966 長照服務專線之建置、維運及功能強化事宜
三科	1. 居家服務之規劃及推動相關事宜 2. 日間照顧之規劃及推動相關事宜 3. 小規模多機能規劃及推動相關事宜 4. 社區整體照顧服務體系之規劃及推動 5. 家庭托顧之規劃與推動 6. 長照輔具購買租借及居家無障礙環境改善規劃及推動 7. 交通接送服務之規劃及推動 8. 營養餐飲服務之規劃及推動 9. 家庭照顧者政策之規劃及推動 10. 失能身心障礙長期照顧服務之規劃與推動

▶▶ 表 2-2　長期照顧司各科負責業務（續）

科別	負責業務
四科	1. 長照人員訓練認證繼續教育及登錄辦法之解釋及相關事項處理 2. 長期照顧人力培訓、發展之規劃、推動及執行 3. 照顧管理制度之規劃、推動及執行 4. 外籍看護工申審業務相關事項 5. 長照支付給付基準專業服務（C 碼）之推動與督導 6. 長照支付給付基準喘息服務（G 碼）之推動與督導（含聘請外籍看護工家庭喘息服務規劃） 7. 長照出院準備服務之推動與輔導事項 8. 原住民族長照整合服務計畫之發展規劃與推動 9. 預防及延緩失能照護計畫之推動及管理 10. 高齡健康研究及長期照顧科技業務相關事項之辦理

2-2　護理人員應具備的資格與條件

一、護理人員應具備的資格

(一) 學歷

　　護理人員經過正規的護理養成教育，於學校畢業後，參加由考選部舉辦的國家考試，取得護理師執照後，即可開始執業。根據護理人員法第 1 條「中華民國人民經護理人員考試及格，並依本法領有護理人員證書者，得充護理人員。」第 3 條「經護理人員考試及格者，得請領護理人員證書。」掌管護理學生畢業後取得護理師執照的主管機關為考選部。

　　大部分執業護理人員的學歷落在大學 (62%)，其中專科學歷 57.57%，大學 35.4%，高職占 5.33%，研究所僅 1.7%（張、余、賴、林、彭，2010）。台灣護理學校目前共計有 17 所大學（含國防醫學院）、12 所科技大學、2 所技術學院及 11 所專科學校設立護理科系，其中設置博士班的

學校有 8 所（其中陽明交通大學分別設置護理博士 (PhD) 及臨床護理博士 (DNP) 兩種學制），碩士班的學校有 24 所，二技學制 15 所，四技學制 12 所，二專學制僅 1 間專科學校設置（教育部，2021）。

　　教育部於 2010 年通過大學校院辦理學士後第二專長學士學位學程，2015 年開始增設學士後護理系，修業時間為 2~3 年；目前有台北護理健康大學、長庚大學、台北醫學大學及亞洲大學等學校設立（教育部，2021）。陽明交通大學護理學院已於 2017 年獲教育部同意自 2018 年開始招收臨床護理博士 (doctor of nursing practice, DNP) 之更高階的護理實務人才教育訓練，期待提升醫療照護品質。

(二) 證照

　　根據考選部，欲領有護理師執照者，需經公立或立案之私立專科以上學校或符合教育部採認規定之國外專科以上學校護理、護理助產、助產科、系畢業，並經實習期滿成績及格，領有畢業證書者。或經普通考試護士、助產士考試及格後並任有關職務滿 4 年有證明文件者。或經高等檢定考試護理、助產類科及格者。每年舉行考試一次；遇有必要，得臨時舉行之。

　　我國醫療照護團隊一直以護理人員為照護核心主力，且大多數為執業在急性醫療機構的護理師 (77.5%)，其次為護士 (22.3%)。由高職護理科畢業身分考取的護理執照稱為「護士」，由大學護理系、科技大學、專科護理系畢業考取的稱為「護理師」，台灣在 2005 年已全部關閉護理職校，2014 年永久停辦護士執照考試。目前多數護理人員都是擁有護理師執照的大專畢業生或碩、博士生 (84.3%)。

　　然而，14 類醫事人員皆屬師級，只有護理人員雖領有護理師證書卻一直被稱為護士，所以 2009 年由台灣護理學會推出「叫我護理師」正名運動，由稱謂開始，重新塑造護理專業形象，提升專業價值，同時將護士節改名護師節。除了正名外，也讓每位護理師在被稱呼時，體認自己的專業

身分與專業責任，為病人提供高品質、人性化的護理服務。也期盼「護理師」正名的風潮，能引領我國護理界，讓護理人員在社會中有更高的能見度與影響力（林、黃，2014）。

(三) 加入公會及執業執照登錄

護理人員法第 8 條規定「護理人員應向執業所在地直轄市、縣（市）主管機關申請執業登記，領有執業執照，始得執業。」「護理人員執業，應每 6 年接受一定時數繼續教育，始得辦理執業執照更新。」

最新調查的護理執登人數為 187,519，其中護理師 170,413 占 90.6%，護士有 17,106 人，占 9.1%；女性 179,914 人，占 95.9%，男性 7,605 人，占 4.1%（中華民國護理師護士公會全國聯合會，2023），可見雖有越來越多的男性進入護理學校就讀，但台灣的男性護理人員的比例與女性比例仍相差懸殊（徐、唐、張、馬，2013）。徐等 (2013) 以全國男性護理人員為研究對象，進行橫斷式探索性研究，發現男性與女性護理人員在整體的工作價值觀同屬中上程度，表示兩性在工作價值觀趨於一致。隨年齡越增長，男性護理人員的內在價值，包括護理專業之利他、崇尚情操、理想抱負及成就感等特質的認同度較高。

根據全聯會 (2023) 調查，護理師領照人數有 31.7 萬人，然而執業率僅 59.1%，若扣除 65 歲以上領照人數，雖執業率可達 63.6%，但仍偏低。護理人員執業率低的原因很多，主要與人口結構及醫療環境變化造成的工作負荷加重有關，護病比過高及超時工時使護理執業環境惡化，更降低畢業生就業意願（林、黃、高、盧，2013；陳等，2016）。

衛生福利部 (2012) 在護理改革近中程計畫指出，我國護理人員領證卻不執業的影響因素，除健康問題或沒興趣等個人因素之外，還包括輪三班、工作壓力大、專業不受尊重、薪資低、福利制度不佳等原因，皆屬不友善的工作與組織環境造成。根據全聯會 (2022) 之全國性網路調查顯

示，498 家醫院中，有 50% 表示護理人員招募困難，導致醫院關病房或減床。依據目前全國各大醫院護理人力離職率約 15% 推估，護理人力缺額大約 5,000 名左右，若要達到衛生福利部所期望護病比的理想目標 (1：7)，估計每年還缺少護理人力 9,000 名（趙，2013）。近幾年，新冠肺炎 (COVID-19) 蔓延的衝擊下，護理人力短缺及高負荷嚴重影響醫療照護品質與病人安全，因此必須關注護理人員短缺的重要議題。

二、護理人員應具備的條件

護理是科學更是藝術，因此具有人文關懷特質的護理人員，才能真正同理與關懷病人。護理人員所需具備的條件，除了護理人員法中有關學歷、證照及執業執照等之規定，以及不同職業場域的工作能力與技能的要求外，護理人員的特質更是重要。陳 (2010) 整理出護理人員的行為特質：

1. **優雅風範**：護理人員要值得被信賴，需有專業的氣質與態度，護理師都必須是一個靠得住的人，不傳播謠言，不搬弄是非、不隨意洩漏病人病情。

2. **服務熱忱**：護理人員對臨床工作的投入及展現的能力，不論教育程度，只要對護理工作有熱忱服務，都會是病人心目中優秀的護理人員。

3. **精確的觀察力與判斷力**：將收集到病人及家屬的主客觀資料，進行反覆及多元的判斷，即發揮批判性思考能力，才能做出最貼近事實的護理診斷，得以進行後續的護理措施。

4. **效率與技術**：有工作效率的護理人員充分掌握自己和病人及家屬的角色與責任，教導病人及家屬自我照顧的知識與技能，確實充能 (empower) 病人及家屬，有效降低意外事件發生，避免同一疾病因自我照顧不佳，導致使用急診或再入院的情形發生，這才是有效率的照護方式。

5. **責任心**：包含負責與當責，負責是確實執行上級交付的任務，而當責則是確保這些任務達成同時能交出成果。

　　根據陳 (2010)，護理人員在照護病人時，需有推理性的思維與批判式的態度，解決病人問題的技能，克盡職責；在工作團隊中也須具有使命必達的責任心。

三、專業核心素養（八大素養）

　　為提升護理人員的教育水準，以期畢業後能提供良好的照護品質，教育部高等教育評鑑中心基金會特成立台灣護理教育評鑑委員會 (Taiwan Nursing Accreditation Council, TANC)，評鑑小組發展護理畢業生應具備的專業核心素養 (professional core value)，作為各校院護理系（科）之規劃課程及培育人才的準則及依據，通稱為八大核心素養，分別說明如下：

1. **批判性思考能力** (critical thinking and reasoning)。

2. **一般臨床護理技能** (general clinical skills)：能運用護理專業知能，評估個案需求與分析其健康問題，擬訂適切護理處置並評值其成效。

3. **基礎生物醫學科學** (basic biomedical science)：能運用基礎生物醫學科學知識於臨床實務。

4. **溝通與合作** (communication and team work capability)：能與個案、醫護團隊有效溝通、協調與合作。

5. **關愛** (caring)：能運用同理心、敏銳觀察及傾聽，發現個案與其家屬需求，提供支持與協助。

6. **倫理素養** (ethics)：能保護個案，並在執行實務中遵循護理專業規範。

7. **克盡職責性** (accountability)：能對個人職務的內容與成效負責。

8. **終身學習** (life-long learning)：能自我省思，運用資源規劃自我專業成長。

2-3 護理業務的介紹

一、依護理功能區分

　　護理專業的顯現在於滿足服務對象的健康需求，因此護理的執業範疇端視影響健康的環境因素與民眾的健康需求。受到民眾健康需求日益變化，護理的功能與工作場域亦異於以往，自急性醫療機構轉變為社區式健康促進與長期照護機構。

　　國際護理協會 (International Council of Nurses, 2002) 提出，護理的業務包括執行健康促進、疾病預防和照顧生病、功能障礙和安寧需求的族群，故倡導和促進安全執業環境、執行研究、參與健康政策之制定、健康照護體系的管理和教育為護理執業的重點角色。不同的執業場域，會執行不同的護理功能，說明如下：

1. **非獨立性功能** (dependent functions)：護理人員執行這類活動時是根據醫師的醫囑，不能自己判斷及做決定。

2. **獨立性功能** (independent functions)：護理人員可以依法獨立執行的活動，不需要醫囑來決定，可以自行判斷並作決定。

3. **協同性功能** (interdependent functions)：需要其他專業人員，包括醫師、檢驗人員、藥劑師、營養師、社工師及復健人員等共同合作，才能按照病人需要提供知識或技術協助。

二、依專業度區分護理的範圍

　　概分為非專業性護理、次專業性護理及專業性護理。

1. **非專業性護理**：不需要經過特殊訓練、深思熟慮，只要稍加指導就能操作，例如餵食、換空床床單、協助無骨折等無特殊問題病人翻身、協助病人沐浴、按摩等。

2. **次專業性護理**：需具備相關的基礎醫學知識，並接受一段時間的訓練後才能實施。這些活動多半有一定的執行方式，也多與技術有關，如洗澡、餵食、協助病人活動、測量生命徵象及體重、協助如廁、維持一個安全的環境等。

3. **專業性護理**：需要運用獨特的知識、判斷及思考分析才能完成，必須具備廣泛的相關知識，配合病人經驗背景、病情變化、自我照顧能力及問題原因等，採取不同的處理方式，如提供病人自我照顧的護理指導，此乃護理人員無法被取代的專業。

為解決護理人力荒，衛生福利部委託「以混合式照護模式制度建構本土化護理照護分級制度」計畫，廣邀專家訂定護理人員工作規範(guideline)，規範護理人員專業工作之內涵，其他非專業及庶務性事物交由輔助人員協助。有鑑於此，目前積極發展及推動技術混合照護模式(skill mix model)，於護理人力中加入照顧服務員，以解決護理人力不足、確保照護品質及減少醫療成本的問題，是台灣醫院的管理趨勢（孫、顏，2010）。

技術混合照護模式是指在醫療、復健及護理機構，運用輔助人員協助註冊護理師執行病人照護之工作，以提供結合不同護理技能的護理照護（孫、顏，2010）。台灣學者將技術混合照護模式定義為：具有專業執照的護理人員與護理佐理員(nurse aides)共同協助病人之照護工作(Huang et al., 2011)。而內政部於2003年將此類輔助人員（包括看護工、佐理員、護理佐理員、居家服務員或陪病服務員人員）統稱為照顧服務員(nurse aide or certified nursing assistant)，簡稱照服員（孫、顏，2010）。

三、依工作場域區分

護理人員服務會在不同的工作場域中，因服務對象的健康狀況及需求之差異，而發揮不同功能。根據張、余(2010)的一項調查，護理師執業場

所分布甚廣，包括急慢性醫院 (69.4%)、護產及長期照護機構 (4.3%)、社區機構 (10.6%)、診所 (13.2%) 及衛生行政機關 (2.5%)。因此護理師層級包括護理師、專科護理師、個案管理師、衛教師、安寧共同照護師、居家護理師、麻醉護理師、助產師、廠護、校護等護理照護。以下是目前護理人員常見的工作場域：

(一) 醫療機構

醫療機構設置標準始於 1987 年，規範各式醫院設置的設備及人力配置，明訂急性一般病床，49 床以下者，維持每 4 床應有護理人員 1 人以上；50 床以上者，每 3 床應有 1 人以上，也明確規定門診每診療室應有 1 人以上，增訂燒傷病房、亞急性呼吸照護病房的護理人力配置，每床應有 1.5 人以上（全國法規資料庫，2019）。

醫療院所根據衛生福利部的醫院評鑑等級，分為醫學中心、區域醫院及地區醫院。近 10 年來醫院家數逐年遞減，但繼續朝向大型化發展；診所家數逐年遞增，且西、中、牙醫診所增幅均達一成以上。醫療機構中的護理人員以護士及護理師居多，主要負責第一線的臨床照護，護理部主任、副主任、督導長、護理長及副護理長則多為行政業務。

(二) 社區

社區衛生護理 (community health nursing) 泛指在社區中執業之護理專業，包括：醫院個案管理、出院準備或疾病管理、不分科的護理、社區精神護理、學校衛生護理、職業衛生護理、居家護理等。台灣目前的社區衛生護理師執業範疇，為以下四個主要的健康照護系統，分述如下：

1. **衛生所（健康服務中心）：** 服務內容會依其行政主管機關（衛生局及國民健康署）所制定的政策，決定衛生計畫與服務對象。每年的工作目標亦會隨著當時的衛生情況做調整，但一般而言仍以預防性的健

康服務 (preventive health services) 為主，而非治癒性的照護 (curative care)。通常業務範疇包含防疫、傳染病管制、健康促進、環境衛生、幼兒園安全衛生的監控、居家護理及各年齡層健康促進等計畫的執行。

2. **學校衛生護理**：工作內涵為運用行政管理知能，提升學校護理工作品質；了解校園文化特色，促進學校與社區組織的互相溝通與合作，提升學校解決問題的效能；有效的健康行銷，發展整體的校園健康促進政策，以營造校園的健康環境，進而提升健康照護品質。目前推動中的健康促進學校計畫即為結合學校中的師生、學生的家長及社區中的團體與組織，共同培養學生健康的生活型態，以打下良好的健康促進基礎。

3. **職業衛生護理**：主要的服務對象為事業單位之雇主、員工與其家屬，甚至擴及社區民眾。服務的目標在於運用護理過程評估影響服務對象健康的各項因素，規劃與執行群體的健康照護計畫，解決服務對象的健康問題，滿足其健康需求，以達整體健康的目標。

4. **長期照護**：提供服務的目標在於降低或預防有慢性及持續性健康照護需求的個案及其家庭，能夠將個案的殘障與失能程度降到最低，並能發揮其最大的功能與激發其潛能。

雖然社區衛生護理師會因不同的工作場域，造成服務對象的健康狀況及服務需求的差異，而有不同的執業能力需求與要求，但都需具備共同的核心能力，除了社區評估及診斷、計畫的訂定、執行與評值等之一系列步驟外，更需與服務對象建立夥伴關係，以整個社區為導向，結合相關資源包括政府、民間團體及社區組織，以促進民眾健康，提升其生活品質。

(三) 衛生行政

護理人員在衛生行政機關擔任的角色包括規劃、執行與成效評值等工作，常見任職於衛生行政機關有中央的衛生福利部、國民健康署、教育部、勞動部、移民署、體育署、健保署、食品藥物管理署、疾病管制署等。地方層級的衛生行政機關則有各縣市衛生局及長期照顧管理中心等。

(四) 護理教育

從事護理教育工作者包括以下種類：

1. **在大專院校的護理學校中授課的老師**：助教、講師、助理教授、副教授及教授。

2. **臨床實習指導老師**：包括學校短期聘僱之專案教師，或學校聘任長期固定在一個或數個醫院擔任臨床教學之教師。

3. **醫院護理人員或護理行政人員兼護理臨床教師**：為短期兼任，一次指導數位學生臨床實習，並與其醫院業務同時進行。

4. **臨床一對一之護理臨床教師** (preceptor)：為醫院編制之護理人員擔任，學生跟著此位護理人員照顧其負責所有病人的照護，教師對學生實習及病人護理負責。

5. **合聘制教師**：指學校與醫院共同合聘一位教師，教師在醫院及學校之教學時間，會依據聘約而有其一定的比例。

另外還有隸屬於軍訓處的國高中軍訓護理教師。護理教師影響護理教育品質甚鉅，然而以護理教育為主的校院師生比 (students per teacher) 達 25~30，遠高於全國大專院校的 20，且全國所有護理專業師資中只有 21% 為高階師資，遠低於全國大專院校的 68%（張、余，2010），護理師資的質與量均面臨挑戰。

(五) 其他

　　護理人員除上述的場所外，亦可在社會福利機構、飯店、抽血及健檢中心等地任職，同時還可擔任航護及船護等。

2-4　護理人員的角色及功能

　　角色 (role) 指的是在社會團體期待下，所應表現的行為模式；功能 (function) 乃隨者角色所發展出實際執行的功用效能。Pesut (2003) 指出，護理人員的角色與功能並非固定不變，必須在專業知識具備之後，能夠隨時代需要有所演變。因此，若要表現出合宜的角色與功能，則必須要能夠切合消費者的期望與需要，如此才不至於被淘汰，甚至被取而代之。護理人員的角色及其隨之所發揮的功能概分為「以個案為中心的照護」及「於各領域所提供的照護」兩大類，各類別又有各自不同的角色及功能，以下一一介紹：

一、以個案為中心的照護

　　護理師在各領域的實務中，會照護到不同的對象；根據護理人員法第 24 條，護理人員之業務如下：(1) 健康問題之護理評估；(2) 預防保健之護理措施；(3) 護理指導及諮詢；(4) 醫療輔助行為。醫療輔助行為應在醫師之指示下行之。

二、於各領域所提供的照護

(一) 臨床照護

💡 一般科護理師

1. **照護者**：透過護理專業技術，例如注射、抽痰、翻身、傷口護理等，讓病人早日恢復健康。

2. **管理者**：具備決策及組織及危機應變的能力，統籌病人所需的照護服務等相關事宜，提供病人最佳的治療安全性環境，以確保良好的照護品質。

3. **協調者**：醫療體系中的不同專業人員各有其針對病人的不同照護目標，因此護理人員有必要與其居中聯繫與合作，包括與醫師、藥師、營養師、檢驗師、社工師、其他醫療小組、病人及家屬等。

4. **代言者**：護理人員具有保障及爭取病人權益的義務及權利，當發現有不利於病人照護的事件與政策或規定時，應盡力爭取，以維護其權益。

5. **教育者**：應積極主動的教導病人及家屬疾病相關的知識及有效策略，以促進自主照顧及預防疾病再發生。

精神科護理師

美國護理學會 (American Nurses' Association, ANA) 定義精神科護理為：「精神科護理是一門有目標的研究人類行為理論之科學，也是一門藝術。目的在預防及治療精神方面的障礙，以期提升社會、社區及個人之精神、心理狀態至最佳境界（蕭等，2019）。」精神科護理師須具備多重角色，隨著病人及護理情境的不同，有其不同角色與功能之發揮（李、黃、黃，2003）。精神科護理師的主要角色與次要角色詳見表 2-3。

專科護理師

台灣於 2000 年將專科護理師職稱正式納入護理人員法，護理人員法第 7 條之 1「護理師經完成專科護理師訓練，並經中央主管機關甄審合格者，得請領專科護理師證書。前項專科護理師之甄審，中央主管機關得委託各相關專科護理學會辦理初審工作。」2004 年在衛生

專科護理師分科及甄審辦法

▶▶ 表2-3　精神科護理師的主要與次要角色

角　色		說　　明
主要角色	治療性	強調精神科護理人員不論在醫院或社區中執業，能考量病人的狀況，選擇適當的護理模式，透過治療性的人際關係，運用護理過程，引導病人學習及認清問題並協助解決問題
次要角色	老師	教導家人避免病人發病及有效觀察病情變化的知能
	諮商者	需運用「同理心傾聽」的技巧，聽出病人所要表達的是什麼？主要問題在哪？並熟練的應用諮商的技巧協助病人發掘問題
	治療性環境創造者	在治療上的主要貢獻是護理人員發展溫暖及接納的氣氛。如果要營造對病人具有治療性的情境，基本上護理人員應能確切關心他人，每天真實、誠心、友善地與病人密切接觸，提供病人安全感
	技術性護理提供者	除基本給藥、打針等技術性護理外，在精神科護理人員必須能對病人本身的需要及情緒反應有敏銳的觀察，尤其是缺乏病識感抗拒治療的病人更需進一步做處理，以期改善其病情
	管理者	執行維護病房安全及病人個人財物的管理。由於病房安全在精神科病房特別重要，所以需經常提高警覺防範各類危險物品流入病房

資料來源：陳惠滿 (2015)・精神科護理人員的角色與功能・藥學雜誌，31(2)，148-153。

福利部下成立的護理及健康照護處負責專師甄審工作，並於2006年完成首次之專科護理師甄試，使專科護理師制度更臻完全（胡、胡，2010）。

　　專科護理師訓練課程包括184小時學科課程和504小時臨床實務訓練（表2-4），課程需由衛生福利部認可之訓練醫院提供，取得結訓證明後才可報名參加專科護理師國家證照考試。專科護理師的培育奠基於碩士層級的護理專業進階教育，課程目標強調護理人員的批判性思考、專業溝通與指導能力、研究能力及個案管理能力。目前已有多所研究所碩士班開設專科護理師教育課程，正式將專科護理師納入正規護理教育培育，以加強專科護理師「質」的提升。2006年第一屆專師國家證照考試至2021年4月

▶ 表 2-4　臨床專科護理師訓練學科課程

課程分類	時數	課程內容
基礎核心課程	56 小時	法規倫理、專師角色功能、諮商教育、健康評估和臨床決策、和個案報告
進階課程 I	64 小時	進階藥理學、問題診斷與處置、檢查與判讀、精神科、兒科和婦產科基本議題、醫療照護品質、和個案報告
進階課程 II	64 小時	特定疾病問題判斷與處置、急重症問題判斷與處置、醫療照護品質、和個案報告

資料來源：衛生福利部 (2016)．專科護理師訓練醫院認定訪視資料表及訓練課程。https://goo.gl/wYdRKe

止，已有 11,266 位報考者通過專師國家證照考試，並於 2021 年，除原有的小兒、婦女、成人（內科及外科）及精神科，新增麻醉科，使台灣護理界邁另一個新紀元（蔡，2021）。

💡 社區專科護理師

　　世界衛生組織 (2010) 提出社區專科護理師的角色包括：代言者 (advocacy)、個案管理者 (case management)、聯立結盟者 (coalition building)、諮詢者 (consultation)、顧問 (counseling)、教育者 (educating)、能力建立者 (capacity building)，為了能因應民眾健康需求的轉變，社區護理師必須具備獨立能力（包含臨床照護之健康／身體評估、疾病管理、發現個案、個案管理、觀察和治療特定族群）及輔佐性能力之批判性思考、文化敏感性、參與式行動研究、領導力及發展收集及分析資料的工具力，以滿足民眾複雜且多樣的需求（陳，2012；WHO, 2010）。

　　台灣雖尚無社區專科護理師的培訓規劃，但護理學會社區衛生護理委員會於 2011 年首次辦理「社區護理師」認證考試，希望護理人員能具備以下五大核心能力：(1) 實證基礎 (evidence based)；(2) 行政管理 (management)；(3) 個案／照顧管理 (case /care management)；(4) 社區／群

體／家庭照護(community/population/family care)；及(5)全球性健康(global health)。第一屆共有 1,287 位護理人員報考，653 位通過考試。報考者須從事社區衛生護理工作至少 3 年以上，包括公共衛生護理人員、醫療機構從事社區護理、個案管理、出院準備服務、衛生教育或初段預防業務之護理人員、學校衛生護理人員、職業衛生護理人員、及提供長期照護服務者。

社區專科護理師的角色如下：

1. **直接照護者**：以實證為基礎、運用進階評估技能，收集完整的病史。運用非藥物的介入措施促進個案恢復健康（音樂療法、肌肉放鬆療法、芳香療法及穴位療法）。

2. **協調者**：追蹤檢查及檢驗結果，並與醫師討論做相關處置。同時運用溝通技巧與個案及家屬建立良性互動，扮演醫生與護理人員之間的溝通橋樑，並能與其他醫療專業人員共同合作及協商照護計畫。

3. **專業諮商者**：提供個案及家屬住院、居家相關醫療問題諮詢，能參與或提供其他科別之專業諮詢，包括個案研討或團隊討論，並提供相關諮詢。

4. **轉介者**：依個案需求適時會診其他醫療專業人員、能整合個案檢查、檢驗及會診結果，共同參與醫療決策。依個案及家屬需求轉診其他專業機構（如安養中心、復健機構），並能持續追蹤個案結果。

5. **計畫者**：與醫療團隊人員共同擬定個案整體性之照護計畫、包括評估、動員、執行、及評值。

6. **醫療輔助者**：在執業許可範圍內，能輔助鑑別及確立個案診斷，另在執業許可範圍內，能獨立或輔助醫師施行侵入性檢查／治療與處置，如放置動脈導管 (on artery line)、放置鼻胃管 (on NG tube)。

7. **評值者**：主動評估個案問題，並能輔助書寫完整的病程進展紀錄 (progress note)，以了解治療成效。

8. **實務指導者**：指導專科在職訓練相關課程（含護理人員及資淺專科護理師），且能指導新進醫護人員及指導專科護理師學生臨床實習。

9. **臨床研究者**：閱讀及運用中英文醫護專業文獻於臨床照護，能參與相關國內外學術研討會，亦能在國內外學術研討會以口頭或海報方式發表論文。能獨立執行研究計畫（擔任計畫主持人），能與他人合作執行研究計畫（擔任共同或協同主持人）。

10. **倫理決策者**：具備病情告知的能力，秉持倫理原則提供個案最佳的照護環境，能尊重及維護個案之價值與隱私。

11. **領導改革者**：配合組織政策，提升醫療照護品質，亦關心健康照護新知與醫療政策的相關訊息，以促進其進步。

12. **人文關懷者**：依個案及家屬不同之文化背景、價值觀與健康信念訂定照護計畫，秉持人道與利他的精神，服務個案，與個案及家屬培養關懷信任的專業關係。

💡 失智症專科護理師

　　隨著人口老化，失智症的發生率與年齡成正比，因此專科護理師在照護失智症病人的角色，值得關注！根據王、蕭 (2015) 自 2011 年起在成功大學附設醫院成立的失智症中心扮演失智症臨床護理專家 (clinical nurse specialist in dementia care) 之實際的角色經驗，歸納失智症專科護理師的角色如下：

1. **評估者**：病史訪談與整體評估，了解個案求診原因、目前症狀與困擾問題、病人過去的生活經驗、現在日常活動狀況與居家環境的安全。

2. **衛教者**：衛教病人與家屬關於失智症的照護技巧、教導家屬如何處理行為與精神問題及如何與失智者溝通。

3. **諮詢者**：提供藥物與營養保健知識的諮詢。

4. **傾聽者**：傾聽與支持家屬或照顧者。

5. **資源提供者**：提供後續長期照顧可用資源的訊息，包含日間照護或機構或安寧醫療服務資訊或輔助醫療訊息。

6. **轉介者**：視需要轉介給其他專業人員，如居家護理、社工師、職能治療師與物理治療師，或建議醫師開立住院治療醫囑。

7. **管理者**：電話追蹤高危險與嚴重問題又無法住院的個案，必要性的實地家訪照護。

研究護理師

　　隨著全球醫療環境變遷，台灣護理專業角色有朝向多元發展之趨勢。研究護理師之緣起是來自於衛生福利部鼓勵臨床試驗相關研究而來，由於臨床試驗過程繁瑣，風險及成本均高，各環節都需充分被監控與掌握，而研究護理師就是扮演推動並執行臨床試驗計畫的重要角色。在臨床試驗研究計畫中，研究護理師亦稱為臨床試驗護理師 (clinical trial nurse, CTN) 或臨床試驗協調者 (clinical trial coordinator)。目前衛生福利部與國家衛生研究院合作，自 2005 年開始，每年定期舉辦 2~3 天之「研究護士臨床試驗教育訓練課程」，以培養臨床試驗研究護理師之專才。在教育方面，台灣大學進修推廣部已開設臨床護理師學分班，護理學系並於碩士班課程開立「研究護理師」組，積極培育碩士級之臨床研究護理師人才（王等，2008）。

資訊護理師

1994 年美國護理師協會 (ANA) 將護理資訊與內外科、產、兒、精神、社區護理學並列為護理特定專業範圍 (nursing specially)；2008 年修訂護理資訊的定義為：於護理實務中結合護理科學、計算機科學和資訊科學，來管理和溝通護理資料 (data)、資訊 (information)、知識 (knowledge) 與智慧 (wisdom) 的專業 (Bickford, 2009)。馮、李、李 (2015) 等建議將資訊護理師角色功能區分為獨立性與協調性角色。

1. **獨立性角色**：功能包含系統分析／工作流程分析、系統執行、系統評估、使用者教育／訓練計畫、製作工作手冊、更新相關知識／技術、解決問題、以資訊技術應用於護理、分析數據或資料／訊息處理／資訊整合、溝通與協調、使用者支援、提供諮詢。

2. **協調性角色**（馮、劉、張、王，2010）：

   (1) 照護品質監控，含系統功能評估、問題解決能力與效能、病人安全照護品質之改善及資訊合法及完整性。

   (2) 教育訓練及諮詢，即協助及提高臨床人員的工作準備度。

   (3) 護理專業能力提升與資訊能力教育，如分析、計畫、繼續教育。

   (4) 溝通與協調，即醫療團隊各單位網絡之聯繫，以達到協調與整合專業工作內容。

   (5) 創新及發展，有發展護理資訊之臨床照顧方針、護理業務之研究。

出院準備護理師

出院準備護理師是急性醫療與後續照護連結之重要角色，協助急性病症出院個案回到社區後能夠得到居家照顧、輔具、居家護理師或居家復健師等專業人員等服務，促使個案盡早恢復功能，達到生活層面的安適狀態。因此長照 2.0 計畫中新增出院準備服務項目，期待出院準備護理師將

服務觸角向前延伸至急性醫療，病人出院前透過個案發現、需求評估、個案資料連結及長照服務資源轉銜，並發揮教育與諮詢的角色功能，使長期照顧服務能達到真正的無縫接軌。健保署在 2016 年 4 月新增「出院準備追蹤及管理費」，亦是對出院準備護理師角色及功能的肯定。

出院計畫護理師透過資訊系統，將個案住院期間的照顧資訊即時轉至各縣市政府衛生局的長期照顧管理中心，讓個案在出院後及時有照顧資源介入，使長期照顧服務能達到真正的無縫接軌，因此出院準備護理師可以說是醫療與長照間最重要的媒介。

💡 個案管理師

近年由於醫療保健系統轉型、醫療成本意識的抬頭，各大醫院皆面對經營的壓力。美國自 1970 年代前後，因應公共衛生、社會福利機構及保險公司的實務需求而推展個案管理，之後因醫療給付制度而將個案管理應用在急性醫療照護中 (Johnson & Schubring, 1999)。

國內於 1997 年制定「慢性病人出院準備服務推展計畫」，於第三年計畫鼓勵培訓各類個案管理者並建立可行之個案管理制度（李，1999）。隨著病人的照護模式及出院準備服務推展計畫的政策，各類個案管理者角色因而隨之轉型，管理性醫療照護模式乃勢之所趨，以期減少住院天數、降低醫療成本及維持醫療品質。個案管理制度已成為當今醫療院所因應醫療保健系統轉型、醫療成本意識抬頭、醫療財政緊縮、面對經營壓力的對策之一。

個案管理制度是一個包含健康評估、計畫、照護、協調與監測等服務系統，在合理的住院天數內，提供符合個案需求的整體性、連續性照護，重視目標導向及結果導向。其是一種成本效益與品質兼顧的照護服務，能增進病人及家屬與醫療人員間的溝通，並可強化醫療團隊間的合作關係。個案管理師的角色如下：

1. **臨床護理專家** (clinical expert)：個案管理師擁有臨床護理專家的能力，評估病人的問題，與醫療團隊成員達成良好的溝通協調，協助團隊解決病人及家屬的問題。

2. **病人的管理者** (manager)：與資訊部門一起發展癌症診療相關的資料庫，並輸入、分析管理資料庫資料，掌握病人的治療情形、相關資料及病人動向。

3. **專家意見諮詢者** (consultant)：提供其他醫療專業人員及病人、家屬，專家意見的諮詢。

4. **教育指導者** (educator)：提供病人、家屬治療相關的護理指導，及護理人員教育指導。

5. **協調者** (coordinator)：聯絡醫療團隊成員，定時召開病例討論會且紀錄，並在醫療團隊中扮演著穿針引線的溝通協調、協商者角色，因此以協調者角色最受重視。

6. **研究者** (researcher)：根據臨床中發現的問題，以研究的方法及態度解決問題。

7. **改變者** (change agent)：藉由提升、監控醫療品質的過程中，發現可改變的流程或環境，向醫療團隊成員提出，一起討論共同改善，進而提供病人可近性、安全性、完整性、參與性、適切性、持續性的照護。

(二) 社區照護

　　社區衛生護理師依其工作所屬，如衛生所、學校、工廠、機構等職場領域，針對有照護需求之民眾，發揮護理角色與功能，其服務更涵蓋整體社區照護、衛生計畫、強化初級預防、預防與延緩失能、以及健康促進等項目。社區護理師的前身是公衛護理師，台灣護理學會已於第 24 屆會員

代表大會，通過將公共衛生護理委員會更名為社區衛生護理委員會，擔負以下的任務：(1) 訂定並修正社區衛生護理標準；(2) 提升社區衛生護理品質；(3) 探討社區護理相關議題，並積極參與衛生相關政策之制定；(4) 促進社區衛生護理專業之發展；(5) 辦理其他社區護理相關事務。

　　社區護理專業人員實務在「社區健康營造」及新健康促進 (new health promotion) 等政策影響下，已由以往「由專業或政策主導下」漸漸走向以民眾為導向，運用「賦權 (empowerment)」及「社區為基礎」的工作模式，因此角色也隨之改變如下：

1. **問題／需求評估者**：先透過社區健康評估來確認「目標群體」及「健康議題」，尋求社區中大家共同關心的議題通常是賦權服務對象／社區的開始，而非僅強調問題的解決程度或是需求滿足了多少。社區健康評估之目的即在尋求社區中共同關心的議題及了解社區資源分布情形 (Anderson & McFarlane, 2016)。

2. **激發改變者**：為了讓賦權對象主動意識到自己所處的情境及願意有所改變，賦權者必須能發展及透過各種不同的方法，例如主動傾聽及引發對話，讓他們開始產生意識覺醒，具有改變的意願及動機，接著產生改變的行為。

3. **阻力確認者**：賦權者為了要和賦權對象共同合作，除了要讓他們意識到環境中所處的不平等對待之外，亦能讓他們省思到造成這樣情境的原因是什麼？來源有哪些？

4. **服務提供者**：專業人員的關懷態度及與對象建立信任關係是賦權的第一步 (Rappapon, 1984)，護理人員往往可以藉由提供專業性的技術服務或諮詢，簡單的與對象建立信任關係，這亦是最直接的賦權方法。護理人員可以提供的服務包括測量血壓、血糖、膽固醇、體脂肪，傷口換藥及其他居家護理之技術性服務等。

5. **資源連結者／個案管理者**：透過連結不同的資源，包括社區內與社區外，可以協助對象解決問題，滿足需求。運用個案管理的方式，先評估對象的需求，再引導對象使用適合的資源。

6. **教育者**：教育是最快速且有效增強對象技能的方法，教育的內容可以包括知識及技能，例如糖尿病人的自我照顧知識及自我管理的賦權 (Anderson & McFarlane, 2016)，包括領導及組織管理能力及尋求經濟方案資助的能力。護理人員可以運用的教育方法包括訓練課程、工作坊、大小眾傳播媒體等。

7. **觸媒者**：在整個賦權的過程中，社區護理人員並非以解決問題的專家自居，而是激發相關群體思考，催化其提升能力，只在需要時適時的教導、諮詢及提供訊息。

8. **代言者**：所謂的代言者乃是站在服務對象的立場，當他們的資源有所缺乏而影響自身的能力或健康狀況時，會與他們共同爭取以提升自己的能力 (Anderson & McFarlane, 2016)。

9. **政策制定者**：具備分析健康政策及協助形成地方性健康政策是社區護理人員重要的角色之一。社區護理的實務導向由個人及家庭，擴及到以民眾為焦點、以社區為範圍的工作模式，欲提供以社區為導向的服務模式，必須具備有分析及形成地方性／社區性健康政策的能力。

10. **社區組織聯盟者**：社區護理人員在賦權的過程中，除了要強化賦權對象的自信心、解決問題的能力之外，最重要的是善用及整合資源的能力，才能化有限的資源為無窮。而「整合資源」的能力已由個人層次提升到組織／社區的層次。

(三) 居家照護

醫院附設或獨立型態的居家護理所中之居家護理師的角色不應只僅限於三管的更換，而長照服務中提供直接性健康照護及護理服務（包括身

體評估與診斷、護理專業技術的提供、檢體採樣與代送、營養與用藥指導等），透過家庭訪視進行個案健康狀況評估、主要照顧者照顧技能評估，主動發掘案家的需要，並透過實際觀察照顧執行過程，教導家屬如何執行居家照護，提供與協調家庭可應用之長照社會資源，凝聚家庭共識並發揮家庭功能。

此外，更應守護社區居民的健康，不同於診所醫師、社區社工，居家護理師設計並指導案主及家屬將照護技巧融於生活中，絕非增加生活工作負擔，獨居或失能者的藥物使用衛教、追蹤，傷口照護、輔具運用衛教、定期居家身體評估，必要時協助轉介等之「全人照護」的落實。

(四) 安寧療護

世界衛生組織 (WHO, 1990) 對安寧療護的定義為：對無法治癒疾病之病人，給予積極與整體性的照護，以控制症狀及解除病人之心理、社會、靈性層面的困擾為重點，旨在確保病人與家屬獲得最佳的生活品質，護理人員應運用護理專業技能，與醫療團隊提供末期病人及家屬主動、積極的全人、全家、全程及全隊之四全照顧；完善關懷「生命的內涵」，從痛苦中釋放出來，維持日常活動，在家人的陪伴下有尊嚴的面對死亡（江，2003）。安寧護理人員的工作繁重及多樣化，護理人員實是團隊之中堅分子及人際關係衝突時之潤滑劑，協助病人未了心願與家屬後事準備，經常扮演照顧、諮詢、協調、代言、教育與研究之多重角色（藍、趙、陳、莊、郭，2007）。

(五) 長期照顧管理專員、督導

衛生福利部在各縣市設有長期照顧管理中心，由長期照顧管理專員（以下簡稱照管專員）提供以個案為中心的管理服務，照管專員主在了解個案及家庭於長期照顧之需求後，提供服務諮詢，與案家共同擬定照護計畫，整合目前多元化之長期照護及社會資源，進而提供可近性、可利用性

及適切於個案之服務,進一步提供服務成效監測與評值等;護理人員具有完整的護理、老人照護及長期照護之養成教育,透過此角色之擴展,更可引領優質高齡者長期照護之服務。

在長照 2.0 計畫中,期望由下到上結合各層級長期照顧相關機構,及照管專員依據個案之評估後,歸納合適的資源提供給具長照需求的民眾。其扮演的角色功能包括評估長者、失智、失能個案或住民之身心狀況、擬訂並執行健康照護相關計畫,尋求資源並為住民及家庭代言。以護理背景之照管專員來說,其所發揮的角色包括評估個案之生活照護、健康照護、家庭資源及社會資源等,透過多元化的服務結合,幫助個案依照需求滿足所需之各類型長期照護服務,維護個案及家屬的生活品質,以引領優質的高齡長期照護。

(六) 中期照護 (Intermediate Care)

中期照護之定義為:協助病人自醫院返家時所設計的一系列照護服務,並協助病人由醫療上的自主轉為功能上的自主 (Steiner, 1997);其照護目標並非全然以醫療為主要出發點,病人須有出院的可能,且病人臨床照護結果的康復或健康的恢復是能被預期的。發展中期照護模式,可以彌補急性照護與慢性照護中的縫隙;以及減少社區高齡民眾因各種不同的疾病狀況而必須再入住醫院或機構的需求(謝、王,2011)。

謝、王 (2011) 提出,中期照護中護理人員可以提供兩種護理角色,分別為延伸角色 (extended roles) 和強化角色 (enhanced roles)。因為中期照護模式不僅是提供護理服務,還觸及醫療照護領域,護理人員如同醫師替代者 (doctor substitutes),所以被認為是一種護理角色的延伸。中期護理人員在急性後期照護中,必須提供病人積極的教育、復健和支持性介入,故主要以治療性護理為主 (therapeutic nursing),較不同於急性與慢性的護理照護,所以也被認為是一種護理角色的擴展。

(七) 機構式照護

依據長期照顧服務法第9條之規範，依支援單位提供的資源不同，長照服務方式共分為居家式照護、社區式照護、機構式照護、家庭照顧者支持服務等四種模式，而長照2.0計畫為延續長期照顧十年計畫，並將服務擴大至失智個案照顧、原住民社區整合、小規模多機能服務、照顧者服務據點、社區預防照顧、預防／延緩失能、居家醫療，及延伸出院準備等9項服務項目，其中，更創新設立社區整合照顧體系。升級的長照2.0更新增至17項，如下：社區照顧、喘息服務、居家護理、復健服務、輔具補助、交通接送服務、營養餐飲服務、長照機構、社區整體照顧、小規模多機能、失智照顧、照顧者服務據點、社區預防照顧、原民社區整合、預防／延緩失能、延伸出院準備及居家醫療等。因應長照政策發展，長期照顧機構護理師針對特殊族群有長期照護需求之民眾，發揮護理角色與功能，其服務應涵蓋整體社區照護、衛生計畫、強化初級預防、預防與延緩失能、以及健康促進等。

結　論　本章先呈現國內現有影響護理專業發展的醫療保健體系及行政組織，最後探討不同工作場域護理人員的角色及功能，發現在醫療照護團隊中，護理人員除以所學之專業技能，提供病人直接照護服務外，更須擴展其專業能力，隨時以病人為中心，視需要扮演多元且富變化的角色與功能，將急性期的疾病照護、慢性疾病的管理、持續性照顧及健康促進等之功能，發揮的淋漓盡致。在整個照護團隊中，護理人員與病人、家屬與其他醫療成員間，必須持續溝通並相互支持，提供病人及家屬身、心、靈、社會的整體照顧，確保其獲得良好的照護品質。

問題與討論

1. 隨著急性醫療費用的高漲，許多病人在出院時仍須接受專業人員的持續照護，請問在出院準備過程中，醫院的護理師應提供哪些評估內容？扮演哪些角色？

2. 哪些因素會影響護理人員的角色？

3. 為何台灣護理學會要在 2009 年推出了「叫我護理師」的正名運動？

4. 護理人員的名稱由「護士」改為「護理師」後的差異有哪些？

5. 台灣護理教育評鑑委員會 (Taiwan Nursing Accreditation Council, TANC) 提出八大核心素養，強調護理畢業生應具備之核心素養 (professional core value)，並將之作為評鑑各校院護理系（科）之課程規劃及培育人才的準則及依據，請問有哪八大核心素養？

參考文獻

中華民國護理師護士公會全國聯合會 (2022)・*醫療機構人力*。https://bit.ly/3SnXJgE

中華民國護理師護士公會全國聯合會 (2023)・*護理人員統計*。https://bit.ly/3DPgHJe

王秀紅、蔡秀敏、胡毓雯(2008)・台灣護理人員角色的未來發展・*長庚科技學刊*，*9*，1-9。

王靜枝、蕭均卉 (2015)・失智症臨床護理專家的角色發展與未來展望・*護理雜誌*，*62*(5)，5-10。

全國法規資料庫 (2019)・*醫療機構設置標準*。https://bit.ly/3dCVlEa

江蘭貞 (2003)・從醫療結構看現代臨終關懷・*安寧療護雜誌*，*8*(4)，410-421。

李引玉、黃宣宜、黃心樹 (2003)・*最新精神科護理學*・永大。

李龍騰 (2004)・*衛生行政與衛生政策*・藝軒。

李麗傳 (1999)・個案管理師角色與功能・*護理雜誌*，*46*(5)，55-60。

林秋芬、黃仲毅、高靖秋、盧美秀 (2013)・台灣護理人力短缺與留任措施・*護理雜誌*，*60*(3)，88-93。

林綉珠、黃璉華 (2014)・世紀回眸－護理執業工作環境之演變與發展・*護理雜誌*，*61*(4)，35-45。

胡蓮珍、胡月娟 (2010)・台灣醫療機構護理主管對專科護理師之認知・*志為護理－慈濟護理雜誌*，*9*(3)，71-81。

孫培蕾、顏芳慧 (2010)・運用技術混合照護模式於臨床照護之成效・*榮總護理*，*27*(1)，1-9。

徐侑瑩、唐婉如、張玉坤、馬素華 (2013)・台灣男性護理人員工作價值觀及其相關影響因素之初探・*護理雜誌*，*60*(2)，50-60。

高全 (2009)・組織概論與組織結構・於行政學大意・五南。

張媚、余玉眉 (2010)・*護理人力及專科護理師制度：願景與挑戰*・國家衛生研究院。

張媚、余玉眉、賴飛罷、林依寧、彭治弘 (2010)・*護理人力監測資料庫建置計畫第三年成果報告*（行政院衛生署委託研究計畫報告編號 DOH97-TD-M-113-96010）・行政院衛生署。

教育部 (2021)・*110 學年度全國大專院校一覽表*。https://bit.ly/3R773EJ

陳幼梅、王秀紅、高靖秋、張淑真、張澤芸、曾惠珍、黃怡靜 (2016)・台灣護理照護分級制度之規劃與推動・*台灣專科護理師學刊，2*(1)，5 - 12。

陳玉枝 (2010)・護理人員應具備的專業核心能力・*護理雜誌，57*(5)，12-17。

陳惠滿 (2015)・精神科護理人員的角色與功能・*藥學雜誌，31*(2)，148-153。

陳靜敏 (2012)・社區專科護理師發展之國際趨勢與挑戰・*護理雜誌，59*(2)，10-15。

馮容莊、李穎俐、李作英 (2015)・台灣資訊護理師的角色拓展・*護理雜誌，62*(3)，23–29。

馮容莊、劉建財、張明利、王美華 (2010)・*護理角色功能擴展之可行性評估－資訊護理師角色功能*（研究計畫編號 DOH099-TD-M-113-099005）・台灣護理資訊學會。

趙麗雲 (2013)・*我國護理人力資源管理問題淺析*。http://www.npf.org.tw/post/2/12702

蔡淑鳳 (2021)・*台灣專科護理師制度回顧與前瞻*・國家衛生研究院論壇。

衛生福利部 (2012)・*護理改革－近中程計畫*。https://dep.mohw.gov.tw/donahc/cp-1020-4838-104.html

衛生福利部 (2016)・*專科護理師訓練醫院認定訪視資料表及訓練課程*。https://dep.mohw.gov.tw/DONAHC/cp-1046-15069-104.html

衛生福利部 (2019)・*專科護理師甄審*。https://dep.mohw.gov.tw/DONAHC/lp-1044-104.html

衛生福利部 (2022a)・*行政組織圖*。https://www.mohw.gov.tw/cp-7-8-1.html

衛生福利部 (2022b)・*使命願景及重要政策*・https://www.mohw.gov.tw/cp-9-18-1.html

衛生福利部統計處 (2022)・*衛生公務統計一覽表*。https://bit.ly/3SpGjQW

蕭淑貞、王純娟、劉玉雲、戎瑾如、黃瑞媛、廖肇安、劉玟宜、吳佳儀、連寶珠、張榮珍、李朝雄、湯麗玉、劉嘉逸、呂雀芬、楊慧玲、劉宜鈃、施欣欣、黃珮玲、林梅鳳…陳妙絹 (2019)・於蕭淑貞總校閱，*精神科護理概論－基本概念及臨床應用*（十版）・華杏。

謝美慧、王秀紅 (2011)・照護的護理角色與未來發展－護理新契機・*護理雜誌，58*(3)，74-79。

藍育慧、趙淑員、陳淑齡、莊照明、郭容美 (2007)・非安寧單位護理人員安寧認知、死亡恐懼與情緒困境之探討・*安寧療護雜誌，12*(2)，156-171。

Anderson, E. T., & McFarlane, J. (2016). *Community as partner: Theory and practice in nursing* (7th ed.). Lippincott Williams & Wilkins.

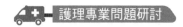
Bickford, C. J. (2009). Nursing informatics: Scope and standards of practice. *Studies in Health Technology and Informatics*, 146, 855.

Huang, L. C., Lee, J. L., Liang, Y. W., Hsu, M. Y., Cheng, J. F., & Mei, T. T. (2011). The skill mix model: A preliminary study of changing nurse role functions in Taiwan. *The Journal of Nursing Research, 19*(3), 220-229. doi:10.1097/JNR.0b013e318228cd5d

International Council of Nurses (2002). *The ICN definition of nursing*. Author

Johnson, K., & Schubring, L. (1999). The evolution of a hospital-based decentralized case management model. *Nursing Economic, 17*(1), 29-35, 48.

Pesut, D. J. (2003). *The role of the nurse on healthy community. Symposium conducted at the meeting of Exploring Role and Function of Community Health Center on Developing Healthy Community*. Taipei, Taiwan.

Rappapon, J. (1984). Studies in empowerment: Introduction to the issues. *Prevention in Human Services, 3*, 1-7.

Steiner, A., & Vaughan, B. (1997). *Intermediate care: A discussionpaper arising from the Kings Fund seminar held on 30th October 1996*. Kings Fund.

WHO (2010). *A framework for community health nursing education*. World Health Organization. Regional Office for South-East Asia.

WHO (1990). *Cancer pain relief and palliative care* (Technical report series No. 804). Author.

Chapter

護理業務問題

作 者 楊勤熒

➕ 大 綱

Current Studies in
Professional Nursing Issues

前言　護理專業在於照護病人，使其免於疾病之苦，對於健康者則提供健康指導，促進其健康行為。為達到護理專業目的，護理人員法 24 條明訂護理業務範圍包含健康問題護理評估、預防保健之護理措施、護理指導和醫療輔助行為。護理師執行護理業務所遇見的問題會隨著社會變遷及時代演進，這些護理業務問題也會因之被淘汰消失，或逐漸顯現變得重要。

再則，消費者意識抬頭，病人不願被視為無助與無知者，只能一昧遵從專業指示，從而要求獲取健康問題及治療相關資料，以最低消費獲得最高品質的照護，並參與治療、照護。此項改變衝擊著護理業務的執行，護理師需了解護理業務問題，並熟知因應方法。本章分二部分闡述，3-1 臨床常見護理業務問題，3-2 護理業務糾紛問題。

護理人員法

護理人員法施行細則

3-1　臨床常見護理業務問題

一、消費者權益與職場暴力

21 世紀是人權的世代，醫療行業漸被視為服務業，尤其護理是照護人的專業，以服務為本質，因此更需重視消費者權益。通常護理師從病人整體性評估找出病人健康問題與需求，進而採取護理措施以解決其健康問題及滿足其需求，而使病人恢復健康。

護理師照護病人本應是醫病互利，縱使病人、家屬（以下簡稱病家）態度不佳，醫護人員仍體恤病家因病疾苦衍生情緒，而包容、隱忍、忽略或合理化，回歸照護重點，讓醫護病三方和平相處。近年由於社會經濟變遷，失業、生活壓力潛存人心深處，猶如定時炸彈，就醫時稍有不順心或

延遲，便引爆病家情緒。加之年輕世代醫護人員開始主張自我權益，對病家不合理的對待不再隱忍，加重醫護病關係不佳之氛圍。

根據 Lavoie 等人 (1988) 急診暴力調查，每天經歷 > 1 次語言暴力者占 41%，每月經歷 > 1 次肢體攻擊者占 55%。大部分醫護人員未提出正式報告，原因包括對病家感到同情、認為是工作無可避免的一部分、沒有造成嚴重的身體傷害、沒時間寫報告等。

隨著資訊發達，透過新聞媒體的揭露，醫療暴力發生頻率有增加趨勢。例如 2010 年三峽某醫院急診室連續遭威脅；2011 年彰化某醫院 2 名男子酒後鬧事，拿醫療儀器砸醫師，拳揮護理師，自稱立委兒子；直至 2013 年時任桃園縣鄉代王貴芬摑掌長庚護理師，使護理界無法再隱忍，決定提告加暴者，並得機構、醫界及民眾支持，促使社會大眾開始重視醫療暴力問題。學界、公會、機構也開始研擬因應之道，例如教導醫護人員防身術等。整理醫療職場暴力之因應如下：

1. 在照護病人過程中，及早察覺潛在暴力傾向者，例如聞到有酒精味者、情緒激動不穩者、與人衝突或肇事等傷害就醫者、人格障礙傾向者等。

2. 利用工作場所警衛通報或警民連線按鈕，適時求援。

3. 引導衝突或可能施暴者到工作場域監視器之錄影範圍，供事後釐清及佐證。

4. 其他人員視急迫性，通知主管或總機啟動機構暴力事件代碼。

5. 事後依機構之暴力因應作業指導書，完成異常事件之傷害事件通報。

6. 機構須盡快將滋擾事件通報當地衛生局（衛生局已建立滋擾事件通報單與流程）。舉例某醫院之滋擾事件通報處理流程，如圖 3-1。

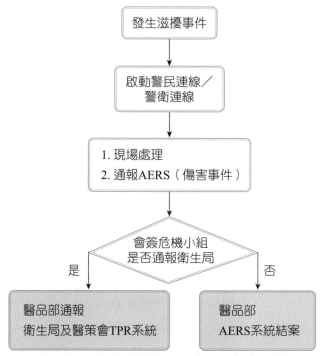

圖 3-1　某醫院滋擾事件通報處理流程圖

經醫護公會合作多方奔走，終於促成醫療法修法（表3-1），得以保障醫護人員人身安全，免於恐懼及威脅之心理壓力，同時遏止及譴責非理性施暴的病家行為，其關鍵點在於當有人滋擾秩序或妨礙醫療業務執行時，警察機關得以介入排除或制止，除處予罰鍰外，若觸犯刑法將移送司法機關。

表 3-1　2014 年醫療法醫療暴力修正條文

醫療法	內　容
第 24 條	醫療機構應保持環境整潔、秩序安寧，不得妨礙公共衛生及安全 為保障病人就醫安全，任何人不得以強暴、脅迫、恐嚇或其他非法之方法，滋擾醫療機構秩序或妨礙醫療業務之執行。違反前項規定者，警察機關應協助排除或制止之
第 106 條	違反第 24 條第二項規定者，處新台幣三萬元以上五萬元以下罰鍰。其觸犯刑法者，應移送司法機關辦理

總而言之，針對病人或家屬情緒失控、暴力行為，可以以下五步驟自保：

1. **善意提醒**：提醒對方行為已有威脅、暴力、傷害傾向，令醫護人員心生恐懼。

2. **警告**：警告對方已有言語或行為不當之情形，如摔東西等，同時通知警衛、主管。

3. **蒐證**（錄影錄音）：告知當事人「你的行為已造成威脅，現在我已經開始錄影，請立即停止。」

4. **通報**：醫院主管、社工、護理部、祕書室。

5. **提告**：受威脅之當事人可提告（自行提告、院方協助，提告必須由暴力受害者具名備案）。

二、職場霸凌與騷擾

職場是個小社會，與工作夥伴的互動，會因為每個人個性、信念與人際技巧不同，而有不同相處感受，包括溫暖接納的氛圍，也有排斥、孤立，甚至霸凌、騷擾。

(一) 霸凌 (Mobbing)

Leymann (1993, 1996) 將霸凌定義為：「某人對他人系列性的敵對和不道德的對待，此行為經常發生，並維持至少 6 個月，造成被害人身體、心理和社會的苦難。」Lutgen-Sandvik (2007) 定義為：「受害者每週至少經歷兩次或以上的負向經驗，此情境持續半年以上且無能力加以防衛、抵抗和停止凌虐。」

台灣對霸凌的重視緣起於 2004 年兒童福利聯盟開始關注校園霸凌，2011 年學者針對職場霸凌進行概念分析，認為霸凌是長期事件，至少 1~2

位以上加害者對受害者進行語言或非語言的攻擊行為，受害者權力低於加害者，且無力反擊或終止攻擊行為，霸凌事件會對受害者產生負面影響。

英國學者調查健康照護職場霸凌盛行率，高達 44% 的護理師表示過去 1 年內曾遭職場霸凌。我國學者調查，近 50% 受訪護理師曾被其他醫療人員以言語辱罵。護理師 29.8% 自覺偶爾遭受霸凌。護理人員職場霸凌與個人背景之性別、教育程度、婚姻狀況、工作年資及任職單位無統計差異，大多因工作組織及其文化而產生。職場霸凌最多的前三項為：(1) 被喝斥，或成為憤怒發洩的對象；(2) 遭受不實的評斷；(3) 忽視人員的意見與看法。

避免職場霸凌策略

1. 平時營造良好職場相處模式：切記自重人重，維持專業形象與舉止。

2. 切記「霸凌五要」及「面對霸凌四要」（表 3-2）。

▶ 表 3-2　霸凌五要、面對霸凌四要

霸凌五要	面對霸凌四要
1. 真心關懷，彼此尊重 2. 不批評、不責難、不抱怨、不輕視，不惹事生非 3. 笑容、親和、幽默不戲謔 4. 勇於認錯並不斷自我改進 5. 同理且能聽懂對方的表達	1. 情緒要冷靜 2. 要靈活應變 3. 要記得蒐證 4. 記得要說不

(二) 騷擾

職場騷擾大多指性騷擾，根據性別工作平等法第 12 條所稱性騷擾是指：(1) 受僱者於執行職務時，任何人以性要求、具有性意味或性別歧視之言詞或行為，對其造成敵意性、脅迫性或冒犯性之工作環境，致侵犯或干擾其人格尊嚴、人身自由或影響其工作表現；或是 (2) 雇主對受僱者或

求職者為明示或暗示之性要求、具有性意味或性別歧視之言詞或行為，作為勞務契約成立、存續、變更或分發、配置、報酬、考績、陞遷、降調、獎懲等之交換條件。只要在工作場域中發生上述其中之一種狀況，都構成法律上之性騷擾。

為避免職場性騷擾發生，性別平等工作法第 13 條明訂雇主應防治性騷擾行為之發生。只要機構規模在30人以上者，應訂定性騷擾防治措施、申訴及懲戒辦法，並在工作場所公開揭示。當雇主知悉有性騷擾情形時，應採取立即有效之糾正及補救措施（表 3-3）。

除此之外，衛生福利部訂定之醫療機構醫療隱私維護規範第 4 條：「醫療機構應遵守性別工作平等法及性騷擾防治法規定，建立性騷擾防治及保護之申訴管道，及指定專責人員（單位）受理申訴，並明定處理程序，處理申訴及檢討改進診療流程，且機構在處理性騷擾過程均需保密。」

▶▶ 表 3-3　機構之性騷擾防治措施及自保之道

性騷擾防治措施	性騷擾自保之道
1. 實施防治性騷擾之教育訓練 2. 頒布禁止工作場所性騷擾之書面聲明 3. 規定處理性騷擾事件之申訴程序，並指定人員或單位負責 4. 以保密方式處理申訴，並使申訴人免於遭受任何報復或其他不利之待遇 5. 對調查屬實行為人之懲戒處理方式	1. 自保方法：如感受不舒服應當面拒絕，並避免與加害人獨處；可用手機錄音錄影蒐證；如有證人可說服對方作證；性騷擾加害人常是累犯，可找相同經驗被害人共同申訴 2. 申訴管道：先向機構或所屬單位內性騷擾申訴管道申訴；若不處理，可向當地勞工局處申訴；諮詢電話：勞動部 0800-085-151

三、針扎

「從事護理工作多年來，已不記得自己有過幾次針扎的經驗，當時亦未重視針扎通報」，這是大部分護理師對針扎的回應。針扎是醫療工作者最常見且最嚴重的職業傷害之一，由於近年HIV感染和B型、C型肝炎盛行，對針扎的潛在危害越趨重視。據調查，87.3%的台灣醫療工作者曾經於工作場所中發生針扎事件，暴露於感染B型肝炎、C型肝炎、愛滋病、梅毒等20多種疾病的風險，導致人員身心傷害，同時也付出相當高的醫療成本。身為醫療工作者的一員，我們不得不重視這個議題。

談到針扎防治，就必須談到針扎通報監控系統 EPINet (Exposure Prevention Information Network)。EPINet 原為美國疾病管制局指定之通報系統，並受多國使用，經勞動部勞動及職業安全衛生研究所與醫療人員安全衛生中心測試與修改，建立適用於台灣之中文版 EPINet，於 2004 年推動，2011 年成為勞動部指定之通報系統。台灣以線上通報方式為主，成為全球第 1 個以即時方式進行通報之國家。

(一) 針扎問題

根據勞動部勞動及職業安全衛生研究所「醫療院所職業衛生狀況調查」顯示，74.8 % 的醫院工作者認為工作中可能遭遇「針頭或尖銳物刺傷或割傷」。研究指出，台灣每 100 位全職醫療人員每年大約會發生 4.5 次針扎，醫療服務人員每年針扎數大約 8,000 次，即每小時有 4 件針扎事故發生。針扎的發生以白班最多，占 58.6%（許、劉，2003），又以護理人員比例最高，約占 66.7%。針扎原因包括不適當的工作環境、病人躁動、被同事扎傷、遭隨意拋棄的針具扎傷、針頭回套扎傷、靜脈管路給藥時扎傷等。

(二) 針扎事故之影響

1. **感染血液傳染病之危害**：B 型肝炎帶原機率 7.1%，C 型肝炎帶原機率 1.3%，HIV 帶原機率 0.6%。

2. **心理影響**：68.3% 人員覺得造成心理上很大的影響。

3. **針扎事故檢驗追蹤花費**：檢驗費 11,900,000 元／年（勞工安全衛生研究所，2010）。

(三) 針扎預防

1. 針對特殊單位（如急診）或高危險病人（如 HIV、HBV、HCV 帶原者），健保給付安全針具（真空採血針、安全靜脈留置針或注射空針），各級醫療院所應加以採用。

2. 衛生主管機關應討論並訂定合理的醫護人員／病人比例，預防工作負荷過重，導致匆忙中發生針扎。同時應修訂勞工安全衛生設施規則，訂定扎傷感染調查制度，並採取必要的預防措施。

　　為防治針扎事故及提升醫護工作環境安全，2011 年 12 月修正醫療法第 56 條，規定醫療機構應具備適當的醫療場所及安全設施，並自 2012 年起，5 年內按比例逐步完成全面提供安全針具。疾病管制署於 2011 年修定有關安全針具事項：(1) 醫院評鑑感控查核標準，要求高危險性的病人必須使用安全針具；(2) 醫院感控指引，希望內化各醫院對於感控的管理，並將針扎降到最低。為了解醫院執行情形，2012 年起安全針具推行納入衛生局督考項目，疾病管制署也將安全針具使用納入感染管制訪查條文中。以上規範迫使醫療機構進用安全針具。

(四) 推展安全針具

　　為推展安全針具，北市護理師護士公會 2013 年 9~10 月，以機構層別隨機抽樣 2,252 人進行「護理人員對安全針具使用」之問卷調查，結果發

現當時機構中全面使用安全針具者占 48.5%，部分單位或科別有使用者占 35.6%，顯示機構因立法之緣故，分階段推展安全針具的使用，以達法律規定。

當市場有安全針具需求時，廠家即投入研發生產。但當時市面上安全針具廠家不多，且代理商優先進口胰島素安全空針，加上安全針具生產成本高，不能申請健保給付，醫院需花一般針具的數倍價錢購買，又無法要求病人自費，使醫院衛材成本支出增加。雖陸續有國產與中國製安全空針，但因設計及品質不佳，易漏藥或誤觸安全鈕致無法注射，使用過程中浪費的數量不少。在安全針具能申請健保給付後，核准之健保價格卻遠低於製造成本價，機構使用安全空針仍需負擔不少成本。

安全針具是預防針扎的必要措施，護理界也大力呼籲推動，但醫院推行安全針具時，有部分護理師並不買單，主要是因不習慣安全針具之注射方式。為更了解護理人員對安全針具的認知及困難，公會調查發現，護理人員對安全針具立法內容的了解率僅 29.8%，可見對安全針具各類品項不是很認識；而總是使用安全針具者僅占 30.8%，不使用安全針具的原因包括不能抽血、成本考量、不好操作、無法排空氣等，甚至因安全靜脈留置針回血不明顯、易穿破血管和重置率高而拒絕使用。由於安全針具設計有回縮裝置，故與一般空針或留置針不同，護理人員若無法改變操作習慣，則易觸動安全機制，使安全針具於潤針第一步排出空氣時即失效，必須再使用一支，此為臨床護理人員最常抱怨的問題點。公會將調查結果提供給衛生主管機關及健保署推展安全針具之參考並提出策略建議：

1. **調查結果：**

    (1) 護理人員有 95.0% 認為臨床照護需要使用安全針具。

    (2) 護理人員不使用安全針具原因，依序為：有些安全空針不能抽血、成本考量、操作困難、雇主未提供，無法排氣。

(3) 護理人員拒絕選擇安全針具使用原因，依序為：導管回血不明顯；注射操作完成後內管回縮反彈力過大；針太長血管易穿刺破不易操作、重複置放率高、注射導管易阻塞。

(4) 有七成護理人員對安全針具相關之立法內容，以及疾病管制署修訂之安全針具相關事項不完全清楚，需加強教育宣導。

(5) 護理人員對於安全針具使用的經驗，依序為：安全靜脈留置針 (60.3%)、免針式輸液套管 (45.8%)、安全針頭 (39.1%)。

2. **對推展安全針具之策略建議：**

(1) 健保署應考慮安全針具製成成本，核價應合理；另擬定安全針具品質監控機制，維護安全針具品質，讓護理人員能安心使用。

(2) 設立安全針具異常反應管道，公開品質資訊，提供機構選購參考。

(3) 加強宣導護理人員對安全針具立法內容的了解，與廠商合作辦理安全針具設計原理教育訓練，改變人員操作習慣。

(4) 公會設立安全針具推展平台，藉此匯集安全針具廠商、醫療機構、護理人員有關安全針具的任何資訊與問答，以作為參考資源。

(五) 安全針具推展成效

　　根據 2011 年 12 月修正的醫療法第 56 條，規定醫療機構應具備適當的醫療場所及安全設施，並自 2012 年起，5 年內按比例逐步完成全面提供安全針具。2018 年學者專家進行成效探討，有以下的結果成效：

1. 安全針具立法後整體醫療機構安全針具平均替換率 2016 年達 92.0%，其中有 65% 醫療機構達 100%。

2. 靜脈留置針引起的平均針扎發生率由立法前的 0.6% 下降至 2016 年之 0.07%；且安全針具立法後，靜脈留置針替換率與靜脈留置針所引起的平均針扎發生率呈負相關，達統計顯著差異 ($p = 0.01$)。

3. 拋棄式注射器引起的平均針扎發生率由立法前的 1.18% 下降至 2016 年之 0.79%；且安全針具立法後，拋棄式注射器之安全針具替換率與針扎發生率有相關，但未達統計顯著差異。

由以上成效顯示全面 2016 年尚有機構未全面提供安全針具，而針扎發生率未如預期大幅下降，僅在靜脈留置針之針扎發生率達統計顯著差異，從調查分析中有下列建議：

1. 加強人員使用安全針具之教育訓練含實際操作，以降低操作不當之安全針具引發之針扎事件。並期望從醫護學校教育即使用安全針具教學與練習。

2. 衛生福利部謹慎審查安全針具之醫材，確保品質符合安全，使機構願意採用，醫療人員願意使用。

3. 鼓勵醫院與人員確實於 EPINet 通報，以利未來掌握針扎趨勢與政策評析之依據。

四、同意書

基於生命倫理四基本原則中之尊重自主原則 (the principle of respect for autonomy) 及醫療法第 63 條、第 64 條和第 81 條規定，應向病人或其法定代理人等說明並取得同意始得為之（表 3-4）。

同意 (consent) 是指病人在充分知情的狀況下參與醫療決定，經醫師告知作成決定所需的相關資訊後（例如各項選擇醫療處置的優缺點等），而採取某項醫療處置。在獲得病人同意前需先告知，即「知情同意」，包含告知、決定能力、自願三個要素。進一步說明「知情同意」的意義為：(1) 病人能獲得足夠的資訊；(2) 病人具有決定能力 (decision-making capacity)，而「決定能力」是指「了解與醫療決定相關的訊息」及擁有

「作某一決定，可合理預見其結果」的能力；(3) 病人做決定時沒有受到操弄 (manipulation) 或脅迫 (coercion)；(4) 病人能「充分理解」自己所面對的決定及醫師所提供的資訊；(5) 病人必須是出於自願 (voluntary)，有表達自己意願的機會。

▶▶ 表 3-4　醫療法關於「同意」的條文

醫療法	內　容
第 63 條	醫療機構實施手術，應向病人或其法定代理人、配偶、親屬或關係人說明手術原因，手術成功率或可能之併發症及危險，並經其同意，簽具手術同意書及麻醉同意書，始得為之。但如情況緊急，不在此限 第一項手術同意書及麻醉同意書格式，由中央衛生主管機關定之
第 64 條	醫療機構實施中央主管機關規定之侵入性檢查或治療，應向病人或其法定代理人、配偶、親屬或關係人說明，並經其同意，簽具同意書後，使得為之。但情況緊急者，不在此限
第 81 條	醫療機構診治病人時，應向病人或其法定代理人、配偶、親屬或關係人告知其病情、治療方針、處置、用藥、預後及可能之不良反應

為達以上知情同意要素，需簽署同意書佐證。同意書除醫療法第 63 條第一項手術同意書及麻醉同意書，格式由中央衛生主管機關訂定之外，其他同意書可機構自定。根據國際 JCIA 認證衡量提供的知情同意書資訊應包括：(1) 病人病情、(2) 治療計畫、(3) 可能的治療效果和風險、(4) 替代方案、(5) 成功機率或可能併發症及危險、(6) 有關恢復期可能出現的問題、(7) 不接受治療的後果、(8) 執行／提供治療者之姓名。

護理師在協助醫師執行知情同意時，或病人在簽立各種同意書時，在實務上可能會遭遇的問題，以案例說明並提供解決之道。

案例討論

✚ 案例一

　　病人不會寫字，無法在同意書上簽名，病歷調閱同意書無蓋章，只有 2 位見證人簽名，此同意書是否有效可受理？

解答：此同意書無效力。

解析：

1. 民法第 3 條第 2 項規定「如有用印章代簽名者，其蓋章與簽名生同等之效力」，民法第 3 條第 3 項規定「如以指印、十字或其他符號代簽名者，在文件上，經二人簽名證明，亦與簽名生同等之效力。」

2. 若此為醫療同意書，病人以指印代替簽名，且有二名見證人，但衛生福利部曾函釋醫療機構所屬人員不宜擔任見證人。

✚ 案例二

　　具有意思能力但不識字的病人於檢查同意書簽名欄位代簽名，或病人僅蓋手印，此同意書是否有效可受理？

解答：此同意書無效力。

解析：

1. 成年具有意思能力之病人不會簽名，可用蓋章代替簽名。

2. 成年具有意思能力之病人不會簽名，且無攜帶印章，此時病人可以按指印代替簽名，但須有二名見證人親眼目睹該指印病人本人親按見證（若僅病人親按指印而無二名見證人，則該同意書形式上已不生效力，而見證人不宜由醫院所屬員工擔任）。

3. 成年具有意思能力之病人不會簽名，且無攜帶印章，但有一名親屬或關係人陪同在場，則病人可以口頭授權該名親屬或員工代理簽名。

✚ 案例三

　　病人家屬來電詢問病人的就診日期與主治醫師，可否於電話據實告知？

解答：病人家屬詢問內容雖無關病情及健康資訊，但仍以能確認是病人的家屬為前提始得告知。

解析：

1. 醫療法第 81 條規定醫療機構負有告知之義務，其告知方法並無明文規定，但 2009 年 12 月 23 日衛署醫字第 0980037039 號函曾釋示「凡以口頭、書面或其他可達到告知效果之方式均可」，又 2004 年 10 月 22 日衛署醫字第 09300218149 公告「醫療機構施行手術及麻醉告知暨取得病人同意指導原則」規定「如告知對象為病人之法定代理人、配偶、親屬或關係人時，不以當面告知之方式為限」；顯然電話告知並不違法，且符合醫療倫理。

2. 醫療機構以電話告知，法令上允許，但機構尚負有保密義務，以電話告知病情，要能確認對話人是病人的家屬。

　　為了保障生命獨一無二的價值，及尊重個人的價值觀與選擇，我國於 2019 年訂定病人自主權利法，共 19 條。《病人自主權利法》以病人為主體，尊重病人醫療自主、保障其善終權益。拒絕醫療的部分可事先透過「預立醫療照護諮商」(advance care planning, ACP)，與醫療團隊討論，一旦病人面臨特定臨床狀態時，是否要以「醫療介入」延長生命，或者選擇善終，接受緩和醫療照顧，此即「預立醫療決定」(advanced decision, AD)。

本法將醫療告知回歸為病人本人，不再是家屬，根據病人自主權利法第4條及第5條，醫療人員將不再受制於家屬對病人病情隱瞞而陷入二難的倫理困境，病人可經由「預立醫療照護諮商」進行預立醫療決定，或由指定醫療委任代理人於昏迷時代為醫療決定（第10條）（表3-5）。若其之後不想被委任時，第11條明訂得隨時以書面終止委任。

總而言之，病人自主權利法之立法與實施，讓病人之自主權利更受到保障，而其施行之細節，另訂有病人自主權利法施行細則規範之。

▶ 表3-5　病人自主權利法

條文	說明
第4條	病人對於病情、醫療選項及各選項之可能成效與風險預後，有知情之權利。對於醫師提供之醫療選項有選擇與決定之權利 病人之法定代理人、配偶、親屬、醫療委任代理人或與病人有特別密切關係之人（以下統稱關係人），不得妨礙醫療機構或醫師依病人就醫療選項決定之作為
第5條	病人就診時，醫療機構或醫師應以其所判斷之適當時機及方式，將病人之病情、治療方針、處置、用藥、預後情形及可能之不良反應等相關事項告知本人。病人未明示反對時，亦得告知其關係人 病人為無行為能力人、限制行為能力人、受輔助宣告之人或不能為意思表示或受意思表示時，醫療機構或醫師應以適當方式告知本人及其關係人
第10條	醫療委任代理人，應以成年且具行為能力之人為限，並經其書面同意；於意願人意識昏迷或無法清楚表達意願時，代理意願人表達醫療意願，其權限有三項：(1)聽取醫療相關之告知；(2)簽具醫良相關之同意書；(3)依病人預立醫療決定內容，代理病人表達醫療意願。且於處理委任事務時，應向醫療機構或醫師出具身分證明

五、病人隱私權

根據 Warren 和 Brandeis 在〈The Right to Privacy〉文章中定義隱私權為「個人能保留獨處而不受外界侵擾之權利」，亦即「隱私權」為「不

受干擾」的權利。以公共利益為前提，隱私權為「保持與社會及他人無關的事物，在本人不願意情況下，本人有不被公開的權利。」而我國認為隱私權是一種人格權，民法第 195 條第一項規定「不法侵害他人之身體、健康、名譽、自由、信用、隱私、貞操，或不法侵害其他人格法益而情節重大者，被害人雖非財產上之損害，亦得請求賠償相當之金額。其名譽被侵害者，並得請求回復名譽之適當處分。」可見尊重隱私對人的重要。

近年來由於網路發達及智慧手機資料擷取方便性，獲得他人影像及資訊易如反掌，而通訊軟體 Line 及社群網站 Facebook、Instagram、PTT 的崛起與普遍性，成為現代人抒發壓力的管道，無論是生活、工作、學校中的不滿或朋友間的嫌隙等，都毫不修飾陳述於上，雖抒發了情緒，但也可能不經意得罪或洩漏他人隱私。醫護人員洩漏病人隱私不僅有違醫療倫理，更可能違法受罰，情節嚴重者甚至吊銷執照。若事件於媒體揭露，影響服務機構聲譽，或使飯碗不保。醫護人員從課室教學與實習到臨床工作，都需謹記法規與專業倫理，時刻提醒自己以病人為中心，維護病人的隱私。

衛生福利部為規範醫療機構之醫事人員於執行醫療業務時，應注意維護病人隱私，減少程序疑慮，以保障醫病雙方權益，特訂醫療機構醫療隱私維護規範，督導醫事人員執行醫療業務時，確實遵守下列事項：

1. 與病人作病情說明、溝通、執行觸診或徵詢病人同意之過程中，應考量到當時之環境，盡量保護個人之隱私。

2. 病人就診時，應確實隔離其他不相關人員；於診療過程，醫病雙方如需錄音或錄影，應先徵得對方之同意。

3. 門診診間及諮詢會談場所應為單診間，且有適當之隔音；診間入口應有門隔開，對於診間之設計，應有具體確保病人隱私之設施。

4. 進行檢查及處置之場所，應至少有布簾隔開，且視檢查及處置之種類，盡量設置個別房間；檢查台應備有被單、治療巾等，對於身體私密部位之檢查，並應有避免過度暴露之措施。

5. 診療過程對於特殊檢查及處置，應依病人及處置之需要，安排適當人員陪同，且有合適之醫事人員在場，並於檢查及處置過程中隨時觀察、注意隱私之維護。

6. 於診療過程中呼喚病人時，宜顧慮其權利及尊嚴；候診區就診名單之公布，應尊重病人之意願，以不呈現全名為原則。

7. 教學醫院之教學門診應有明顯標示，對實（見）習學生在旁，應事先充分告知病人；為考量病人隱私，對於身體私密部位之檢查，應徵得病人之同意。

　　醫療機構除確保病人之隱私之外，亦應保障醫事人員之相對權益。近年醫護人員爭議發文及違反隱私事件、相關法律規範整理如表 3-6、表 3-7。

▶▶ 表 3-6　近年醫護人員爭議發文及違反隱私事件

發生時間	事 件	懲 處
2011 年 7 月	護理師將男病人手術開腹的照片上傳，並留言「很久沒看到喜歡的人體」	罰 12,000 元
2012 年 1 月	在手術室實習的護生在 Facebook 張貼，「每次開刀雙手沾滿病人的血時都很有快感」等文字	記過、加強心理輔導
2014 年 3 月	台東護理師在手術室打卡，上傳病人進行潘氏心導管的治療照片	向家屬道歉、罰款
2014 年 7 月	新北市護理師，將男病人精液檢查單上傳 Facebook	加強教育訓練、罰款

表 3-6　近年醫護人員爭議發文及違反隱私事件（續）

發生時間	事　件	懲　處
2015 年 4 月	北市某醫師將病人治療照片製程成娛樂影片，上傳 YouTube	醫院內懲計三小過調離現職。衛生局直言，影片內容涉及病人隱私，參與演出人員已違反醫療法 72 條，若情節重大將移送法辦
2015 年 10 月	北市乳房外科醫師替女病人進行胸部觸診時偷錄	涉妨害祕密罪 3 年有期徒刑，檢方建請一罪一罰，30 件 3 年刑期，恐面臨 90 年以下刑期
2017 年 3 月	北市實習護理師於個人 Instagram 發布手術室病人臉部朝下照片，並寫著「第一次看到大腦，心情還很激動著」	加強教育訓練

表 3-7　隱私權相關法律規範

適用人員	法規	保密義務	罰鍰
醫療機構及其人員	醫療法第 72 條	因業務而知悉或持有病人病情或健康資訊，不得無故洩漏	5~25 萬元
醫師	醫師法第 23 條		2~10 萬元
護理人員	護理人員法第 28 條		6 千~3 萬元
藥師	藥師法第 14 條		2 千~1 萬元
職能治療師	職能治療師法第 31 條		3~15 萬元
醫事檢驗師	醫事檢驗師法第 32 條		2~10 萬元
呼吸治療師	呼吸治療師法第 16 條		2~10 萬元
精神衛生從業人員	精神衛生法第 24 條	未經病人同意者，不得對病人錄音、錄影或攝影，並不得報導其姓名或住（居）所；於嚴重病人，應經其保護人同意	3~15 萬元

案例討論

✚ 高等法院 104 年度醫上易字第 2 號判決

　　台北市某醫院無惡意洩病歷，導致某精神科病人的不安與不快，病人以隱私權受侵害為由，訴請損害賠償一百萬元。法院認為病人有理，判醫院與醫師連帶賠償十萬元。

解析：

1. 肇因於一名自稱家屬者，持該病人的掛號證向醫院掛精神科，轉述病人的精神狀況後，以替病人申辦保險事宜為由，申請病歷影本。結果那份病歷影本成為病人與丈夫離婚的證據之一。

2. 未經病人同意提供病歷給他人，違反《醫療法》第 72 條，無故洩漏病人病情或健康資訊，最高可處 25 萬元罰鍰。

　　有關病歷的申請，只要具有申請權之人皆可委任他人申請且不以書面為限，病人委託申請須持：(1) 病人本人簽署（簽名或蓋章皆可）之委託書；(2) 病人本人之身分證正本；(3) 受委託人之身分證正本。委託同意書無統一規範，格式由醫療機構自行審認。醫療機構對申請書及委託書之審查，採形式審查為原則，無須做實質審查；所謂形式審查，即審查申請書之申請人是否符合申請資格，及審查該申請人之簽名是否完全。

3-2 護理業務糾紛

　　自古以來，只要有人的地方就會有衝突。當某些慣例、規定或流程不符實際需求時，人們會試著用不同的方式來進行，不同的看法、想法因而與現有體制「衝突」。衝突是人類為達成不同目標與滿足相對利益所形成

的某種形式的鬥爭，也是兩個或兩個以上的人或團體直接或公開的鬥爭，彼此表現敵對的態度或行為。衝突的特徵是意見不合，另一項特徵是必須被知覺，若當事雙方並未感受彼此不合時，即不可能發生衝突。在護理照護中與病家發生衝突，若未處理妥善便可能演變為糾紛。通常發生護理業務衝突來源有以下因素：

1. **人際因素**：可能源於溝通不良，讓病家感覺自己受到不平等的對待。在溝通過程中，接受的資訊若錯誤、扭曲或模糊不清，易造成彼此誤解，甚至敵對狀態。

2. **個人因素**：護理人員個人特質及價值觀與衝突的發生也頗有關聯；個性具高度威權與獨斷者，產生衝突的可能性較高；價值觀與理念不同，也是衝突發生的主要來源。

　　護理業務糾紛包含於醫療糾紛之中。醫療糾紛 (medical dispute or medical malpractice) 是醫療提供者與病人或病人家屬間因醫療過程中醫療傷亡的責任問題，所形成的民事或刑事糾紛。分為廣義和狹義兩種，廣義的醫療糾紛泛指醫療過程中所有醫病雙方的不和諧，包括費用、醫德、醫療傷害責任歸屬等三類爭執；狹義的醫療糾紛指病人或其親友對醫療結果不滿意，進而追究醫護人員是否有過失責任。

　　通常業務糾紛又可分為真性業務糾紛和假性業務糾紛，真性業務糾紛是指在醫療過程中醫療人員有疏失、儀器設備不良或管理上缺失造成真的糾紛；假性業務糾紛是指在醫療過程中醫護病溝通不良、醫療人員態度欠佳或醫病醫療專業認知的落差，非真的有醫療照護上的疏失。根據多年之臨床經驗，針對常見之護理業務糾紛類型及處理整理如表 3-8。

▶ 表 3-8 常見護理業務糾紛類型及處理

類 型	臨床狀況	解決方法
護理技術不純熟	注射靜脈留置針重打多針未打上	評估病人血管及自己之注射能力，若無法勝任，請求資深學長姊協助；若自己要試，則一針打不上就求援
病人問題處理不及時	病人疼痛，醫師無法前來，止痛藥傳送至病房速度慢，又因忙碌未能及時給予病人藥物	每個人都怕痛，當人疼痛時情緒及耐受力會降低，此情緒會感染家屬。因此以同理心先教導非藥物的緩解方式，例如深呼吸、聽音樂、擦汗等促進舒適措施。同時詳述疼痛相關資訊給醫師，盡快依醫囑處置
未聽懂病家需求處理	手術室外焦急等候之病家沒聽到廣播，驚覺錯過病情解釋，責問是護理師廣播病人名字錯誤造成。護理師直覺反應不是她廣播的，而是代班者。病家直指護理師說謊，氣呼呼離開，之後於病房投訴	護理師先同理病家之焦慮，幫忙確認醫師是否能說明病情（先解決其問題），之後再澄清，病家才能理性聽進去。對病家而言是誰廣播錯誤並不重要，護理師要有概括承受的觀念
處置照護與病家意見不同	病家覺得燙傷的水泡無論大小都需刺破，醫療團隊說明大於3公分才需抽出水泡的水。當病家發現傷口無進展，責怪醫療照護團隊治療不利，要求給個說法	當病家對處置意見不一致時，宜請醫師評估病人後向病家說明。若仍不能接受，則辦理病情說明會，將病人病況及治療計畫說明清楚，也提供病家一個澄清、醫療解惑、表達意見和取得醫病共識的機會

一、護理業務過失與責任

在醫療照護行為中，醫護人員被告、要求賠償多半與病人傷害或死亡，致違反刑法第 284 條第 2 項之業務過失傷害罪，或刑法第 276 條第 2 項之業務過失致死罪有關，此為刑責部分。業務過失傷害罪屬告訴乃論，病家（告訴權人）可在知悉事件後 6 個月內對醫療人員（行為人）提出告訴，超過時限不得再告。提起告訴後，在地方法院言詞辯論終結前，告訴

人可撤回告訴。業務過失致死屬非告訴乃論，只要有人告發或檢察官知情，都應依職權進行偵查，無告訴期限限制。

業務過失可分為無認識之過失和有認識之過失二種。根據刑法第 14 條規定：「行為人雖非故意，但按其情節應注意，並能注意，而不注意者，為過失。」此為無認識之過失。

舉例：王護理師以空針抽取病人尿管中之尿液預留尿液培養，未貼標示，因其他病人呼叫而放置工作車上離開。丁護理師誤以為是她剛稀釋之抗生素，而錯拿打錯針。王護理師自始根本就沒認知這樣的行為可能造成丁護理師打錯針，此就構成刑法上的無認識過失。

另一種為「行為人對於構成犯罪之事實，雖預見其能發生而確信其不發生者，以過失論。」此為有認識之過失。

舉例：全身麻醉的手術病人，清醒時可能因嘔吐而造成吸入性肺炎的風險，麻醉醫師已預見可能發生的結果，如果麻醉前沒放置鼻胃管引流而使吸入性肺炎發生，此即構成有認識之過失。

認定是否構成醫療照護疏失，還需判斷疏失與結果之間是否有因果之歸屬責任，亦即關於結果是否歸責給行為人違反注意之義務，此為判斷過失犯成立的關鍵要素之一。護理人員依據護理人員法之執行業務，若在過程中應注意而未注意，而造成病人傷害，則有業務疏失，應負法律責任，包含刑事、民事和行政責任，其罰則詳述如下：

1. **罰鍰**：違反醫療法與各醫療人員法，會有 5 千~25 萬的罰鍰。

2. **刑法**：

   (1) 妨害祕密罪，處一年以下有期徒刑、拘役或 5 萬元以下罰金。

   (2) 偽造、變造私文書，處 5 年以下有期徒刑；公文書，處 1~7 年有期徒刑。

3. **行政罰則**：違反醫師法第 108 條，醫療機構有明顯管理疏失，造成病人傷亡者、病歷記載不實或開立假診斷書之一，可處新台幣 5~50 萬罰鍰。

　　有關民事責任，除上項各法規定之罰則外，受害者可提民事賠償，此乃依據民法第 184 條「因故意或過失，不法侵害他人之權利者，負損害賠償責任。」而民法第 188 條「受僱人因執行職務，不法侵害他人之權利者，由僱用人與行為人連帶負損害賠償責任。僱用人賠償損害時，對於為侵權行為之受僱人，有求償權。」此表示當病家提民事訴訟求償時，執行業務過失人員和機構都須賠償，且機構也可對執行業務過失人員求償。民事損害賠償範圍詳述如下：

1. 醫療費用：扣除健保給付部分，實支實付。

2. 薪資損失、喪失或減少勞動力：依實際損失試算薪資。

3. 增加生活上必須費用：例如住院期間看護費等。

4. 撫慰金：包含被害人、連帶責任人如法定代理人等之撫慰金額試算。

5. 死亡需負擔殯葬費和法定義務扶養費試算。

　　對於被害人自行投保之意外險、醫療險給付，不得主張損益相抵。

二、業務過失常見的原因

　　根據 1994~2009 年司法院法學資料庫，護理業務糾紛提告案例共 61 例，被告護理人員數 108 位，業務糾紛原因分四大類，以下說明之（周、鄭、張、蘇，2010）：

1. **護理照護行為疏失**：包括觀察疏失、警覺性不足、判斷力不足、照護疏失、延誤或未通知醫師、溝通不良及服務欠佳等。

2. **執行醫療輔助行為疏失**：包括護理技術操作、給藥及輔助執行侵入性治療等疏失。

3. **超出護理業務範圍**：包括醫師未到前以紗布為產婦止血、執行侵入性救治、未有醫囑下施打疫苗、無醫師囑咐自行更換鼻胃管、執行血型檢驗等致病人死亡。

4. **行政業務疏失**：包括偽造護理相關紀錄、有違行政主管職責、醫療儀器維護失當、作偽證、丟棄死亡護理對象檢體、藥品管理疏失等。

61 件提告案例中並非所有案例均判定有罪，端賴所提證據是否足以證明護理師當時行為與病人死亡有直接因果關係。黃 (2012) 檢索 1997~2012 年 6 月司法院法學資料庫中，最高法院護理人員醫療過失之刑事判決案例共 15 例，當中 7 例有罪，占 46.7%，服務單位以長期照護單位為最多；歸納出二個業務過失原因，即內部程序不完善和超越一般護理業務之執行風險。

護理業務多少會因病家期待不同或溝通不良引起抱怨或糾紛，即使應注意而未注意，但未致病人傷害，也不致於有業務過失。真正業務過失造成病人傷害並不多見。常見護理業務過失不外乎給藥錯誤、處置錯誤、照護疏失、護理紀錄不實等，原因多為病人辨識錯誤、藥囑核對不仔細、藥囑判讀錯誤。

1. **給藥錯誤**：肛門栓劑誤塞入陰道，立即發現更正；應靜脈給藥卻予腹部皮下注射，致皮膚紅腫。

2. **處置錯誤**：導尿管誤插入陰道，立即發現更正，造成處女膜因刺激發紅；胸管、引流管錯接等，立即發現更正，未引起氣胸。

3. **照護疏失**：靜脈注射漏針，病家反應未及時處理，造成皮膚紅腫等。

4. **護理紀錄不實**：複製貼上，護理紀錄錯置，未執行卻紀錄已執行等。

以上護理疏失未造成病人重大傷害，應立即通報院內危機小組，啟動調查與協商，若病人索賠且金額在醫院可負擔下，即進行和解賠償，以化解病家提告危機。

三、處理原則與預防

當業務糾紛發生時，除立即安撫病家情緒外，應檢討是否有業務疏失，以分辨是真性業務糾紛或假性業務糾紛，以便擬定後續處理策略。

(一) 業務糾紛之立即應變

1. 態度冷靜誠懇，以說明、溝通代替衝突。

2. 妥善處理病家之抱怨：(1) 了解抱怨原因；(2) 採取適當應對措施；(3) 找出令對方滿意的合理解決之道；(4) 改善缺點。

3. 改變場所，撤換當事人（護理人員）或轉病房。

4. 請第三者協助：(1) 報告上級主管，請長官出面處理；(2) 由醫院醫療糾紛處理委員會或危機小組成員（社工、輔導員等）出面代為處理；(3) 告知主治醫師出面協調說明。

4. 充分舉證，提供物證，如病歷紀錄等。

5. 請教法律專家。

(二) 業務糾紛的處理原則

1. 口徑一致，單一窗口回覆、發言。

2. 與處理人員配合擬定執行措施。

3. 糾紛事件有其階段性的發展，密切注意病家反應及需求。

4. 從容應對、不卑不亢，不要試圖將現實狀況做口語的修正（不要改變說詞）。

5. 盡心照顧好病人，不要再出錯。

6. 若病家提告，醫護人員積極配合舉證，不要前後矛盾。

(三) 業務糾紛的預防

針對假性業務糾紛之預防

1. **醫護病溝通不良**：敏銳察覺困難溝通病家，及早諮詢社工，必要時會同溝通。

2. **醫療人員態度欠佳**：尊重病人、將心比心、視病猶親，以助人之心親切對待病家。

3. **醫病醫療專業認知的落差**：處置前以病家懂得語言詳細說明目的與步驟，及優缺利弊和處置後注意事項，務必知情同意後執行，且宜納入有意見之家屬，一併說明取得共識，若說明後仍拒絕處置，應請病家填寫拒絕治療同意書，以留存佐證保障等。

針對真性業務糾紛之預防

1. **醫療人員有疏失**：正確執行醫療照護常規，落實核對確認；依標準作業流程執行；遇病人病情變化，以專業知識判斷並及時通報主治醫師，正確記錄所說所做的，交班要清楚、確實，讓接班人了解病情的變化。

2. **儀器設備不良**：落實日常功能保養與查檢，有損壞立即送修及追回，維生及急救設備與物品宜保持功能良好，且各尺寸數量足夠。

3. **管理上缺失**：護理長善盡管理之責，包含督促查核人員落實各項作業標準、儀器設備足夠且功能維護良好、衛材藥品足夠病人照護、環境安全等。

機構在業務糾紛之預防

1. 有良好的人員訓練和在職教育，提升人員照護品質。

2. 訂定合乎時宜、實證的作業標準。

3. 查檢人員落實作業標準的執行程度。

4. 每年辦理法律、倫理、全人和溝通技巧之通識課程，增加人員相關認知。

5. 建立多元病人申訴管道，設立病人抱怨專責處理單位。

6. 鼓勵意外事件報告與紀錄，以便立即處理與追蹤，建立教案教學與學習。

溝通能預防許多的誤會與糾紛

　　人際互動之溝通是建立在互信的基礎上，如何在與病家短暫接觸中看到你的護理專業與真心助人的熱忱，需靠親切、自信、慈愛的天使笑容、敏捷熟練的技術，與聰慧的頭腦，也就是心手腦 (heart, hand and head) 併用的全人護理理念的展現。溝通是一門藝術，面對病人或家屬反應不滿，你可以用以下技巧盡可能化解：

1. 傾聽：讓當事人宣洩情緒，了解事情問題點。

2. 同理心：如果我是病人家屬或是病人本人，我會是怎麼想的……。

3. 包容心：記得對方是病人或家屬，社工予安撫、鼓勵……。

4. 病情有變化：(1) 立即請醫師探視處理及解釋病情；(2) 若無法接受，提醒醫師請科主任協助。

5. 態度仍不滿：(1) 先口頭道歉；(2) 告知會給予醫護人員再教育；(3) 通知主管；(4) 給予意見表填寫。

案例討論

　　某日近中午接到社工室來電，告知有病家投訴護理人員態度不佳，要求護理主管懲處該名護理師。護理主管火速到達社工室，只見中年男性家屬火氣甚大，不斷數落社工師：「為何不立刻處理我的投訴，還一直問我是什麼人……，你們的訓練太差了……。」社工見護理主管到立刻引見，轉移病家攻擊社工點。陳先生接著說：「護理師怎麼可以說已經跟我解釋很多次了、手術時間本來就不可預期，好像我很無知無理取鬧似的……，你也不要一直替他解釋，這樣你也很鄉愿……。」護理主管見其水也不喝，更無法理性聽解釋，故轉換溝通策略。

　　護理主管起身向陳先生深深一鞠躬後說：「陳先生，護理師的應答讓你覺得不被了解而生氣，我為讓你不開心而道歉，言談中知道你是位資深客服訓練教師，想跟您請教對人員應答教育之建議，以便我們後續的改善……。」之後陳先生雖沒那麼生氣，但也沒鬆口就此作罷。接著護理主管提議：「陳先生，你母親要從恢復室送回病房了，我們陪你去接母親，護理師事件我們會再教導輔導，再跟您回覆結果。」就在陪陳先生路上，陳先生說：「我住醫院附近也是醫院病人，知道訓練護理師不容易，我沒有要追究，只把事情反映給妳們知道。」事情就此落幕。

　　幾天後社工主任告知護理主管：「陳先生事後讚嘆護理主管修為很好，過程中沒有不悅情緒，只是面對問題，討教建議希望有學習有改進。」成功化解危機。

　　護理師經輔導，了解應同理病家擔心母親手術等待過程之焦慮心情，多一點包容、耐心與關懷，就不致引起這起抱怨糾紛，也可能得到正向好評。反之，若未順利化解，不僅花費主管、社工處理事件時間外，還可能失去病人對醫院之信賴，而影響醫院聲譽，利弊立見分曉，與護理同道共勉之。

(四) 醫療糾紛的預防

台灣台北地方法院檢察署 (2019) 建議，預防醫療糾紛的方向與具體策略如下：

1. 健全醫院之典章制度。
2. 改善服務態度與強化服務品質。
3. 建立新醫病關係。
4. 培育人文與溝通關懷涵養。
5. 臨診之危機意識。
6. 適度說明疾病與醫療相關事項。
7. 制作完整之醫療過程紀錄。
8. 整合診療系統與輔助系統，促其運作順暢。
9. 醫護人員隨時追求新知識與熟練新技術。
10. 分析既有案，釐訂應對方法。
11. 了解醫護相關法律常識。
12. 充實設備，提升醫院形象。

四、護理業務糾紛之案例

沒有人希望引起業務糾紛，以上雖提供了處理與預防方法，但根本之道是從自身做起。除了要有終身學習的精神，隨時充實實證專業知識外，還須了解自我及培養有效的溝通互動技巧。

首先從個人自省開始，減少習慣性口語表達及心理防衛，進入深一層的自我認識，探索內在潛藏的渴望、情感和衝突，進而增進自我統整性與人際互動圓融性。新世代之護理師溝通直來直往，言詞少加修飾，病家稍

案例討論

病人家屬於醫療人員在進行治療時，以手機對醫療活動進行錄音（影），是否合法？

解答：不合法，觸犯刑法 315 條之一妨害祕密罪。

解析：

1. 有下列行為之一者，處三年以下有期徒刑、拘役或三萬元以下罰金：a. 無故利用工具或設備窺視、竊聽他人非公開之活動、言論、談話或身體隱私部位者；b. 無故以錄音、照相、錄影或電磁紀錄竊錄他人非公開之活動、言論、談話或身體隱私部位者。

2. 醫師於病人診療過程進行錄影錄音之搜集行為，除不得涉及醫療法第 72 條無故洩漏之規定外，尚須符合法務部 2013 年 6 月 26 日法檢字第 10200116970 號函釋，除法律或法律具體明確授權之法規命令另有規定外，仍應經當事人書面同意後始得為之。

3. 診療過程逕行以隨身錄音筆、針孔攝影錄音、錄影之行為，是否構成刑法第 315 條之一妨害私生活祕密罪，須依具體個案判斷其行為是否有正當理由而定。

建議護理師應對之作法：

如發現病室有監視攝影裝備，請務必立即告知護理長／值班護理長處理。同時了解病家行為原因，通常為病人不適，未被妥善處理之監控。

1. 針對病家錄影錄音行為，衛生福利部 2007 年函釋「因醫療行為為非公開活動，在醫療進行時，醫療人員有權拒絕錄影，不需要有理由。」

2. 刑法第 315 條之一，若病家仍執意不將錄影設備撤離，可報警處理。

3. 醫護同仁要讓病家知道，若病人有不適，立即通知護理師，一定會給予適當處置。

多要求即顯不耐煩，或轉身低語內心之 OS（狂罵），常不幸被病家聽到，衝突糾紛就因此而起。另一方面消費者權益高漲，病家對照護即時性與有效性之要求也不遑多讓，若不符合期待，便在病床邊架起攝影機或手機錄影存證，使護病關係緊張。如此職場生態，護理主管最是難為。幸好還有社工團隊能作為第三者居中緩衝，將糾紛圓滿處理。

結論 各行各業都有因業務疏失或服務不滿意而引起的業務問題，因而成立客服中心，以訓練有素的客服人員化解糾紛。醫療業之業務風險高於各行業，不得不更注意與預防。本章提及的護理業務問題有職場暴力、性騷擾、霸凌、針扎安全、同意書簽署問題和病人隱私維護問題，從對業務問題的深入剖析，進而了解如何處理與預防。由於社會隨科技的發達而轉型，加上消費者意識抬頭，用病家可理解的語言進行有效人際溝通更顯重要。

為因應與日俱增的護病糾紛，護理人員應加強法律知識、自我認識與壓力調適、有效溝通技巧、人際相處及醫療倫理等相關主題在職教育，以提升危機意識與第一時間的因應能力，期在最短時間消弭紛爭。此外，護理人員平日亦應秉持專業與倫理規範、尊重病人、維護病人安全，落實以病人為中心的照護，如此才能提升病家滿意度，增進正向的護病關係。

問題與討論

1. 洪護理師剛接到救護車送來路倒的病人，滿身酒氣味，施打靜脈留置針時，因不滿打針疼痛而大聲對護理師咆哮，並作勢要打人，請簡述此情境護理師應如何自保？

2. 陳護理師到職半年，突向護理長請辭，深談後她哭訴工作中常遭學姐長喝叱指責及汙衊，身心俱疲，只想逃離…，請簡述霸凌的定義及避免策略。

3. 為防治針扎事故，及提升醫護工作環境安全，請綜合論述產官學界做了哪些措施？

4. 病人家屬來電詢問病人的就診日期與主治醫師，可否於電話據實告知？請依情理法論述觀點。

5. 黃姓照服員跟家屬的兒子説，病人晚上疼痛不舒服，護理師都沒來處理，案兒即在床邊架起手機錄影，並投訴照護不周。但經護理長調查病人並未陳述疼痛，請問此屬於何種業務糾紛，應如何預防？

參考文獻

台灣台北地方檢察署 (2019)．*常見的醫療糾紛及法律責任*。https://bit.ly/2KfUoyH

衛生福利部 (2019)．*安全針具推廣*．https://bit.ly/31aoRF8

吳正吉 (1996)．護理人員如何預防與解決醫療糾紛．*醫事法學，6*(1)，74-77。

邱清華 (1994)．醫療糾紛的民間團體的角色－消基會．*台灣醫界，37*(6)，104。

周心如、鄭宜昌、張宏文、蘇麗智 (2010)．護理業務糾紛發生原因－以法院案例分析．*護理暨健康照護研究，6*(4)，271-279。

洪奇昌 (1998)．醫療糾紛的立法政策．*台灣醫界，41*(3)，48-49。

林杏麟、李維哲 (2010)．醫療疏失刑法上認定之要件．*台灣醫界，53*(10)，43-46。

林秋芬、陳玉枝、張文英、高靖秋、林月桂、盧美秀 (2005)．醫療照護疏失原因之探討．*長庚護理，16*(1)，23-34。

林淑娟、郭俐伶、朱怡勳、陳靜儀、孫妙鶯、魏淑平 (2004)．降低護理人員針扎事件之改善專案．*馬偕護理雜誌，8*(2)，16-25。

許玉媚、劉建衛 (2003)．國醫學中心尖銳物扎傷伊外事件之分析．*感控雜誌，13*，1-10。

張綠娟、黃芳亮、劉美容、黃惠美、劉美芳、傅任云婕、施智源、林芸合 (2011)．國內針扎文獻的回顧與預防感染處理的建議．*感染控制雜誌，21*(4)，229-238。

黃慧滿 (2012)．*論護理人員在醫療過失中之刑事責任*．未發表的碩士論文．高雄大學。

勞工安全衛生研究所 (2010)．*醫療保健服務業職業安全衛生現況調查*．行政院勞工委員會勞工安全衛生研究所。

楊秀儀 (1998)．醫病對話而非醫病對立－在過失無過失之外尋求共識的基礎．*醫望，24*，19-20。

蕭淑銖、歐聰億、陳彥元 (2010)．醫護人員之工作安全：談針扎，*台灣醫界，53*(6)，28-30。

戴志展 (1999)．醫療行為與醫療糾紛．*台灣醫界，42*(1)，57-60。

謝曼麗、蕭淑銖 (2019)．*安全針具立法實施後針扎職業危害探討*．研究勞動部勞動及職業安全衛生研究所。

AJMS (2011). *Symposium looks at ethical issues in translational research*. https://bit.ly/2yuGmEa

Lavoie, F. W., Carter, G. L., Danzl, D. F., & Berg, R. L. (1988). Emergency department violence in United States teaching hospitals. *Annals of Emergency Medicine*, 17(11), 1227-1233.

Leymann, H. (1996). The content and development of mobbing at work. *European Journal of Work and Organization Psychology*, 5(2), 165-184.

Leymann, H. (1993). *Mobbing, Psychological terror at the workplace and how are can defend oneself.* Reinbeck.

Lutgen-Sandvik, P., Tracy, S. J., & Albert, J. K. (2007). Burned by bullying in the American workplace: Prevalence, perception, degree and impact. *Journal of Management Study*, *44*(6), 837-862.

Mello, M., Studdert, D., Kachalia, A., & Brennan, T. (2006). "Health courts" and accountability for patient safety. *The Milbank Quarterly*, *84*(3), 459-492.

Shiao, J. S., Lin, M. S., Shin, T. S., Jagger, J., & Chen, C. J. (2008). National incidence of percutaneous injury in Taiwan healthcare workers. *Research in Nursing & Health*, *31*, 172-179.

Shiao, J. S., McLaws, M. L., Lin, M. H., Jagger, J., & Chen, C. J. (2009). Chinese EPINet and recall rates for percutaneous injury: Anepidemic proportion of underreporting in the Taiwan healthcare system. *Journal of Occupational Health Psychology*, *51*, 132-136.

Chapter **4**

護理業務的法律
相關問題

作 者 張婷

✚ 大 綱

Current Studies in
Professional Nursing Issues

前言 我國自 1995 年開始推行全民健康保險 (national health insurance) 制度，這 20 餘年來，醫療服務呈現出高可及性、高品質與費用低的特徵。如此高口碑導致醫療需求龐大，若珍惜有限醫療資源的意識薄弱，則就必須以大量人力支援因應以滿足量的擴增。惟檢視目前醫事人員所處之工作環境，人力不足與壓力糾紛環伺，造成負面能量累積，長此以往對台灣長遠的醫療環境發展與人民身心健康維護皆形成巨大挑戰。

面對具有急迫性、不可確定性與不可中斷性等特徵之醫療環境，加上病人背景多元、價值多變，醫事人員之抗壓能力與風險管理程度備受關注。以醫師而言，研究分析其須面對之壓力源主要包含：每天接觸生死與疾病、不斷吸收醫療新知與第一線向病人告知病情等（余、蔡、許，2015）。醫師在如此高壓與負荷重之環境下執業，是否納入「勞動基準法」保障範圍？成為討論焦點，此須思索考量之處可歸納為：工時之認定（訓練、巡房、跟診、跟刀、值班、待命 on call 等是否納入工時計算？）、人力的短缺、醫療機構管理成本的上升、職業災害補償的迫切性與必要性等（張、周，2015；蘇，2014；楊、張、周，2013）。目前護理人員已率醫師之先，適用「勞動基準法」。護理人員臨床實務上所須面對之主要挑戰為：執業意願低、執業比例低、留任率低與流動率高等（梁、楊、王，2015）。因此，正向護理執業環境的建構，確保提供病人安全與高品質之照護，實屬社會須共同努力的目標（顧，2015）。

無論醫師或護理人員，其所執業之職場環境與工作條件，由於涉及病人的生命、身體與健康等安全考量，近年來備受關注，且仍持續建置與改善中。以下即針對醫事人員中，護理人員的護理業務與糾紛之相關法律問題進行論述。再者，由於國人在中國大陸居住、工作、就學之人數亦不在少數，為增加本章之閱讀幅度，在分析護理業務法律現況與因應時，亦兼顧對中國大陸之探討。

4-1 護理業務常見的法律問題

　　觀察報章雜誌，台灣社會常見護理業務問題，不外乎為針扎事件、給藥錯誤、病人隱私與告知同意等。以法制面而言，依據「護理人員法」第24條，護理人員之業務範圍包含：健康問題之護理評估、預防保健之護理措施、護理指導及諮詢與醫療輔助行為。而護理人員執行此業務之行為即稱為護理行為，亦即護理人員提供有效護理活動，滿足病人個別性需求之行為總稱（黃、陳、孫，2015）。以下順應時代發展脈動，由四個面向切入常見的護理業務法律問題分析。

一、高齡者之護理評估

　　針對高齡者、身心失能者等訂定的相關規範，我國有「老人福利法」、「長期照顧服務法」等，高齡者需求之實現，考驗護理人員對其健康問題之護理評估。近年來，隨著高齡化趨勢，失能人口快速增加，凸顯現今對於長期照護之迫切需求（劉、林，2015）。在此高齡社會背景下，護理人員扮演專業照護角色，考驗其對長期照護相關知識與技能之熟悉程度及處理問題之因應能力（謝、陳，2015）。此外，研究建議護理人員強化以下能力之培養，以面對長期照護之發展趨勢，包含：社區及居家急性後期之長期照護能力，與跨專業之協調合作能力等（吳、蔡、葉，2015）。再者，立基於長期照護品質穩定與提升之觀點，外籍看護與照顧服務員之工作條件與勞動環境亦須由規範面著手加強（謝，2011）。高齡者之健康促進與維繫等需求，挑戰著護理人員專業之護理評估能力，而此仰賴持續性知識的補充與經驗的累積。

二、病人自主之護理措施

以比較法而言，美國加州早於 1976 年即已通過「自然死法案 (Natural Death Act)」。距此 40 年後，隨著我國「病人自主權利法」於 2016 年立法完成，立基於人性尊嚴保障之病人自主議題，逐漸獲得重視與關注。研究分析護理人員從事護理行為時，關於維護病人自主權之方式，包含有：尊重病人所展現之病人自主權意識、公開透明與即時地提供相關醫療訊息、鼓勵與協助病人進行相關選擇與尊重病人之真實意願等（楊、周、李，2001）。護理人員除病人自主權之維護外，須時時以病人為中心進行人性化護理，如此方可強化與病人之溝通，進而提高病人心理需求之滿足（張，2014）。

再者，論及病人自主時，無法忽略對於善終議題之討論，護理人員若身處加護病房，由於面臨末期病人之機會較高，除強化醫學人文關懷外，對於臨終照護之態度、知識與技能之培養亦須提升（李、鄭、馬，2016）。唯有如此，方可滿足照顧末期病人時，減低其身、心、靈痛苦，助其追求舒適、尊嚴、圓滿及不留遺憾之目標（趙，2015）。

「病人自主權利法」第 9 條規定，意願人為預立醫療決定時，須進行預立醫療照護諮商之溝通過程。而同法第 3 條規定，醫療服務提供者為參與預立醫療照護諮商之主體之一，護理人員參與時，若有涉及拒絕維持生命治療之話題，相關倫理考量包含：醫療適應症、病人偏好、生活品質與其他情境特徵等亦應提醒注意（黃、許，2016）。由此可見，護理人員身為醫療服務提供者的一份子，關於病人自主的理論與實踐，有其不可忽視之角色與功能。

在「病人自主權利法」於 2019 年施行前之過渡階段，建議護理人員提升以下三個面向之認知與理解程度，以因應時代的快速發展（圖4-1）：

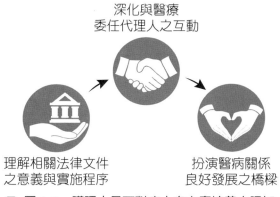

深化與醫療
委任代理人之互動

理解相關法律文件
之意義與實施程序

扮演醫病關係
良好發展之橋樑

⊕ 圖 4-1　護理人員面對病人自主應培養之認知

(一) 理解相關法律文件之意義與實施程序

　　法律文件如「病人自主權利法」第 3 條所指預立醫療決定，其為意願人彰顯病人自主方式之一。研究指出，關於相關法律文件之簽署，屬於病人臨終照護時，正式準備面向之一，此與疼痛與症狀管理、接受死亡、醫療照護選擇、決定死亡地點與情感準備，架構出善終 (good death) 的六大元素 (Carr, 2016)。

　　除預立醫療決定外，在美國，住院前病人尚被鼓勵簽署醫療治療限制之書面文件 (limitation of medical treatment forms) (Ache, Wallace, & Shannon, 2011)。身為護理人員，無論病人或親屬是否詢問，對於簽署預立醫療決定等法律文件之目的須了解，即尊重臨終照護意願、賦予病人做決定之權利、精進有限醫療資源之利用與有效銜接安寧緩和醫療照護機制等 (Ache & Casarett, 2014; Bischoff et al., 2013; Andrews et al., 2010)。另外，針對影響簽署預立醫療決定之因素亦須知悉，如：年齡、性別、種族、社經地位、教育背景與醫療不良後果之風險等 (Butler et al., 2015; Antolin, Sánchez, & Miró, 2011)。因此，護理人員對於法律文件之目的與功能，須具備基本詮釋與落實能力。

(二) 深化與醫療委任代理人之互動

依據「病人自主權利法」第 10 條，凡 20 歲以上具完全行為能力者即有擔任醫療委任代理人之資格，其權限包含：聽取醫療機構或醫師之告知、簽具手術或侵入性檢查或治療之同意書與依據預立醫療決定內容代理病人表達醫療意願。第 9 條則規定，醫療委任代理人應參與預立醫療照護諮商。醫療委任代理人有高度可能性為病人之親屬，而病人除簽署前述預立醫療決定外，亦可以委任醫療委任代理人之方式代其因應未知之醫療情境 (Abdoler & Wendler, 2012)。

身為護理人員，須強化與醫療委任代理人之溝通，尤其當病人已處於特定臨床條件時。另外，護理人員亦須具備敏感度，體察醫療委任代理人所面臨之壓力 (Almoosa et al., 2009; Braun et al., 2008)。此外，影響醫療委任代理人之因素亦須知悉，如：其信念與價值、決策能力與社會參與程度等 (Allen et al., 2003)。由此可知，在落實病人自主之過程中，護理人員不可忽視與醫療委任代理人之互動與意見交換。

(三) 扮演醫病關係良好發展之橋樑

護理人員相較於醫師，由於分工屬性差異，與病人及親屬接觸機會較高，溝通交流意見機會也較頻繁。隨著時代不斷地發展，病人自主意識不斷地提升下，護理人員亦須與時俱進，體察病人多元價值觀對既有認知之衝擊，適度緩和與促進醫病關係之發展，如：以往判斷病人最佳利益，似僅以醫療臨床實務利益為考量基礎，故醫師的意見具關鍵性，如今病人最佳利益之解釋已擴增至病人之目標與價值等，即大幅度地舒緩病人自主與臨床利益之衝突 (Brock et al., 2014; Angelos et al., 2003)。為因應此調整，護理人員可從文化著手，積極扮演醫病關係溝通與促進之關鍵角色，如：兼顧尊重病人自主與病人社會與文化背景、認知家庭緊密關係下，病人自主受家屬影響進而妥協之現象，與理解在不同種族、年齡差異下，對於決

定拒絕維持生命治療，與簽署預立醫療決定之思索考慮重心 (Albaeni et al., 2014; Andersen et al., 2012; Abadir et al., 2011; Allen et al., 2009; Auerbach et al., 2008)。因此，在落實病人自主之思維下，相關預防與保健護理措施之思維與行動，亦須與時俱進的修正與調整，以因應時代社會需求。

三、護理指導及諮詢之能力培養

　　為能讓護理人員可持續地從事高品質與高效率之指導及諮詢護理行為，前提是提供護理人員一個滿意可接受之職場就業環境，而一個重視護理人員工作條件之醫療機構，方可期待提供病人一優質之醫療照護空間（康等，2014）。

　　承前述，護理人員所身處之大環境，面臨執業意願、執業比例與留任率皆低之情形，造成此現象之原因可歸納為以下幾點：醫療機構經營成本考量、護理人員人力吃緊且身心俱疲、護理人員工作量繁重、護理人員公共參與（包含六個階段：意識覺醒、自我興趣、知能發展、社會參與、進入決策圈與研究發展）機會較低等（邱、鄭、李，2015；王，2014）。其中，針對護理人員人力一事，為因應減床與病房關閉之現象，有所謂「複合式照護模式」的提出，即依據不同照護內容進行專業分工（林、黃，2014）。亦有稱為「護理團隊合作照護 (nursing collaborative team work) 之護理照護分級制度 (schematization of skill-mixed nursing care model)」，即以病人安全為中心，由護理人員與護理輔助人力共同提供完整之醫療照護服務，成員包含有：高階護理師 (doctor of nursing practice)、進階護理師 (advanced practice nurse)、護理師或護士 (registered nurse) 與護理佐理員 (nurse aide)（陳等，2016）。

　　而立基於人力資源管理的角度，有研究提出「彈性人力資源管理模式」，以提升護理專業品質與提高護理人員工作滿意度（黃、余、于，2016）。可見，為滿足病人與親屬向護理人員請益之需求，護理人員從事

相關指導及諮詢時，品質與滿意度的提升大抵取決於是否可提供護理人員一安心與放心的工作環境。

四、專科護理師從事護理行為

　　除前述營造一支持性環境外，強化護理專業之推動，亦為推動專業護理自主發展不可或缺之環節（楊等，2010）。依據「護理人員法」第 7-1 與 24 條，專科護理師及仍在接受專科護理師訓練期間之護理師，除得執行前述 4 項業務外，尚得於醫師監督下執行醫療業務。承前述，不僅護理人員人力不足，醫師人力亦為短缺。專科護理師之設立背景，除考量提升護理進階專業，以確保臨床照護品質外，紓解醫師人力不足亦為考量因素之一（王，2015；林，2015）。由此得知，專科護理師之設置背景與遞補、替代醫師人力與提升進階護理專業息息相關。

　　已有研究針對所服務醫療機構之不同，區分專科護理師之主要執掌範圍，如：專科護理師若任職於醫學中心，除臨床照護外，尚須分擔教育、研究與專業發展等工作；專科護理師若任職於非醫學中心，常扮演醫師替代者之角色，工作主要集中在直接照護上（章、唐，2016）。

　　專科護理師相較於護理人員，可有條件地執行醫療業務，故其執業風險位階居中，低於醫師但高於護理人員（林，2016）。為因應較高的風險、更廣的執業範圍與更多元的角色功能，相關知識、技能、學習力與適應力等皆須提升，以精進執業能力，落實病人安全之照護（童，2016；葉，2015）。因此，專科護理師除從事護理行為外，亦可於醫師監督下，執行醫療業務，故於專科護理師訓練期間，在其可執行醫療業務之範圍內，須不斷地精進醫護專業最新知識與累積豐富經驗，以因應所賦予角色之責任期待。

4-2　護理業務糾紛法律問題

　　護理人員從事護理行為，若在護理業務糾紛發生前可予以預防，此乃風險管理之重要步驟，亦為實現前述正向醫療環境的重要環節。護理業務糾紛的預防方式中，有研究指出，某醫療機構推行「護理人員自主通報機制」，可藉由早期風險偵測系統之簡易操作以落實病人安全，護理人員並可進行匿名通報，以提高通報意願（鄭等，2016）。此通報系統之建置，係屬於醫療機構內控制度的一環，與醫療設施與設備、醫事與行政人員等併列為核心項目之一（傅，2014），亦與先前行政院版「醫療糾紛處理及醫療事故補償法（草案）」第41條所指醫療機構應建立機構內風險管控機制相呼應。

　　若護理業務糾紛在預防端無從遏制，即衝突恐不能完全避免，須加以審慎因應（鄭，2014）。以下依序分析台灣與中國大陸護理業務糾紛之現況與因應。

一、台灣護理業務糾紛現況與因應

(一) 醫療輔助行為

　　「護理人員法」第24條所指4項業務為護理人員之業務範圍。其中一項醫療輔助行為，應在醫師之指示下行之（即須要醫囑），稱為指示性護理業務，與其他3項屬於自主性護理業務有別。所謂醫療輔助行為，有研究加以區分為三種類型（邱，2016b）：

1. **無區分類型**：如打針、給藥、抽血、導尿等。

2. **區分類型**：如拆線、置入鼻胃管等。

3. **視同指示類型**：如預防接種注射、骨質密度檢查、子宮頸抹片檢查等。

若護理人員未獲醫師指示擅自執行醫療輔助行為，則恐與「醫師法」第 28 條有所違背，成立密醫罪。相關司法實務判決，如：台北地方法院 98 年度醫訴字第 6 號判決與高雄地方法院 101 年度醫訴字第 2 號判決等。除前述密醫罪外，其他護理業務糾紛範圍，包含有與打針（最高法院 98 年台上字第 2280 號判決）、吃藥（最高法院 95 年台上字第 6775 號判決）相關者等。

(二) 說明、告知義務

依據「醫療法」第 63、64 與 81 條，「醫療機構」實施手術、侵入性檢查或治療或診治病人時，應盡說明、告知義務。解釋上，醫師與護理人員皆係醫療機構可予以涵蓋之範圍。若護理人員向病人或親屬等說明、告知，其說明、告知之範圍與程度為何？已有研究針對醫師告知部分提出三種標準，包含（周、何，2015）：

1. 合理醫師標準：指以醫師之合理認知為主。

2. 合理病人標準：指以病人之合理認知為主

3. 具體病人標準：指個案認定 (case by case)，按照不同個案之需求，若病人有欲知之內容，醫師則須加以告知。

且告知方式須以病人得以了解的語言進行，並應採取主動告知。由於告知目的在於幫助病人做選擇，其範圍涵蓋涉及治療方案之風險、成功率與其他替代治療方案等內容（楊，2007）。

可見，若由醫療機構中的護理人員進行說明、告知，成效恐較為有限，立基於護理業務糾紛風險預防之觀點，即便醫師人力短缺，本章建議似仍由醫師進行說明、告知較為周延、妥適。涉及說明、告知相關之司法實務判決，包含：高等法院 104 年度醫上字第 26 號判決與高等法院 104 年度醫上易字第 2 號判決等。

案例討論

✚ 台北地方法院 98 年度醫訴字第 6 號判決

1. **事實**：病人因上腹痛至醫院急診室急診，經檢查後疑似膽囊炎，並於當日住院由被告 B 主治醫師主治，初步診斷為膽囊炎及膽結石，晚間由被告 C 專科護理師值班照護。隔日，病人因主動脈瘤破裂出血合併心包囊阻塞死亡，由公訴人 A 檢察官提起公訴。

2. **主張**：公訴人 A 檢察官主張被告因業務過失致死。被告 B 主治醫師主張未被告知病人的心臟報告、被告 C 專科護理師未告知值班期間，病人病情有惡化，且未口頭醫囑指示被告 C 專科護理師進行鼻胃管。被告 C 專科護理師主張係依據被告 B 主治醫師查房醫囑照顧病人，且主張病人病情無變化，無須通知被告 B 主治醫師。被告 D 值班醫師主張病人所在病房非其值班區域，且接到被告 C 專科護理師緊急通知後，立即前往支援急救，並無延誤。法院主張被告 B 主治醫師明知醫院未安排醫師夜間值班，未主動向被告 C 專科護理師查詢病人病情變化以修正治療方向，延誤治療時機，且未依醫療常規安排病人會診，故其消極不為必要之醫療作為確有過失。法院主張被告 C 專科護理師知悉病人腹痛未曾停歇，應通知而未通知被告 B 主治醫師，逕自為病人進行鼻胃管導流，其護理作為有過失。法院主張被告 D 值班醫師係依據醫院值班規定，且支援急救時間上迅速合理，並無延誤。

3. **結論**：被告 B 主治醫師因業務上之過失致人於死，處有期徒刑 6 個月，得易科罰金，緩刑 2 年；被告 C 專科護理師因業務上之過失致人於死，處有期徒刑 3 個月，得易科罰金，緩刑 2 年；被告 D 值班醫師無罪。

4. **反思**：無論係護理人員從事醫療輔助行為或專科護理師執行醫療業務，依據「護理人員法」，須醫師指示與監督。護理人員非醫師，法定義務與責任須知悉，以因應臨床實務。

案例討論

✚ 高等法院 104 年度醫上易字第 2 號判決

1. **事實**：上訴人 A 醫師在診所為 B 女進行子宮內避孕器裝置手術，並以靜脈注射方式施打麻醉藥。手術後，喚叫 B 女無反應，血氧濃度、心跳、血壓數值下降，給予升壓劑並進行 CPR，且送往醫院急救。B 女最終恢復心跳、血壓，但已因腦部缺氧，致認知功能受損。

2. **主張**：上訴人 A 醫師主張已告知 B 女施打麻醉之風險，且 B 女已在手術同意書上簽名，故並無違反醫療常規，且急救進行至救護人員到場。法院主張裝置子宮內避孕器，原則上不施行麻醉，而上訴人 A 醫師疏未評估 B 女有無特別情況而有須施行麻醉之必要，即逕在 B 女同意及依據 B 女先前門診紀錄施打麻醉藥，亦未持續 CPR 施救至消防救護人員到場接手救護為止，確有疏失。

3. **結論**：上訴人 A 醫師犯業務過失傷害罪，處有期徒刑 6 個月，得易科罰金。

4. **反思**：從法院判決可窺知，即便 B 女有簽署手術同意書，並不代表醫師可免責，醫師仍須依其醫療專業，判斷有無施行麻醉之必要性。

(三) 護理人員法律責任

本章整理出台灣現況主要護理業務糾紛之幾種類型，包括有：密醫罪、打針、吃藥與告知相關者等。而論及護理人員法律責任時，大抵而言，除民事上債務不履行與侵權行為之損害賠償責任外，刑事上即屬業務過失。所謂發生錯誤不一定有過失，而即便有過失亦不一定有責任（高，2015a）。護理人員從事業務，發生護理行為過失之認定標準為何？以醫師所從事醫療行為之過失認定而言，司法實務上係以有無違反注意義務加

以判斷（張，2014）。至於注意義務之判斷標準，包含：理性醫師說（台北地方法院 89 年度重訴字第 919 號民事判決）、醫療水準說（最高法院 95 年台上字第 3884 號刑事判決）等。依據高等法院刑事附帶民事訴訟 102 年重附民上字第 4 號判決，司法實務上有出現，針對護理師因未依現代醫療水準之方法執行醫療照顧業務而認定有過失之文字。

針對護理人員構成過失之注意義務認定，有採取與醫師相同之醫療水準說者。此外，研究針對過失不純正不作為犯，認為實務上未探討保證人地位與作為義務，而應考量結果預見可能性與結果迴避可能性（邱，2016a）。一旦發生醫療糾紛，由於先前「醫療糾紛處理及醫療事故補償法（草案）」與如今「醫療事故預防及爭議處理法（草案）」皆尚未立法完成，目前因應之道可區分為法院途徑與非法院途徑。

法院途徑

以法院途徑而言，護理人員可能為被告或證人身分。

1. **民事**：除行政責任外，依據「民事訴訟法」第 403 條規定，醫療糾紛發生爭執，起訴前應經法院調解。

2. **刑事**：法院主要係依據「刑法」第 276 條業務過失論罪科刑。

3. **行政**。

非法院途徑

除行政、民事與刑事法院途徑外，亦有其他所謂**裁判外紛爭解決模式**(alternative dispute resolution) 供其選擇，即所謂非法院途徑，如：向各地方醫師公會或醫師公會全國聯合會等尋求紛爭解決等（高，2015b）。

若立基於風險預防的角度，研究提出以下策略以預防醫療糾紛發生：醫事人員包含護理人員須強化與病人及家屬的溝通能力、提升人文同理關懷精神、強化系統預防機制、提升醫事人員知識與技能之教育訓練、

建立專責爭議處理小組與設置醫療爭議處理流程以加強突發事件管理等（楊，2015；古，2014）。可見，在台灣，目前因應護理業務糾紛，可從預防端、法院端與裁判外紛爭解決模式三種思維模式出發（圖4-2）。

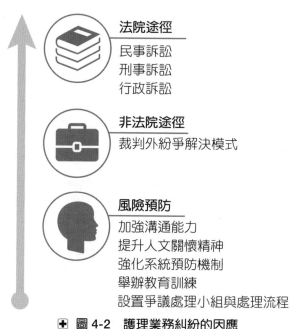

法院途徑
民事訴訟
刑事訴訟
行政訴訟

非法院途徑
裁判外紛爭解決模式

風險預防
加強溝通能力
提升人文關懷精神
強化系統預防機制
舉辦教育訓練
設置爭議處理小組與處理流程

✚ 圖4-2　護理業務糾紛的因應

二、中國大陸護理業務糾紛現況與因應

以法制面而言，中國大陸針對規範護理業務、護理人員工作環境與醫療糾紛相關之法規，依時間序包含有：1982年「全國醫院工作條例」、1994年「護士管理辦法」、1994年「醫療機構管理條例」、2002年「醫療事故處理條例」、2008年「護士條例」、2012年「醫療機構從業人員行為規範」等。

除法制面外，中國大陸已有研究分析護理不良事件之發生因素，包含有：護理人員因素、護理管理因素、患者因素與環境布局因素（徐、楊，

2016）。本章依據護理人員不同執業所處情境，區分為四種，以下舉例分析發生糾紛之原因與應對措施，作為中國大陸現況與因應之說明。

1. **住院**：以住院患者醫療費用糾紛而言，發生原因包含：醫院各科室橫向聯繫不暢、醫護人員因素與患者及家屬原因。應對之道包含：妥善規範收費流程、謹慎處理清單發放、催款與收費等問題（李，2016）。因此，針對住院患者，由於醫療費用通常較門診為高，不難想像其為糾紛主因之一，此時考驗護理人員的耐心、服務態度與應對進退能力。

2. **急診**：面對長期高壓的環境，護理人員出現的困境，主要有：能力問題、危機意識、服務態度、溝通不良、人員短缺與法制觀念不足等。應對措施包含：強化護理業務能力學習、提高風險預防意識、落實關懷與優化服務形象、重視護病溝通協調、合理配置護理人力資源與加強法律素養等（金，2016；徐，2016；崔等，2016；劉，2016；汪、李，2015）。總之，身處急診的情境，凡事皆得在高壓情境作出準確無誤的判斷，且無重來機會，此考驗跨域整合能力的實踐。

3. **手術**：護理人員須面對之安全疑慮包含：手術部位錯誤、用藥輸血錯誤、手術器械不全、導管脫落、用藥不當、病理標本錯放與記錄不及時等。應對措施包含：嚴格執行查對制度、落實交接安全，避免技術性差錯、增強執業責任感、提高法制觀念與強化護理服務理念（全，2016；張，2015）。面對發生錯誤導致手術失敗之嚴重結果，對患者與親屬之傷害與打擊不容小覷，此時考驗護理人員的細緻度與責任感。

4. **急危重症**：除患者及家屬自身原因外，護理人員須面對之挑戰包含：服務態度、專業技能、急救設備與藥品故障或缺乏、科室協調溝通與準確書寫護理文書等。應對措施包含：樹立以患者為中心的護理理念、提高護理人員專業技能、加強急救設備與藥品管理、掌握溝通技巧與正確書寫護理文書等（婁、婁、董，2016；邱，2015）。護理

人員與身處高壓情境的患者與親屬相處溝通時，考驗護理人員同理心與協調能力。

綜上所述，本章歸納出身處四種不同情境之中國大陸護理人員所應具備的基本能力為：耐心、整合、細心與同理心。

4-3 護理業務糾紛的預防

溝通不足或不良造成誤會或歧見，此為兩岸醫療糾紛發生之普遍性原因之一，此外，尚包含護理人員業務技能與法律意識等（姜，2016）。易言之，護理人員須強化與病人、親屬之溝通，以降低被投訴的風險，此屬護理風險管理渠道之一（王，2015）。

依據「病人自主權利法」第3條規定，醫療服務提供者解釋上包括護理人員，可參與預立醫療照護諮商之溝通過程，如此可了解病人與家屬之想法，促進醫病間之順暢溝通。至於中國大陸，以下舉產科與兒科為例加以說明。首先，以產科而言，護理人員面對焦慮與緊張的產婦與親屬，持續與其進行溝通，了解其需求與意願，扮演醫病間溝通橋樑格外關鍵，亦可有效降低醫療糾紛發生之機率（陳、溫、黃，2016）。其次，以兒科而言，護理人員面對未成年患者時，由於年齡小，表達能力與情緒控制能力等較為欠缺，考驗護理人員與患者、家屬之耐心、同理心、應變力與溝通技巧（李、鄧，2016；夏，2016）。

可見，無論台灣或中國大陸，由法制面或實際案例角度觀察，護理人員溝通程度的加強，有助於建立一完善和諧的醫護病關係。除強化溝通外，如今「醫療事故預防及爭議處理法（草案）」針對醫療糾紛之預防與因應，尚規定有：醫療機構應建立「病人安全管理制度」、設置第三方鑑定單位、醫療機構應設置醫療事故關懷小組等。

結論 面對病人維權意識高漲與醫療科技高速發展的 21 世紀，護理人員面臨空前巨大的挑戰，本章提出以下三點建議，以代結論。首先，護理人員態度上須時刻調整，並與時俱進。由於專業屬性，護理人員日夜處理的是病人的生命、身體與健康，此為「憲法」人性尊嚴與「民法」人格法益之保障標的，因此法律意識的促進與同理的關懷乃護理人員須進行自我要求之重要環節。其次，我國護理人員已為「勞動基準法」所保障，自身工作條件須知悉與捍衛。護理人員針對勞動契約之訂定、工作時間與休息時間之排定、職業災害補償之條件與工作規則之內容等，須積極參與意見表達及善盡監督之責。再者，護理人員的溝通能力與技巧可加以不斷充實與訓練，護理人員與病人及家屬之相處時間，相較醫師等其他醫事人員為長，其在醫病關係中的角色扮演與功能發揮，考驗其危機處理能力與風險預防意識。

綜上所述，身處 21 世紀的護理人員態度上須開放，知識上須充實且能力上須鍛鍊。護理人員藉由態度、知識與能力三面向的提升與精進，方可營造一經得起考驗的醫護病關係。本章作者與讀者共勉之！

問題與討論

1. 在時代演進脈動下，本章所提出常見護理業務法律問題為何？

2. 當發生護理業務糾紛時，台灣與中國大陸之現況、發生原因及因應策略為何？

3. 請舉例說明，為何溝通在醫療糾紛中扮演關鍵角色？護理人員之角色為何？

參考文獻

王秀紅 (2015)・台灣專科護理師的展望・*台灣專科護理師學刊，1*(1)，12。

王秀紅 (2014)・學而優則仕－談護理專業之政治參與・*護理雜誌，61*(4)，29-34。

王福玉 (2015)・護理過程風險管理探析・*現代養生，*(22)，265-266。

古世基 (2014)・醫療爭議的預防與處理議題・*台灣醫界，57*(8)，34-35。

全飛飛 (2016)・手術室常見護理安全隱患及防範措施・*大家健康，10*(11)，31-32。

余忠仁、蔡宏斌、許甯傑 (2015)・內科醫師過勞・*台灣醫學，19*(5)，469-478。

吳肖琪、蔡誾誾、葉馨婷 (2015)・我國長照政策之發展趨勢及對護理專業的影響・*護理雜誌，62*(5)，11-17。

李世新 (2016)・住院患者醫療費用糾紛的原因與護理防範・*辦公室業務，*(237)，96。

李佳欣、鄭婉如、馬瑞菊 (2016)・一位生命末期患者選擇撤除維生醫療之護理經驗・*安寧療護雜誌，21*(1)，75-87。

李琳、鄧世紅 (2016)・兒科護患糾紛現狀、常見原因及防範對策・*當代護士，*(2)，184-186。

汪翼、李健 (2015)・急診管理的內容與風險防範對策分析・*醫學信息，28*，211-212。

周瑤、何旭昭 (2015)・患者自主權行使及其限制・*理論觀察，*(3)，97-99。

林奏延 (2015)・醫療照護的中流砥柱：專科護理師・*台灣專科護理師學刊，1*(1)，9。

林雅萍 (2016)・台灣專科護理師的執業範圍與角色界定・*慈濟護理雜誌，15*(1)，12-13。

林綉珠、黃璉華 (2014)・世紀回眸－護理執業工作環境之演變與發展・*護理雜誌，61*(4)，35-45。

邱慧洳 (2016a)・論護理師之作為義務與注意義務－評台灣高等法院 94 年度上更 (一) 字第 122 號刑事判決・*國立中正大學法學集刊，*(51)，104-131。

邱慧洳 (2016b)・論護理師所觸犯之密醫罪・*健康與建築雜誌，3*(3)，11-15。

邱慧洳、鄭夙芬、李雅玲 (2015)・女性護理人員勞動權益之保護－淺談相關法規與挑戰・*護理雜誌，62*(1)，5-9。

邱霞 (2015)・淺析對急危重症患者進行護理時發生糾紛的原因及應對措施・*當代醫藥論叢，13*(22)，124-125。

金月仙 (2016)・急診科護理風險與防範策略研究・*中國衛生產業*，(1)，172-174。

姜會蘭 (2016)・護理臨床教學中護患糾紛的成因與防範對策・*醫學信息*，*29*(8)，220。

夏超 (2016)・兒科護理投訴原因分析及防範對策・*心理醫生*，*22*(7)，197-198。

徐平、楊慧 (2016)・探討護理不良事件發生原因及防範措施・*中外醫學研究*，*14*(1)，91-92。

徐宏 (2016)・急診護理隱患分析與應對措施・*當代護士*，(3)，170-171。

高添富 (2015a)・醫糾補償機制影響醫師執業倫理之論述・*澄清醫護管理雜誌*，*11*(4)，4-9。

高添富 (2015b)・醫師間爭議調解前置原則之我見・*台灣醫界*，*58*(6)，43-44。

婁淑清、婁淑玲、董雪霞 (2016)・試述臨床急危重症護理糾紛常見原因與防範・*大家健康*，*10*(1)，241-242。

崔健、句金秀、孫楠、狄鳳 (2016)・急診護理糾紛的防範・*養生保健指南*，(20)，232。

康春梅、李作英、何雪華、高靖秋 (2014)・護理人員對權益了解及諮詢管道之探討・*源遠護理*，*8*(3)，30-38。

張文珍 (2015)・手術室護理安全問題與管理對策研究・*健康前沿*，*22*，45-46。

張偉民 (2014)・人性化護理在醫療糾紛風險管理中的作用・*管理觀察*，(557)，187-188。

張斐綾、周貝珊 (2015)・論住院醫師適用勞動基準法對醫院管理之衝擊・*醫院雙月刊*，*48*(2)，1-5。

張瑜鳳 (2014)・當白袍遇見藍袍：醫療爭議事件之司法實務・*台灣醫界*，*57*(8)，31-34。

梁鈞瑜、楊嘉禎、王桂芸 (2015)・營造正向護理執業環境之現況剖析及改善策略・*源遠護理*，*9*(1)，19-25。

章瓊慧、唐婉如 (2016)・台灣專科護理師工作項目及時間分配之探討・*台灣專科護理師學刊*，*2*(1)，35-45。

陳幼梅、王秀紅、高靖秋、張淑真、張澤芸、曾惠珍、黃怡靜 (2016)・台灣護理照護分級制度之規劃與推動・*台灣專科護理師學刊*，*2*(1)，5-12。

陳尚軒、溫麗娥、黃奕輝 (2016)・產科護理中不安全因素及護理干預的研究・*中國基層醫藥*，*23*(4)，638-640。

傅蘭英 (2014)・醫院建立內控機制之探討・*醫院*，*47*(3)，61-71。

童恆新 (2016)・國際專科護理師的執業範疇・*台灣專科護理師學刊*，*2*(1)，19-21。

黃仲毅、余鑑、于俊傑 (2016)・護理人員願意投入和留任醫院執業之工作條件與彈性制度探討・*護理雜誌，63*(2)，80-90。

黃惠滿、陳萩憶、孫凡軻 (2015)・護理行為之刑事過失－以不作為犯為例・*長庚護理，26*(3)，274-280。

黃馨葆、許淑欣 (2016)・不予及撤除維生醫療之護理實務・*彰化護理，23*(1)，2-5。

楊巧蘭、周波、李從貴 (2001)・如何在護理工作中正確維護病人的自主權・*實用護理雜誌，17*(8)，49。

楊秀儀 (2007)・論病人自主權－我國法上「告知後同意」之請求權基礎探討・*台大法學論叢，36*(2)，229-267。

楊建昌、張斐綾、周貝珊 (2013)・全國醫院勞動環境現況調查分析報告・*醫院雙月刊，46*(6)，10-19。

楊蜀湘 (2015)・加強護患溝通與人文關懷預防醫療糾紛・*大家健康，9*(8)，236。

楊麗黎、葉志弘、林愛娟、馮金娥、童鶯歌 (2010)・美國梅約醫院專業護士自主權對我國護理工作的啟示・*中華醫院管理雜誌，26*(4)，306-308。

葉淑惠 (2015)・台灣專科護理師的前瞻・*台灣專科護理師學刊，1*(1)，10-11。

趙可式 (2015)・安寧療護是普世價值且為護理的本質・*護理雜誌，62*(2)，5-12。

劉宜君、林昭吟 (2015)・以裁量權與自主性觀點探討偏遠地區長期照顧管理工作之困境・*社會研究學報，1*(2)，1-24。

劉婷 (2016)・急診護理中醫療糾紛的防範與處理・*中醫臨床研究，8*(13)，134-135。

鄭之勛 (2014)・醫療機構人員的作業衝突管理議題・*台灣醫界，57*(8)，35-36。

鄭貴麟、翁國益、林美延、詹雨璇、姜禮鴻 (2016)・建構預防醫療糾紛模式經驗分享－以護理人員自主通報機制為例・*醫療品質雜誌，10*(3)，38-41。

謝玉玲 (2011)・看得到的照護政策、看不見的勞動差異：照顧工作者與勞動場域的檢視・*台灣社會福利學刊，10*(1)，54-96。

謝佩倫、陳靜敏 (2015)・長期照護之護理能力概念分析・*馬偕護理雜誌，9*(2)，7-14。

蘇清泉 (2014)・系統性、階段性建立醫師合理工時及職災保障・*台灣醫界，57*(1)，5-6。

顧艷秋 (2015)・推動護理職場正向工作環境・*源遠護理，9*(1)，12-18。

Abadir, P. M., Finucane, T. E., & McNabney, M. K. (2011). When doctors and daughters disagree: Twenty-two days and two blinks of an eye. *Journal of the American Geriatrics Society, 59*(12), 2337-2340.

Abdoler, E., & Wendler, D. (2012). Using data to improve surrogate consent for clinical research with incapacitated adults. *Journal of Empirical Research on Human Research Ethics, 7*(2), 37-50.

Ache, K. A., & Casarett, D. (2014). Do advance directives improve hospice care? *Journal of Pain and Symptom Management, 47*(2), 465.

Ache, K. A., Wallace, L. S., & Shannon, R. P. (2011). Evaluation of limitation-of-medical-treatment forms used in emergency medicine residency programs in the United States. *Journal of Emergency Medicine, 41*(6), 713-717.

Albaeni, A., Chandra-Strobos, N., Vaidya, D., & Eid, S. M. (2014). Predictors of early care withdrawal following out-of-hospital cardiac arrest. *Resuscitation, 85*(11), 1455-1461.

Allen, R. S., DeLaine, S. R., Chaplin, W. F., Marson, D. C., Bourgeois, M. S., Dijkstra, K., & Burgio, L. D. (2003). Advance care planning in nursing homes: Correlates of capacity and possession of advance directives. *Gerontologist, 43*(3), 309-317.

Allen, R. S., Phillips, L., Pekmezi, D., Crowther, M. R., & Prentice-Dunn, S. (2009). Living well with living wills: Application of protection motivation theory to living wills among older Caucasian and African American adults. *Clinical Gerontologist, 32*(1), 44-59.

Almoosa, K. F., Goldenhar, L. M., & Panos, R. J. (2009). Characteristics of discussions on cardiopulmonary resuscitation between physicians and surrogates of critically Ill patients. *Journal of Critical Care, 24*(2), 280-287.

Andersen, P. M., Abrahams, S., Borasio, G. D., de Carvalho, M., Chio, A., Van Damme, P.,...Weber, M. (2012). EFNS guidelines on the clinical management of amyotrophic lateral sclerosis (MALS)-Revised report of an EFNS task force. *European Journal of Neurology, 19*(3), 360-375.

Andrews, C., Patel, J., Sanchez-Reilly, S., & Ross. J. (2010). Do older adults with completed advance directives really understand them?(704). *Journal of Pain and Symptom Management, 39*(2), 423.

Angelos, P., Lafreniere, R., Murphy, T. F., & Rosen, W. (2003). Ethical issues in surgical treatment and research. *Current Problems in Surgery, 40*(7), 353-448.

Antolin, A., Sánchez, M., & Miró, O. (2011). Temporal trend in understanding of and attitudes to advance directives in patients with chronic diseases. *Gaceta Sanitaria, 25*(5), 412-418.

Auerbach, A. D., Katz, R., Pantilat, S. Z., Bernacki, R., Schnipper, J., Kaboli, P., ...Meltzer, D. (2008). Factors associated with discussion of care plans and code status at the time of hospital admission: Results from the multicenter hospitalist study. *Journal of Hospital Medicine, 3*(6), 437-445.

Bischoff, K. E., Sudore, R., Miao, Y., Boscardin, W. J., & Smith, A. K. (2013). Advance care planning and the quality of end-of-life care in older adults. *Journal of the American Geriatrics Society, 61*(2), 209-214.

Braun, U. K., Beyth, R. J., Ford, M. E., & McCullough, L. B. (2008). Voices of African American, Caucasian, and Hispanic surrogates on the burdens of end-of-life decision making. *Journal of General Internal Medicine, 23*(3), 267-274.

Brock, D. W., Park, J. K., & Wendler, D. (2014). Making treatment decisions for oneself: Weighing the value. *Hastings Center Report, 44*(2), 22-25.

Butler, J., Binney, Z., Kalogeropoulos, A., Owen, M., Clevenger, C., Gunter, D.,... Quest, T. (2015). Advance directives among hospitalized patients with heart failure. *Jacc-Heart Failure, 3*(2), 112-121.

Carr, D. (2016). Is death "the great equalizer"? The social stratification of death quality in the United States. *Annals of the American Academy of Political and Social Science, 663*(1), 331-354.

Chapter 5

護理教育——
從學校到臨床

作 者 張 媚

✚ 大 綱

Current Studies in
Professional Nursing Issues

前言　你是否曾想過是先有護理工作還是先有護理教育？從歷史資料來看，廣義的照護或護理行為，自人類中有虛弱或傷病者的照護需求時就有了，只是在古代照護皆屬於未經訓練的，甚至是不領取酬勞的工作。直到19世紀後期南丁格爾建立正式護理訓練課程，才開始有護理教育。一百多年來，護理工作從一個只需要一些技術，被視為低階照護勞力的行業，逐漸轉變為今天受人尊敬的專業，除了受到社會變遷及醫療科技進步的影響外，最主要的關鍵就是護理教育的發展及進步。

　　本章主要介紹台灣的護理教育，將從護理教育的演變談起，並描述現今護理教育的概況，及各層級護理教育的目標及課程，接著介紹與教育品質有關的護理教育評鑑，最後探討護理教育問題以及護理教育未來展望。

5-1 台灣護理教育的演變

　　清朝末年，大清帝國戰敗英法聯軍後被迫簽定「天津條約」，台灣因此自1862年開始開放四大港口為通商口岸，允許歐美人士登陸通商或宣教。當時台灣沒有近代醫療（西醫），疾病令民眾受苦且威脅生命，於是有些宣教士就一面提供醫療一面宣傳教義，甚至建立小型醫院照護嚴重的或手術的病人，並訓練協助者提供照護，可說是台灣西醫護理的開端，那時並沒有正式的護理訓練，更沒有護理學校。

一、日治時期：醫院附設的看護婦養成所

　　1895年，台灣因為甲午戰爭後簽定的「馬關條約」成為日本的殖民地，日本隨即在台北建立醫院，該醫院後來改名為「台灣總督府台北醫院」（即台大醫院前身），並在1897年開辦第一期「看護婦養成所」，是台灣第一個公立的護理教育單位，報考資格為小學高等科畢業或高女二年級以上學歷者，當時學生以日籍生為主。後來台灣總督府在各地成立的病

院也開辦「看護婦養成所」，當時大多由醫師擔任師資，採用日文的教材（余，2008）。

　　同時期，部分教會醫院為培訓本地的照護人力，如新樓醫院在 1901 年，馬偕醫院在 1913 年，彰化基督教醫院在 1927 年，紛紛借重醫院中曾在歐美國家接受過護理教育的宣教士醫師夫人或女宣教士，協助成立醫院附設的看護婦養成護理訓練所或看護婦學校，培育護理人員。當時採用的教材則是參考／翻譯國外的教材，其中有一本令人津津樂道的是加拿大籍戴仁壽醫師將自己以英文出版的《護理原則與實務》一書翻譯為台語，並用羅馬拼音寫成書《Lai Goa Kho Khan Ho-Hak（內外科看護學）》，全書657 頁，堪稱台灣第一本最完整的護理教科書（余，2008；蔡，2014）。

　　台灣助產方面的教育訓練制度發展又比護理教育訓練晚了十多年，畢竟助產士（當時稱為產婆）必須單獨面對孕產婦母子的健康及生命安全，故依據當時制定的「產婆養成規定」，產婆的培訓資格是服完義務年限且成績優良之看護婦（護士），這些人需要再接受一年的相關訓練後才能成為產婆，可見當時是將助產定位為護理人員的進階執業制度（張，2014）。

　　總之，日治時期的 50 年時間，不論護理或助產教育的發展都一直停留在醫院開辦的「看護婦養成或訓練所」及「助產婦講習所」的階段，並未納入學校正規的教育體系。

二、國民政府初期：高職護理教育的發展

　　1945 年日本戰敗，台灣由國民政府接收，日治時期成立的看護婦養成所紛紛停辦，造成護理人力培訓停擺，台灣省政府教育單位隨即於 1947 年成立「台灣省立台北高級醫事職業學校」並開辦護理科，成為台灣第一所由政府立案的護理學校。1950 年，台灣大學醫學院附設醫院護理部陳翠玉主任也在台灣大學傅斯年校長支持下成立「台灣大學醫學院附設醫院附

設高級職業學校」訓練護理及助產人員，成為國民政府時期後第一所醫院附設的護理學校。之後，「台灣省立台南高級護理助產職業學校」及「台灣省立台中高級護理職業學校」亦陸續於 1953 年及 1955 年成立。

這些護理學校都是招收初中（相當於現在的國中）畢業的學生，提供三年制護理科或四年制護理助產科的教育，教學內容主要為疾病、醫療、及護理／助產技術，且以技術操作為主，畢業後即可報考其所學的「護士」或「助產士」執照。國民政府初期，台灣主要的護理／助產教育學制就是「高職」（張，2014）。

三、大專護理教育之開辦

雖然 1949 年國防醫學院早在遷台之前就已經提供專門招收高中畢業生的護理學士課程，即「大學」護理學制，但是該校是一所軍事學校，其畢業生具有特殊的任務。台灣民間學校中護理教育學制的提升是自 1954 年政府成立的「台灣省立護理專科學校」開始，該校招收高中畢業生，提供三年的教育，畢業生可獲得專科學歷，稱為三年制專科（簡稱三專）。護理教育最高學制因此從「高職」提升到「三專」層級。當時在學校成立三專護理科的目的除了提升護理教育水準外，也希望藉以培養護理師資。

不久後，世界衛生組織的國外護理專家們來台參加會議時，向政府建議有必要成立大學護理學系，以提升護理專業的水準及為未來教學或研究的護理人才奠定基礎。教育部遂於 1956 年同意台灣大學在醫學院成立護理學系，成為民間學校第一所提供學士學位護理教育的單位，台灣護理教育因此進一步提升到「大學」層級（學士學位程度），這個里程碑不僅意味著護理教育水準的提升，首次讓護理教育進入高等教育的體系，更顯現了護理教育不應局限於著重技術的職業教育（張，2014）。

四、護理高職及五年制專科的蓬勃發展

　　台灣雖然在 1950 年代就已經建立了大專護理教育的里程碑，但是大學或三年制專科護理教育並沒有接續著大量開辦，反而是私立高級護理／助產職業學校自 1958 年之後陸續成立，開辦護理科、助產科或護理助產合訓科，至 1971 年已經開辦將近 10 所提供護理／助產教育的高級職業學校。這樣的發展可能原因之一是當時國民教育只到國小六年級，一般民眾教育程度不高，高職畢業已經是相對較高的教育程度，而且長久以來護理工作被認為只是技術性的工作，許多人認為高職的職業教育就夠了。

　　專科教育方面，雖然 1954 年「台灣省立護理專科學校」（國立台北護理學院及國立台北護理健康大學的前身）就已經成立「三年制護理科」，招收高中畢業生，後來 1960 年代亦有高雄醫學院、中國醫藥學院及中山醫專等學校開辦同樣的三年制護理科的課程，經由大學聯考招收高中畢業生，但是因為這個學制與大學四年的學制在修業年限上只差一年，卻無法獲得學士學位，就讀學生對此點時有爭議。因此，這些三年制護理科大多在 1970 年代中後期停辦，並改為四年制護理學系。

　　1960 年代台灣開始辦理五年制專科教育（簡稱五專），第一個成立的五年制護理專科教育是 1963 年由「台灣省立台北護理專科學校」開辦的五年制護理助產合訓科，1960 年代後期又有四所私立專科學校開辦五年制護理助產合訓科。五年制專科招收初中（國中）畢業生，1967 年起，國民教育已經延長至 9 年，那段時期，國家為配合經濟發展鼓勵開辦各職類專科程度的技職教育，私立專科學校的五年制護理科也搭上了這股風潮（張，2014）。

　　到 1980 年代，為了讓大量高職程度的護理人員有機會進修並提升到專科程度，幾乎每一所護理專科學校都增設了二年制護理科（簡稱二專），招收高職護理科畢業者進修。這時護理養成教育（指報考護理師／士執照前所接受的護理基礎教育）的學制已經變得非常多元且複雜，包括

高職、二專、五專、三專及大學；而且不論是學校數或學生人數都是以高職、二專、五專等屬於技術職業教育者占絕大多數。這個現象與其他學門或職類逐漸提升為以大學程度為主的教育制度大相逕庭，主要原因包括當時醫療院所快速增加，加上護理人員法及醫院評鑑的要求，使護理人力需求大幅提升，高職或五專相對能快速培育護理人員，以及護理專業地位低、不受重視，社會人士、醫師、甚至部分護理領袖都不認為護理人員需要高等教育。雖然 2005 年護理高職全面停辦，不久後銜接高職的二專也相繼逐年縮減，但是原有的高職學校大部分改制為五年制專科，直到現在為止，每年護理養成教育的畢業生中仍然以專科畢業生占最大多數（教育部統計處，2022）。

五、大學護理學系的增加

台灣開辦大學護理教育學制雖然早在 1956 年，但是之後有很長一段時間，只有國防醫學院及台灣大學兩個學校有大學護理學制。直到 1975 年後，原先辦理三年制護理科的幾個學校，將其三年制護理科改制為大學四年制護理學系，接續的十幾年才陸續增設多所大學護理學系，換言之，屬於高等教育的大學護理學制是台灣護理養成教育中最晚擴增的一個學制，而且其培育的畢業生人數一直很有限。為了增加大學程度的護理畢業生及護理學生的多元性，專家學者提出學士後護理系的政策建議（張、余，2010），教育部於 2016 年同意開始試辦學士後護理系。

六、研究所護理教育的發展

1960 年代後期及 1970 年代，護理高職與專科學校及其學生人數的快速增加，造成對護理師資的巨大需求，當時唯二的兩所大學護理學系也感受到開辦護理碩士班以因應碩士人才培育的急迫性，國防醫學院護理系及台大護理系分別在 1979 年及 1984 年獲准開辦碩士班，開辦初期因為師資缺乏，兩校師資須互相支援教學。1975 年後較晚成立的大學護理學系，

更是遲至 1990 年以後才陸續開辦護理碩士班。相較於國內其他理、農、工、商各領域的專業學門此時早已能培育本土的博士人才，護理教育在大學及研究所層級的發展確實相當緩慢，直到 1997 年台灣大學護理學系獲得教育部核准開辦護理博士班，才有第一個本土的護理博士班，台灣的護理教育體系終於得以在進入 21 世紀之前建構完成（表 5-1）。

▶▶ 表 5-1　台灣護理教育的演變

年 代		說 明
醫院護理訓練所時期	1897 年	台灣總督府台北醫院開辦第一期看護婦養成所
	1927 年	彰化基督教醫院成立看護婦養成護理訓練所或看護婦學校
護理訓練納入學校正規教育	1947 年	成立台灣省立台北高級醫事職業學校，並開辦護理科，招收初（國）中畢業生
	1950 年	台大醫院成立台灣大學醫學院附設醫院附設高級職業學校
	1953 年	台灣省立台南高級護理助產職業學校成立，招收初（國）中畢業生
	1955 年	台灣省立台中高級護理職業學校成立，招收初（國）中畢業生
大專護理教育開辦	1954 年	台灣省立護理專科學校開辦三年制護理科，招收高中畢業生
	1956 年	國立台灣大學成立護理學系，招收高中畢業生
高職及五專護理教育蓬勃發展	1958 年	私立高職陸續成立，開辦護理科、助產科或護理助產合訓科
	1963 年	台灣省立台北護理專科學校開辦五年制護理助產合訓科
	1980 年	每一所護理專科學校都增設了二年制護理科（二專）
	2005 年	護理高職全面停辦
大學護理教育擴增	1975 年	醫學院或醫專的三年制護理科大多在 1970 年代中後期停辦，改為四年制護理學系
	2016 年	四所大學護理學系首次獲准開辦學士後護理學系
研究所護理教育開辦	1979 年	國防醫學院護理系開辦碩士班
	1984 年	國立台灣大學護理系開辦碩士班
	1997 年	國立台灣大學護理系開辦博士班

5-2 台灣護理教育的現況

目前台灣的教育單位大致分屬兩個體系，一個是高等教育（簡稱高教）體系，另一個是技術暨職業教育（簡稱技職教育）體系。

1. **高等教育**：以研究高深學術及培養專門人才為要務，其教育目標不僅限於個人專業的訓練及知識的累積，更需要培養學生廣闊的視野，終身學習的態度，國際溝通的能力，及人類地球與社會的關懷（吳，2012）。高等教育體系涵蓋的校系主要為一般大學／學院所設立的大學學系及研究所。

2. **技職教育**：以培養技術及特定行業的就業能力為教育目標，所涵蓋的學制最初只有高職及五年制／二年制專科，1970年代左右，國家推動科技發展，對高科技實務人才需求殷切，開始設立工業技術學院，提供在職人員進修的機會，並授予學士學位。1990年代，各職類專科學校陸續改制為技術學院，2000年左右，為讓高職及專科學生有通暢的升學管道，許多技術學院進一步改名為科技大學。現在，就護理教育而言，屬於技職教育體系的科技大學與屬於高教體系的一般大學所開設的四年護理學系或護理研究所已經沒有明顯的區隔，在教育目標上幾乎一致。

台灣的國民教育目前已經延長到12年，包括國民小學6年，國民中學3年，及高中／高職3年（或五專的前3年）。台灣護理教育學制主要受到技職教育發展過程的影響，呈現多元且複雜的現象，圖5-1可以看到各種護理教育學制及其間的關係。現行護理教育中除了五專招收國民教育九年級畢業生，其他學制都是高中／職畢業後就讀的。

圖5-1呈現的各個護理教育學制，有三種學制屬於養成教育，即針對初次接受護理教育，準備報考護理師／士執照者所提供的教育，這三種學制分別如下：

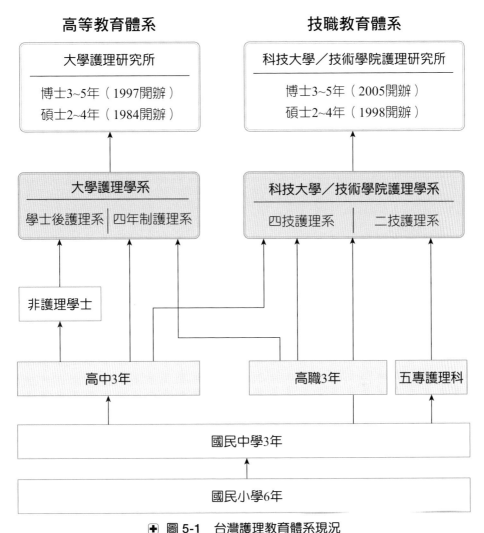

高等教育體系　　　　　　技職教育體系

圖 5-1　台灣護理教育體系現況

1. **五年制專科**：畢業可獲得副學士學位。

2. **四年制護理系**：位於圖 5-1 高等教育體系下的四年制護理系及技職教育體系下的四技護理系，都是高中／職畢業後修業 4 年，畢業生皆可獲得學士學位，兩者在位階上是相同的。

3. **學士後護理系**：2016 年開始有 4 所學校獲准開辦，之後又陸續增加開辦的學校。招生對象是已經獲得非護理學門之學士學位者，其修業期間約 2.5~3 年，包括寒暑假期間也須上課或實習。

目前上述三種學制的畢業生都具備報考護理師執照的資格。

銜接養成教育的是進修或回流教育，技職教育體系中有兩種屬於這類的學制，其一是銜接高職的二專護理科，目前因為護理高職停辦多年也已經停辦；其二是銜接五專護理科的技術學院或科技大學的二年制護理學系（簡稱二技），畢業生可獲得學士學位。

在研究所層級有護理碩士及博士教育，高等教育體系及技職教育體系的學校均開辦護理碩、博士教育，而且兩個體系間沒有明顯的區隔。護理碩士班招收已經完成護理學士學位或具同等學歷者，畢業可獲得碩士學位。護理博士班主要招收已經完成碩士學位者，畢業可獲得博士學位。

5-3　護理教育的目標及課程

一、護理養成教育的目標及課程

護理是一門應用科學，各層級護理教育所培育的人才皆與護理實務緊密相關。護理養成教育中不論專科或大學層級，其共同的教育目標是培育基層護理師。

現在台灣的護理養成教育學制有專科及大學兩個層級，因為其畢業生都具有報考護理師執照的資格，所以兩者的教育目標主要皆為「培養學生專業護理技能，以成為能勝任臨床工作且被病人／家屬信任的基層護理師」，同時期待畢業生習得八大專業核心素養（詳見第 2 章）。

　　雖然大學及專科兩種學制終極的教育目標相同，但是因為各學制學生入學前所接受的教育差距很大，前者是高中，後者是國中。這兩種學制學生入學時的教育程度不同，先備知識不同，除了課程設計必然不同外，其畢業生所能達到的護理專業核心能力在程度上有差異也很難避免（余、戴、張，2010）。

1. **大學護理系**：招收高中畢業生，修業 4 年，課程主要包含共同必修及通識課程、基礎醫學科目、各科護理學及實習、統合性專業科目及選修科目。屬於高教體系的大學護理系每年級的學生人數有限，每校僅 1~2 班，且大多可以在學校附設的教學醫院實習，因此課程安排上，各科護理學的上課及同科的實習會同步或接續進行，以達到學理與實習搭配，有相輔相成的教學效果。

2. **科技大學或技術學院四技護理系**：入學者主要為高職畢業生，有部分為高中畢業生，修業 4 年，課程與大學護理系的課程非常類似，不過有些學校各科護理實習的安排則不一定與同科護理課程同步，實習可能集中排在某些時段。

3. **學士後護理系**：顧名思義是招收已具備非護理學士學位者，因為學生已經修習過大學的共同核心及通識課程，可以不必再修，其課程以基礎醫學及各科護理學及實習為主，這些課程與四年制護理系的非常類似，因此寒暑假也用來排課或實習，才勉強可以在 2 年半至 3 年內完成修業，畢業時可以獲得護理的學士學位，並得到報考護理師執照的資格。

4. **五年制專科**：修業 5 年，因為招收的是國中畢業的學生，所以原則上前 3 年應比照高職的共同核心課程，包括國文、英文、數學、自然、社會等，後 2 年才是專科的課程。通常學校會將高職共同核心課程密集安排在五專一、二年級，不過基礎醫學等護理專業核心課程也從一年級開始就逐年遞增，課室教學的必修科目一般會在四年級上學期完

成，以便四年級下學期及五年級上學期可以集中安排各科護理實習。為了畢業生能順利通過護理師執照考，五專的專業核心課程幾乎含括大學護理系必修的所有基礎醫學科目及各科護理學，惟兩者因為學生的先備知識、理解程度不同、同一類科目在學分數、教材及教學方式上均不相同。

二、護理養成教育的臨床實習課程

護理養成教育主要在培育基層護理實務人才，不論哪一種學制，「臨床實習」都是協助學生將學理應用到臨床實務的重要教學活動，是協助學生從「學校」到「臨床」的一個橋樑。因此，各科護理臨床實習可說是護理教育中最重要的核心課程。

過去對於各科護理臨床實習的時數或內容，並沒有強制性的規範，通常由各學校及授課教師自行訂定，以致各校標準不一致。考選部在 2009 年函請台灣護理學會研訂「專門職業及技術人員高等及普通考試」中與護理師及護士考試有關「實習期滿成績及格」之認定標準。台灣護理學會隨即邀請各科護理教師及專家著手研擬，依據收集到的各校實習時數進行討論，並草擬各科護理實習的內涵及最低時數，同時邀請各校代表與會形成共識，再將決議的版本送交考選部。考選部於 2012 年 2 月發布「專門職業及技術人員高等考試護理師、普通考試護士考試實習認定基準」，這份認定基準的適用對象為 2013 年 6 月 1 日以後畢業，欲報考護理師考試者，意即這之後的畢業生必須有符合此認定基準的實習經驗才具備報考資格。因為已知護士考試自 2013 年起停辦，該標準當時就是針對報考護理師者所研擬。

護理師考試「實習期滿成績及格」認定基準中，明確界定實習的定義：「實習」係指在臨床或社區中實際接觸個案照護之經驗，不包含示教室練習以及機構參訪、見習之時數。換言之，該認定基準中「實習時數

最低標準」是指護生親自動手，與個案或家屬實際互動等照護經驗（即 hands on 經驗）的時數，至少要達到的最低標準，是最起碼應有的實際照護經驗時數，大部分學校所安排的實習課程總時數均較此標準高出許多，以確保學生得到足夠的實作經驗且確實達到實習課程的目標。

該認定基準明定實習學科應包括基本護理學、內外科護理學、產科護理學、兒科護理學、社區衛生護理學、精神衛生護理學以及綜合實習等科目，將上述各科實習時數最低標準相加，總計為 1,016 小時，其意義為所有實習中 hands on 經驗至少累積 1,016 小時，而不是實習課程只排 1,016 小時。該認定基準對各實習學科的實習內涵及實習最低時數均有詳細的規定，茲說明如表 5-2。

▶ 表 5-2 各實習學科、實習內涵及實習時數最低標準

實習學科	實習內涵	實習時數最低標準
基本護理學實習	1. 包含應用溝通技巧建立專業性人際關係、基本護理技術實作、運用護理過程照護個案、護理記錄書寫等 2. 需有實習經驗紀錄（含基本護理技術實作），基本護理技術於基本護理學實習未完成部分，需於內外科護理學後續實習繼續完成	60 小時
內外科護理學實習	1. 因內外科護理學實習為後續實習之基礎，必須較基本護理學實習更為紮實 2. 需分別有內科經驗及外科經驗各實習至少 120 小時 3. 實習內容包含熟悉環境及護理作業流程、強化照護內外科個案並進行評值的能力等	240 小時（含內科經驗及外科經驗各 120 小時）
產科護理學實習	實習內容以產前、產中、產後照護以及新生兒護理為主，其餘如高危險性妊娠、不孕症以及婦女健康之照護等由各校視狀況安排實習	120 小時

▶ 表 5-2　各實習學科、實習內涵及實習時數最低標準（續）

實習學科	實習內涵	實習時數最低標準
兒科護理學實習	1. 以兒童及青少年照護為主，保健為輔，急重症病童之照護由各校視狀況安排實習 2. 包含如何與兒童溝通、兒童健康評估、病室常規、熟悉兒科常見技術與藥物、以家庭為中心之主護護理 (primary care)、護理評值、出院準備等	120 小時
社區衛生護理學實習	1. 包含社區群體評估與計畫 2. 家庭與個人層次：包括家庭訪視、個案管理等 3. 團體衛教	120 小時
精神衛生護理學實習	包含精神病患之「急性期」及「復健期」照護，由各校視狀況安排實習	120 小時
實習總時數	基本護理學、內外科護理學、產科護理學、兒科護理學、社區衛生護理學、精神衛生護理學以及綜合實習等科目加總需達總時數 1,016 小時	1,016 小時

三、彌補專科教育不足的二技護理教育

　　技術學院或科技大學的二年制護理系屬於回流教育，主要招收五專或二專畢業者，修業 2 年，授予學士學位，這個學制主要在彌補專科畢業生與大學畢業生之間的差距，讓專科畢業生在就讀完成二技學業獲得學士學位時，具備與大學畢業生一樣的能力，因此其課程的設計會針對專科畢業生較欠缺的部分，如協助學生發展更強的臨床推理能力、學理綜合應用能力及臨床情境之分析能力等，以提升其臨床照護綜整能力，培養基本的溝通及團隊合作能力，並使其能了解影響病人及健康照護體系的社會、政治、文化因素，奠定其進一步發展護理職涯的基礎。為達到此目標，二技學生需要能充實博雅涵養的通識課程，基礎醫學及護理課程，及以全人為對象、有實證依據的護理臨床實習，以便能將學理融會貫通並靈活運用於臨床護理實務。

四、碩士護理教育目標及課程

　　碩士護理教育是銜接學士的進階教育，台灣護理碩士班過去以培養護理研究及教學人才為主，課程中雖然包含臨床教學，大部分學校仍偏重理論及研究的教學，1980~2000 年的護理碩士畢業生大部分受聘於護理科系，擔任教學工作。隨著國內護理博士班的陸續成立，以及大專教職門檻提升為博士；許多碩士班畢業生轉為返回臨床工作，正好臨床也開始需要進階的護理人員，因此，近十年來護理碩士班逐漸轉變為培養進階臨床實務護理師 (advanced practice registered nurse, APRN)，其教育目標主要為針對已具備基礎專業核心素養的護理師，培育進階護理專業知能及基礎的研究能力，期待畢業生能專精臨床某一護理領域，處理複雜度高的個案，並能改進護理品質及教導基層護理人員。

　　根據國際護理協會 (International Council of Nurses, ICN) 的定義，進階臨床實務護理師是指一位有執照的護理師具有能擴展其執業範圍的專門知識基礎、複雜決策判斷的能力與臨床技能，而其所擴展的執業範圍，須依據認可其執業權責的社會與國家的情況來訂定，例如進階臨床實務護理師之一的專科護理師 (nurse practitioner, NP) 在有些國家可以合法開立部分藥物的處方，有些國家則不同意專科護理師的藥物處方權 (ICN, 2002)。

　　進階臨床實務護理師被期待能整合專業知識及技術，來發展安全且符合倫理及文化的照護步驟、流程及業務指引；提供實證照護；在提供病人直接照護或健康管埋時具有高度自主性；能負責對病人／家屬、及護理同儕的指導／教育，主動改善護理執業環境；能應用或執行有意義的研究來維持及改進護理業務品質。因此，ICN建議進階臨床實務護理師(APRN)至少應具備碩士學位(ICN, 2002)。

　　目前台灣碩士班所培育的進階臨床實務護理師依專長領域不同分為以下六種：臨床護理專家 (clinical nurse specialists, CNS)、社區進階護理師 (advanced community health nurses, ACHN)、專科護理師 (NP)、臨床

研究護理師 (clinical research nurses, CRN)、麻醉護理師 (registered nurse anesthetist) 及護理助產師 (nurse midwife)（台灣護理學會，2017）。各校碩士班也依據培養的進階臨床實務護理師種類分出不同組別。原則上護理碩士班招收具備學士學位的護理師，有些學校要求入學前須有 1~3 年不等的臨床經驗（依據不同組別而異），以利後續學習，有些學校則未要求。學生除了必修課程外，還須完成碩士論文，全時學生修業期間約為 2 年，畢業獲頒碩士學位。

雖然護理碩士班漸漸改為以培育進階臨床實務護理師 (APRN) 為主，大多數學校的課程及教學並未因此做改變，原因之一是各界對進階臨床實務護理師的角色、功能及核心能力尚缺乏明確的共識。因此，台灣護理學會邀集專家研討、參考文獻及國外經驗，聯合台灣專科護理師學會及台灣護理教育學會於 2017 年 7 月共同提出「護理碩士教育共識聲明」，並呼籲各學校對護理碩士教育形成共識（台灣護理學會，2017）。依據該聲明，碩士培育之進階臨床護理師的核心能力包含以下七項：

1. **直接照護能力** (direct care competency)：透過與病人、家屬和病人群體的互動來提升其健康與福祉並改善其生活品質。著重於健康、生病和疾病狀態之整體的進階護理處置。

2. **諮詢能力** (consultation competency)：指專業人員間以病人、基層護理人員或系統為導向的互動，也就是諮詢者具有專業能力與協助被諮詢者解決問題的能力。

3. **系統領導能力** (systems leadership competency)：在系統內及系統間處理改變的能力，及賦能其他人影響臨床實務與政策過程的能力。

4. **跨領域協同合作能力** (collaboration competency)：透過充分參與以及聚焦於病人、家庭、系統或群體的建設性之問題解決過程，發揮進階層次的共同合作，以達到最佳臨床成果。

5. **專業引導能力** (coaching competency)：指精熟的引導與教學以提升病人、家庭、病人團體的照護，以及護理專業。

6. **研究能力** (research competency)：指完整及系統的研究工作。包括搜尋、詮釋及使用實證於臨床實務和品質改善，並積極參與研究之執行。

7. **倫理決策、道德能動性及倡議能力** (ethical decision-making, moral agency and advocacy competency)：指對病人、家庭、健康照護者、系統、社區與公共政策的倫理議題能夠確認、清晰掌握，並採取行動。

該聲明建議各進階臨床護理教育課程以培育上述核心能力為目標，並據以規劃課程及教學，核心課程主要包含以下三大面向：

1. **進階專業領域**：包含進階生理病理、進階健康評估、進階專業領域理論與概念等相關範疇。

2. **研究**：包含實證健康照護及臨床決策等相關之研究方法。

3. **臨床實務**：須有足夠時數的進階專業臨床實習課程，臨床護理專家 (CNS) 至少 288 小時，專科護理師 (NP) 則依據衛生福利部之「專科護理師分科及甄審辦法」規定至少 504 小時（台灣護理學會，2017）。

雖然這份共識聲明對護理進階教育之課程規畫提出明確的建議，但是並沒有強制力，各校落實的狀況也不盡相同，差異仍很大。

五、博士護理教育目標及課程

博士層級護理教育的目標主要在培育護理學術人才，研究創新護理知識，並能成為護理師資，繼續培育新的臨床護理人才。一般博士教育在培育某個領域的學術人才，能創新該領域的知識，領導該領域的學術或專業發展。台灣護理評鑑委員會 (TNAC) 將台灣護理博士班的辦學目標界定

為：「奠基於碩士層級的護理專業進階能力與學養，培育能獨立進行嚴謹的科學研究之護理專家，以發揮其充實護理知識體系的責任，並對於改進護理專業及醫療保健實務之品質有所貢獻。」博士班畢業生應具備發揮其專業領導之功能，並透過其具遠見的視野，領導護理專業之持續發展（台灣護理教育評鑑委員會，2012）。

國外護理博士教育依據教育目的的不同而授予不同的學位，包括最傳統的護理哲學博士 (doctor of philosophy in nursing, PhD) 或護理實務博士 (doctor of nursing practice, DNP) 等。至 2017 年為止，台灣的護理博士班都是授予護理哲學博士學位，2018 年陽明交通大學臨床護理研究所才成立授予 DNP 學位的博士班，國外 DNP 的課程除了研究外更注重臨床實務，期望畢業生能在臨床實務能力上達到最高層級。

台灣的護理博士班大部分由護理學研究所開辦，部分學校是由護理以外的研究所（如醫學研究所、健康照護研究所、公共衛生研究所等）招收護理背景的學生修讀博士，學生除了該所的課程外亦修習一些護理課程，這種情形大部分是因為該校護理研究所尚無法達到教育部開辦博士班的條件，可說是一種過渡期的權宜之計。

台灣護理博士班的教育目標，各校略有不同，以護理研究所開辦的護理博士班為例，其教育目標分別是：培養具拓展護理專業理論、研究及實務能力之高素質護理領導人才；培育具科學精神、人文素養、國際觀的卓越護理專業與領導人才；培育創新護理新知、及獨立研究的高階護理人才；培育能拓展護理知識體系、並展現國際觀的健康照護領導人才；培育護理實務、教育、及研究的領導人才。這些護理博士班期望培育之畢業生核心能力雖不盡相同，但可以綜合其共通性如下：(1) 獨立研究及建構護理新知的能力；(2) 提升護理實務的進階專業能力；(3) 領導能力；(4) 政策分析、研擬與推動能力；(5) 具國際觀並能參與國際學術活動（台灣護理教育學會，2020）。

護理博士班的課程依據其教育目標及欲培育之核心能力設計，各校護理博士班課程的學分數是 36~48 學分，其修習的核心課程大致是科學哲理、理論建構及質性／量性研究方法等約 12~27 學分、其他相關學分（如統計方法等）9~21 學分，及博士論文 12 學分，另外，各校有自行訂定的畢業門檻，如必須參加過國際研討會 2~3 次，在學期間必須發表原著論文於 SCI/SSCI 期刊 1~2 篇，以及須至國外大學短期進修 3~6 個月等。修業期間約為 3~7 年，主要因各校畢業要求、學分多寡及學生個別的修習進度而不同（台灣護理教育學會，2020）。

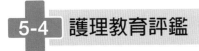 ## 5-4 護理教育評鑑

一、護理教育評鑑的重要性

護理教育評鑑是用來衡量護理教育機構辦學績效表現和促進品質改善的方式，同時也是確保護理教育品質的重要機制之一。美國及加拿大等先進國家早在 20 世紀末即已建立護理教育評鑑制度，由專責機構負責執行護理教育評鑑工作，透過同儕互評與外界的評鑑模式，確立並管理護理教育品質指標，以促進臨床護理及醫療的品質。

護理教育評鑑在台灣尤其重要，因為我們的護理教育學制多元且複雜，全國有 40 多所學校開辦護理系／科，單是護理養成教育就有五專、二專護理科及四技、大學護理系等多種不同學制，有些屬於技職教育體系，有些屬於高等教育體系，不同教育體系的學校在教育部的主管單位也不同，分別是技職司或高教司。即便是屬於同一個教育體系同一種學制的護理科系，都可能因為隸屬不同學校而有不同的辦學理念、師資及課程，而培育出能力不同的畢業生；更何況屬於不同教育體系的護理學校，教育目標本來就不完全相同，不同學制更會因為學生入學時的學歷背景不同

（五專招收國中畢業生，大學招收高中／職畢業生）、課程不同，導致畢業生的專業能力難以有一致的水準，而且在護理教育評鑑制度建立之前，不同教育體系的學校及系科接受不同的教育評鑑機構評鑑，換言之，一直沒有齊一水準的機制。

護理養成教育之目的在選擇並培育適任的學生，使之具備專業知識與技巧，取得護理師的證照與資格，以投入實務成為醫療團隊中能獲得病人／家屬及民眾信任的專業人員，在此教育目標下，不論「技職」或「高教」體系所培育的護理人員，均應具備一定的專業素養、價值觀 (professional core value) 與核心能力。護理師執照考試固然是一種把關的方法，但是受限於一次的紙筆測驗，無法測試各方面的護理專業素養，護理教育評鑑則是較有效的機制，至少可以確保護理教育品質，以促使護理畢業生有一定程度的基礎專業能力，有能力執行符合其教育程度的專業護理。

二、台灣護理教育評鑑之建置

台灣過去雖然有大學評鑑或系科評鑑，但是一直沒有針對醫護專業教育的評鑑制度，直到 1999 年，在多位醫學教育專家學者積極呼籲及努力下，教育部才委託財團法人國家衛生研究院規劃醫學院評鑑的制度，並成立「台灣醫學院評鑑委員會 (Taiwan Medical Accreditation Council, TMAC)」，因而建立良好、完善的評鑑制度，無論在結構面、過程面與成果面，均發揮引導醫學教育發展的積極成果。

醫學教育評鑑之重要推手之一黃崑巖教授因體會醫師與護理人員均為照護病人的第一線醫療專業人員，因此親自協助促成護理教育評鑑機制的建立，他邀請護理界余玉眉教授加入台灣護理教育評鑑制度的規劃，2003年於教育部成立「大學護理學系評鑑規劃小組」，幫助台灣的護理教育界漸漸達成護理教育評鑑機制的共識；並獲教育部同意「高等教育體系與技

術暨職業教育體系轄下所屬的護理校院評鑑，應統合辦理」。2006 年終於成立「台灣護理教育評鑑委員會 (Taiwan Nursing Accreditation Council, TNAC)」，統籌辦理所有護理學系（科）5 年為一週期的護理教育評鑑工作。期望透過此一公開、透明的評鑑機制，使護理學系（科）建立自我治理機制，確保各級護理教育之品質（台灣護理教育評鑑委員會，2007）。

台灣護理教育評鑑主要透過確立我國護理專業核心價值，作為各級護理教育規劃課程、師資培育與教學發展之目標，期許未來培育的護理畢業生，在投入臨床服務後，不論專業技能、倫理與服務態度，均能符合社會的期待與信賴。台灣護理教育評鑑的目的如下（台灣護理教育評鑑委員會，2007）：

1. 協助各護理學系（科）確立發展方向與重點。

2. 持續加強教師發展，以促進全方位護理教育功能。

3. 依據護理學系（科）資源的負擔能力，監控護理學系（科）之學生人數，以維護教育品質。

4. 敦促臨床教學場所配合護理學系（科）教育目標，善盡護理教育職責，以達相輔相成之效。

5. 激勵各護理學系（科）建立組織內部自我治理 (self-governance) 機制，並透過各院校「自我評鑑」，力求學校組織與全體教師之自我成長。

從上述目的可以看出評鑑的意義並不在評比教育單位的優劣，而是透過同儕 (peer review) 客觀評估，幫助護理學系（科）自我檢視其辦學及單位運作的狀況，再依據對單位優缺點的了解，思考改進策略，以追求更佳的教育品質，期望受評學系（科）能建立內部自我治理與追求成長的機制，進行持續品質改進 (continuing quality improvement, CQI) (Halstead, 2009)。因此，受評鑑的單位在接受評鑑委員書面審查或實地訪查之前，

必須先準備自我評鑑的資料，也就是依據評鑑項目一一整理自己單位的資料，同時檢討做得好及做得不理想的部分，評鑑委員則是根據評鑑標準協助受評學校評估其是否符合評鑑標準，並提供建設性的建議，以助其改進。

護理教育評鑑項目方面，因為學系（科）的運作，都與教學品質環環相扣。所以，除了課程與教學以外，受評護理學系（科）的研究、服務、行政資源等項目皆列為評鑑項目。評鑑內容包括以下六項評鑑指標：(1) 辦學目標與系（科）務運作；(2) 師資；(3) 學生學習與輔導；(4) 課程與教學；(5) 資源；及 (6) 教學成效等六項，而此六項指標間的相互關連與統整性，也作為評定其整體辦學績效的重點（台灣護理教育評鑑委員會，2007）。

三、台灣護理教育評鑑的影響

台灣護理教育評鑑於 2014 年隨著台灣護理教育評鑑委員會的結束而終止，其辦理的時間雖然短短不到十年，仍然對促進護理教育品質產生一定程度的影響，至少可以看到以下的成效（余、趙、張，2012）：

1. 規劃建立護理學專業教育的評鑑模式、評鑑準則與作業流程。

2. 確立台灣護理基礎教育之專業核心價值。

3. 統整護理教育標準，釐清大學、碩士班與博士班各階段之培育目標，改善以往各護理學科、系、所各行其事的情況。

4. 各校因為護理教育評鑑重視護理教師的臨床實務能力，紛紛開始訂定增進護理教師臨床實務能力的辦法，打破長久以來護理教育課室教學與臨床教學二分法的情況，促進學理與臨床實務的連結，也提高護理臨床教學受重視的程度。

5. 護理學系（科）在學校獲得的資源分配因評鑑而開始受到學校重視。

5-5 護理教育問題

從以上護理教育的演變及現況可以看出台灣護理教育還有多方面的問題，分述如下：

一、護理教育學制的問題

(一) 護理養成教育學制過於複雜

護理養成教育的學制包括大學、四技、五專及高職（已停辦），且分別隸屬於高教體系及技職體系，兩個不同教育體系的學校在辦學目標、課程設計、教學及評鑑標準等都一直是各自發展，少有交集。直到實施護理教育評鑑後，才在評鑑標準上有部分共同性，例如在護理專業核心素養上達到共識。不過，專科畢業生與大學畢業生因為入學時年齡、成熟度、學習準備度不同，在學時所接受之課程也不同，因此畢業時能達到的核心能力很難有齊一的水準。

(二) 護理專科畢業生就業意願低

護理養成教育中以專科畢業生人數最多，約為大學及四技畢業生的三倍，然而，他們大多不會在畢業後直接就業，而是選擇繼續升學，就讀二技護理系，畢業後才就業。根據台灣護理學會 (2022) 調查之「全國護理教育人力概況」顯示，2014~2021 年間護埋五專畢業生僅有約三分之一直接進入護理職場，其餘將近六至七成選擇進修。

這現象呈現出一些教育上的問題。其一，五專是否還適合作為護理養成教育的學制之一？如果七成畢業生都無意願或無信心就業，顯然已經失去養成教育的功能。其二，五專護理科畢業後接著就讀二技護理系，總共費時 7 年，是否符合成本效益？其中的問題是剛進入五專的學生僅有國中畢業的程度，雖然入學的頭一兩年會修讀相當於高職的國文、英文、數

學、自然等科目，但是同時也要開始學習基礎醫學及護理科目，相較於大學或四技護理系剛入學的高中（職）畢業生，五專生的學習基礎是相對薄弱的，在理解有困難的情況下，他們大多採用大量強記的方式學習基礎醫學、疾病治療、及護理知識，直到就讀二技時再加強理解五專時期囫圇吞棗的專業知識，結果不但花費雙倍的時間學習專業知識，又因為排擠了學習高中基礎教育（如英文、數學、化學等）的時間，而造成後續學習基礎知識不足的問題。反觀目前世界各國對進入護理教育前所要求之一般教育程度是高中畢業，這更凸顯護理教育中五專學制存廢的問題。

二、護理師資的問題

(一) 護理師資人力不足

自從 2005 年高職全面停招後，幾乎所有的高職都升格成五專，因為高職教師屬於中等學校師資，五專教師則需要符合大專教師的資格，在學校並未因升格而減少招生人數的情況下，每年五專護理科的招生人數高達 5,000 人以上，對大專護理師資需求之大可以想見，近年來調查資料顯示，高教體系大學護理系的生師比與同級學校平均生師比很接近，然而技術學院及專科之護理系（科）的生師比就普遍較同級其他學校平均的生師比高出 30~50%（台灣護理學會，2022；教育部統計處，2022）。

台灣護理師資人力之供給一直趕不上需求。原因之一是護理五專學生人數一度大幅度增加，原因之二是國內護理博士教育比其他專業起步較晚，直到 1997 年才成立第一所博士班，因修業期間較長，畢業生人數有限，以致人力增長速度緩慢，造成各級學校護理系（科）都面臨師資嚴重短缺的問題，要找到專業學養及教學能力俱佳的教師更是難上加難。

(二) 教師的臨床實務能力未能更新

大專院校需要維持一定比率的高階師資（指助理教授職等或以上的教師），因此在聘用教師時以具備博士學位者為優先考量，有些教師雖然具有護理的博士學位，但是不一定有足夠的臨床實務經驗，加以因人力不足教學負擔沉重，及學校之升等或獎勵制度多以研究成果為導向等，大多數教師少有時間再精進本身的臨床實務能力，甚至對臨床實務的現況也日益生疏，造成其教學無法與臨床實務相連結，導致學生課室所學知識與臨床實務應用的落差（張、余，2010）。如何培育剛從博士班畢業的教師具備與時俱進的臨床實務能力成為當前面臨的挑戰。

上述現象也呼應了台灣護理教育評鑑委員會 (2008) 對 14 所專科學校進行護理教育評鑑後所發現的師資問題，包括：(1) 缺乏「教師專業發展」之專責機構；(2) 專業領導與管理能力之師資培訓不足；(3) 教師核心素養與臨床實務經驗不足；(4) 生師比過高，教師行政負荷過重；(5) 缺乏教師在課程設計、教學成效與自我成長之培養計畫；(6) 部分教師教學成效不彰，影響教學與教育目標；(7) 教師升等制度未能強調教學的重要性；(8) 課室教學與臨床教學師資二分法，造成教學與實習的衝接問題；(9) 臨床實習指導教師福利與升遷制度未有良好規劃，以致流失率偏高。雖然是評鑑五專的師資問題，其中大部分也是其他學制的護理師資共同的問題。

三、護理課程與教學的問題

(一) 缺乏整體性探討改革的機制

自從 1994 年大學法大幅度修訂後確立大學自主的精神，大學法施行細則亦明訂「大學得依其發展特色規劃課程」，各校得以自主規劃不同特色的課程，護理教育課程的規劃或改革主要取決於護理學系（科）或校院，至於現行護理教育整體課程是否符合現今及未來社會對護理的需求則缺乏系統性探討的機制。

　　21 世紀社會快速變遷，醫療科技不斷更新，疾病治療模式跟著日新月異，住院病人不僅急性程度提高，病情複雜度及不穩定程度亦高，對護理的要求也隨之增加；主要威脅生命的疾病型態已經由急性疾病轉變為慢性疾病，慢性疾病除了急性發作時需要住院照護，大部分時間更需要門診及社區居家的照護；而台灣快速老化的人口更促使病人也高齡化，老年人對疾病的身心反應不同於一般成人，老年人常見的多重疾病更使其單一疾病的病情複雜化，種種因素影響下，民眾的健康問題及照護需求比過去更加棘手，在在成為臨床護理人員的挑戰，換言之，現在的護理人員不再只做技術性的操作工作，而需要有更充足的臨床推理、邏輯思辨、問題解決等能力，才能勝任或因應臨床照護任務（張、余、趙，2012）。

　　台灣護理養成教育課程的問題包括（台灣護理教育評鑑委員會，2008；張、余，2010）：

1. 未能因應醫療環境變化進行課程改革。

2. 專科護理課程未能配合學生心智成熟度，造成學生學習上的困難。

3. 部分課程設計欠缺縱軸與橫軸之連結，以致有些科目內容重疊性高。

4. 部分學校課室教學與同科實習時間間隔過長。

(二) 教學方式多以教師為中心，偏重知識的灌輸

　　護理教育強調實務應用，教學目的是將知識運用於實務中，護理專業核心素養中不只臨床護理技能，其他如溝通、團隊合作、關愛、倫理等都不是一直灌輸知識可以教得會的，臨床實例的討論、臨床實務的體驗、分析及反思是必要的教學活動。僵化的課程設計及以教師為中心的教學方式，使學生處於被動的學習角色，難以培養出獨立判斷及問題解決能力，可能導致未來在臨床工作中適應困難。

(三) 課室教學與臨床實習脫節

　　理想的護理臨床實習與課室教學應密切搭配且相輔相成，學生藉由臨床實例更了解課室所教的理論，而課室教的各種照護問題及處置的原理原則是學生面對臨床護理工作的基礎知識。課室教學與臨床實習脫節有內容上及時序上兩種情形：

1. **內容上脫節**：課室教學內容因為教科書及教師的臨床知識更新不及，以致與臨床實務現況相距懸殊，學生到臨床實習時不但無法學以致用，還必須補充學習許多新知能才能順利實習。

2. **時序上脫節**：同一主題課程課室上課的時間與臨床實習時間相距半年以上，甚至相隔一年，學生實習時早已忘記課室教的學理，以致課室教學對臨床實習幫助不大，實習經驗也不可能及時協助學生對學理深入了解（張、余，2010）。

(四) 臨床實習場所安排的問題

　　臨床實習必須在臨床實務情境（如醫院、社區、居家等）中進行，透過「做」中「學」使學生可實際提供或參與病人／個案的照護。臨床實習對學生認識護理實務及未來是否從事護理有關鍵性的影響，因此選擇實習場所時必須評估實習場所是否適合學生學習，能否安排適當的教學活動、能否讓學生對護理本質有正確的體認。

　　絕大多數的科技大學、技術學院及專科本身都沒有附設教學醫院，其護理學生人數卻相當龐大，一個年級動輒數百人，需要大量的臨床實習場所。另一方面，教學醫院評鑑基於病人安全及教學品質的考量，對於病人與實習學生的比例有一定的限制，一般病房病床數與實習學生人數之比例不得低於 5：1，但產科、兒科及精神科不得低於 3：1（財團法人醫院評鑑暨醫療品質策進會，2017）。

　　學校要為每位學生找到醫院實習場所都不容易，更談不上挑選適合的實習單位，同校同一年級的學生可能分散在數個到數十個不同的醫院實習；有一些特殊科別的實習單位如小兒科或婦產科病房，因為數量有限，安排更加困難，學生甚至須在小夜班實習，以錯開另一位在白班實習的學生。這種情況下，如何讓教學目標一一落實在狀況迴異的各個實習場所，對學校及教師經常是難以克服的挑戰。

(五) 臨床實習指導教師師資問題

　　臨床實習指導教師是臨床教學中的關鍵人物，其角色不僅要熟悉單位護理作業、與單位人員維持良好溝通協調，使學生獲得充分的實習資源，更重要的是在床邊與學生一起，包括熟練示範身體評估、技術操作、溝通協調、情緒處理、疑難解答等，並引導學生執行適當的介入措施。因此，實習指導教師需要具備能處理臨床護理情境的實務能力、設計教學活動、指導學生操作與引導其反思等教學能力，以及溝通協調、輔導等能力。

　　目前專責的實習指導教師大多由具備數年臨床工作經驗的碩士或學士級之護理師擔任，他們大部分沒有經過有系統的教學能力培訓就開始帶實習，所指導之實習單位也不一定符合其先前之臨床專長領域，不僅影響教學品質，也形成教師工作上的壓力，加上有些學校實習指導教師的異動率高，教師們也沒有機會累積其教學經驗，成為臨床實習指導教師師資素質的問題。

　　擔任臨床實習指導工作的教師有三種：

1. **學校專任教師**：負責課室教學，也負責同一科目的實習指導，是三類教師中最能讓課室理論與臨床實務密切結合者。

2. **學校聘請之專責實習指導教師**：其主要工作為帶學生實習，經常在實習場所，返校時間不多，加以他們當中大多數是以約聘方式被聘任，流動性高，接受培訓教育的機會及管道也相對較少。

3. **醫院專任護理師被學校聘為實習指導教師**：其中一種是利用休假擔任此角色，該時段只指導學生實習，不必承擔臨床業務職責。另一種是擔任臨床教師 (preceptor) 的角色，即一邊執行其護理業務，一邊指導較高年級的護生，他們的優勢是對臨床實務非常熟悉，教學能力則因人而異，視個人過去是否曾在醫院接受過教學相關的培訓。他們對學校課程的熟悉度是三類教師中最低的。

　　由於護理臨床實習牽涉到專業護理能力的養成及當下病人的安全，經常需要密集的個別指導，是非常耗費師資人力的教學。教學醫院評鑑基準也明文規定每一位教師於同一時期至多指導 8 名學生（財團法人醫院評鑑暨醫療品質策進會，2017）。因此臨床實習指導需要大量的師資，尤其是學生人數眾多的技職院校，這些學校指導實習的主要人力是學校聘任的專責實習指導教師，目前這些教師的高需求量及高異動率，經常造成人力不足的挑戰。

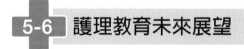 護理教育未來展望

一、學制單純化，提升基層護理人員學歷至學士

　　21 世紀臨床對護理師的要求不再只是技術操作，而要能判斷並處理複雜的病人問題，能引用新知解決問題，更要能與病人、家屬、醫療團隊溝通協調。因此，美國護理學院協會 (American Association of Colleges of Nursing, AACN) 主張基層的護理人員最少應接受過 4 年的護理學士教育。目前世界各國絕大部分的護理養成教育入學資格都是高中畢業或接受基礎教育 10 年以上（張，2017）。

　　護理養成教育的畢業生中五專者比率高達七成，惟近年來五專的護理應屆畢業生僅三成左右進入護理職場，其餘多繼續升學，大多在完成二技

護理學士學位後才投入職場。在醫療照護職場中，各類醫事專業人員除護理師外絕大多數為大學學歷，甚至基層的藥師及物理治療師已經要逐漸提升至碩士程度，而醫院中執業護理師學士的比率僅約六至七成左右，與醫療團隊中其他專業人員的學歷不對等，確實不利於護理人員的專業自信，進而影響與其他團隊成員之溝通與協同合作。

因此，配合政府 12 年國教的實施、順應國際趨勢，提升護理專業水準，及因應近年專科畢業生進入職場比率偏低現象，台灣護理學會與國內十多個護理專業團體針對護理養成教育提出「護理教育改革立場聲明」，共同主張護理養成教育應為高中／職畢業後的 4 年大學護理教育，逐年提高養成教育畢業生中接受此類教育（含學士後護理系）者之比率，並期望 2030 年醫院執業護理人員具學士學位之比率達 95% 以上，以提升護理專業水準及照護品質」。該聲明同時建請教育主管機關輔助護理專科學校提升師資與教學品質，支持辦學績優專科學校改制為技術學院（台灣護理學會，2019）。

四年制學士護理教育可以確保護理學生在修習專業科目之前具備完整的高中／職教育基礎，一方面為專業學習奠定良好基礎，一方面可避免五專加二技重複修習護理課程並間接導致實習場所不足與師資不足等問題，最終目的為全面提升基層護理師專業能力以確保病人安全與照護品質，提升基層護理人員學歷至學士程度已經成為必然的趨勢。

二、進階臨床實務護理師碩士課程的發展

在知識快速累積、科技發展、多元變遷與全球化的時代，民眾健康照護需求也跟著改變，住院病人的嚴重度提高，病人以老年人口居多並造成許多病人有多重疾病或病情複雜，護理人員面對的照護情境及問題更具挑戰性，他們需要即時分析判斷健康問題並提供處置，只執行護理或醫療常規工作是不夠的，臨床護理人員中必須有一些進階人員探討臨床問題並發

展更好的照護策略，以因應複雜且不斷更新的照護需求、改善品質及指導其他護理人員。護理碩士課程必須配合社會脈動及需求，提供社會需要的進階護理專業教育。

　　碩士班進階護理教育課程目標的訂定，應以進階臨床實務護理師 (APRN) 的角色定位、執業範疇及 APRN 須具備的核心能力為依據。近年來，台灣護理碩士班的教育目標已經轉變為培育 APRN，且已經有畢業生在臨床工作，但是除了專科護理師 (NP) 有較明確的職位及職稱外，其他如臨床護理專家 (CNS) 在實務上的角色功能、執業範疇及應具備之核心能力都還不是很明確，亟待積極發展及凝聚共識，這些共識是建立碩士進階臨床實務護理課程不可或缺的基礎。

三、護理博士教育的發展

　　博士人才是學術研究、知識創新及師資的重要資源，台灣護理博士教育因師資缺乏等因素開辦的時間及發展的速度均較其他學門晚，目前有 11 所大學有培育護理人員的博士班，其中有幾所學校是由護理以外的研究所培育護理博士生（台灣護理教育學會，2020），其主要辦學目標不是培育護理領域的博士，只是部分課程由同校的護理學教師協助教學，如果這些學校的護理學系所能繼續充實師資及設備，達到開辦護理博士班的條件，應可以成立博士班，由護理學門自行主導辦學目標及課程規劃，並可增加護理學生招生人數，加速護理博士人才之培育。

　　台灣的護理博士班大多培育哲學博士 (PhD)，近年來，國外護理博士教育的一項新趨勢是越來越多學校傾向開辦護理實務博士 (DNP) 的課程。促成這類課程產生的因素包括：臨床實務及健康照護越來越複雜、專科護理師 (NP) 的教育課程要花費相當長的時間、須拉近護理與其他臨床專業（如醫師、牙醫、藥學、物理治療、心理）的教育落差、實證顯示較低教育程度的護理人力影響照護品質與病人安全、及希望加速將研究實證應

用到臨床實務等 (Redman, 2013)。台灣目前已有一所學校於 2018 年開辦 DNP 課程，未來可望再增加。

四、護理師資及教學

　　台灣護理師資一直呈現供不應求的現象，也因此影響到師資的素質。護理教師是護理教學的執行者，也是學校中護理系所課程的規劃或決策者，密切關係著護理教育品質，護理教師不但須具備學術研究能力及教學能力，還需持續維持與臨床實務不脫節。未來隨著護理博士教育的成熟，博士級護理師資來源逐漸增加，應能解決護理師資供應不足的困境。如果各學校能夠聘用足夠的師資，減少護理教師負荷過重的現象，並以政策鼓勵教師在合理的負擔下持續精進其研究、教學及臨床實務三方面的能力，將可改善學校專任護理師資的問題。護理實習指導教師也有待建立更完善的聘任制度，維持人員穩定，並以職前及在職教育等方式確保其臨床教學能力。

五、確保護理教育品質的機制

　　護理教育的目標、課程及教學須隨著社會變遷、科技進步及健康照護需求改變而作調整，學校更需要提供優良的師資及教學環境以落實合宜的課程及教學，台灣的護理教育單位在這些教育品質上還有許多進步的空間。護理教育品質關係未來的護理人力素質，間接影響醫療照護品質及病人安全，因此，醫事專業教育格外須要品質把關，自從 2014 年台灣護理教育評鑑委員會 (TNAC) 結束以來，台灣就沒有專門針對護理專業教育的評鑑機制，未來或可參考以下的建議以確保護理教育的品質（張、余，2010；國家衛生研究院論壇，2022）：

1. 教育主管機關能訂定明確的護理教育政策。

2. 教育主管機關能重視護理教育評鑑之重要性，透過相關機構建立護理教育品質的各項標準，以作為護理學系（科）的辦學指標。

3. 學校透過持續品質改善機制 (CQI) 負起自我管理的功能。

4. 建立專責的國家級護理教育評鑑單位。

5. 護理專業團體建立機制，對護理教育政策發揮監督與改進之功能。

結 論 護理教育是護理專業發展的基石，台灣護理教育最早由西方宣教士引進，日治時代一直停滯於醫院附設護理訓練班或附設護校的階段。國民政府遷台後才逐步發展成為正規教育之一，目前已經有完整的護理教育學制，包括副學士、學士、碩士及博士。護理養成教育培育基層護理人員，惟其學制多元複雜且參差不齊，希望能全面提升至大學程度；護理碩士教育順應社會潮流及需求剛轉變為以培育進階護理師（如專科護理師，臨床護理專家）為目標，亟待建立適合的課程以提升臨床護理的品質及護理專業地位；護理博士教育旨在培育護理學術研究人才或高階臨床護理人才，也是護理師資的主要來源，期待在質量兼顧的情況下持續發展。

護理教育的品質取決於其課程、教學及臨床實習經驗的品質，師資也是關鍵影響因素。為確保護理畢業生的素質，有效的教育評鑑是監測及維持護理教育品質的重要策略，亟待建立護理專業教育評鑑機制。面對快速變遷的醫療環境及健康照護需求，護理教育也需要不斷改進以培育各層級護理人才，並透過臨床照護、教學、研究等讓民眾能獲得安全且優質的護理服務。

問題與討論

1. 請比較國中畢業後接受護理專業教育,與高中/職畢業後才接受,或完成非護理學士後才接受護理專業教育,在學生學習準備度,及學習成效上的異同。

2. 請討論在醫療團隊中護理人員教育程度偏低,對護理人員本身、護理專業地位及對醫療照護品質的影響。

3. 請討論二技護理學系與學士後護理學系在教育目標及課程上的不同之處。

4. 請討論臨床實習在護理教育中扮演的角色?護理師國家考試對護理實習學科、內涵及最低時數等加以規範,對護理教育品質的影響有哪些?

5. 請討論進階臨床實務護理師被期待的功能與碩士班進階護理教育所要求的七項核心能力及課程有何關聯?

6. 請就台灣護理教育目前的問題:學制、師資、或課程與教學面向,擇一作深入討論。

7. 請討論護理教育評鑑的功能及其與護理教育品質的關係。

參考文獻

台灣護理教育評鑑委員會 (2007)・*評鑑手冊*・財團法人高等教育評鑑中心基金會。

台灣護理教育評鑑委員會 (2008)・*96 年度專科學校護理科綜合評鑑報告*・財團法人高等教育評鑑中心基金會。

台灣護理教育評鑑委員會 (2012)・*科技大學（技術學院）護理學研究所（含碩、博士班）自我評鑑手冊*・財團法人高等教育評鑑中心基金會。

台灣護理教育學會 (2020)・*2020 台灣十一所護理博士班課程資料綜合整理表*。http://www.tane.org.tw/download.aspx

台灣護理學會 (2017)・*台灣護理碩士教育共識聲明*。https://www.twna.org.tw/Laws/Laws_List.aspx?1x8jyHnXeNSTsr6f6GBIJg%3d%3d

台灣護理學會 (2019)・*護理教育改革立場聲明*。https://www.twna.org.tw/Laws/Laws_List.aspx?1x8jyHnXeNSTsr6f6GBIJg%3d%3d

台灣護理學會 (2022)・*全國護理教育人力概況*。https://www.twna.org.tw/DLFuns/DL_List2.aspx?1x8jyHnXeNQG4k7iTAGAsA%3d%3d

余玉眉 (2008)・台灣護理教育的發展・於行政院衛生署編著，*護理台灣*（一版，22-30頁）・行政院衛生署。

余玉眉、趙可式、張媚 (2012)・*護理教育白皮書*・教育部醫學教育委員會委託計畫報告書。

余玉眉、戴玉慈、張媚 (2010)・我國護理教育、考試制度與專業核心能力－從國際接軌角度探討・*護理雜誌*，*57*(5)，5-11。

吳天元 (2012)・台灣高等技職教育發展策略之探究・*教育資料集刊*，*55*，1-13。

財團法人醫院評鑑暨醫療品質策進會 (2017)・*其他實習學生及醫事人員之訓練與成果*。https://www.jct.org.tw/mp-1.html

國家衛生研究院論壇 (2022)・*臺灣護理人力發展之前瞻策略規劃*・財團法人國家衛生研究院。

張媚 (2014)・世紀回眸－台灣護理教育的演變與發展・*護理雜誌*，*61*(4)，62-68。

張媚 (2017)・護理教育在護理專業發展中的角色・*護理雜誌*，*64*(1)，5-10。

張媚、余玉眉 (2010)・*護理人力及專科護理師制度：挑戰及願景*・財團法人國家衛生研究院。

張媚、余玉眉、趙可式 (2012)・從民眾健康需要看台灣護理教育的挑戰與對策・*護理雜誌，59*(5)，10-15。

教育部統計處 (2022)・*學校基本統計資訊*。https://depart.moe.edu.tw/ED4500/News.aspx?n=5A930C32CC6C3818&sms=91B3AAE8C6388B96

蔡幸娥 (2014)・*護理的信心*・華騰。

Halstead, J. A. (2009)・*評鑑過程：訪視評鑑委員的角色與能力*・於台灣護理教育評鑑委員會主辦・*護理學系所評鑑委員研習會*・台北市。

Redman, R. W. (2013). *Nursing doctoral education in the U.S*・於台灣護理學會主辦・*護理學博士班教育共識研討會*・台灣護理學會國際會議廳。

International Council of Nurses, ICN (2002). *International nurse practitioner/Advanced practice nurse network*. https://goo.gl/vjiCnK

Schober, M. (2016). *Introduction to advanced nursing practice* (pp.81-94). Springer.

Chapter **6**

護理專業團體

作 者　王桂芸

Current Studies in
Professional Nursing Issues

前言 護理專業團體成立的目的主要為促進護理專業的發展。早期成立的護理專業團體只有台灣護理學會（1942年）與台灣助產學會（1960年），爾後有近20年的空窗期間無護理專業團體的成立，直到1988年後國際護理榮譽學會中華民國分會及中華民國護理師護士公會全國聯合會相繼成立，開始進入護理專業團體的蓬勃發展期，至2012年護理產業工會成立，護理專業達到結合護理學術學會、護理師護士公會及護理產業工會三方面共同發展的重要里程。截至2017年6月止台灣共有36個已立案之護理專業團體（其中包含2個職業團體、32個社會團體以及2個勞工團體產業工會），其領域涵蓋內外科護理、社區護理、學校衛生護理、助產學、精神科護理、長期照護、護理管理、護理資訊及護理教育。

隨著人權意識的抬頭，護理人員面對護理重要議題、護理人員權益以及公共政策的立法與制定，均需藉由護理專業團體的力量發聲。故本章節將陳述護理專業團體的定義、目的、功能與任務，並說明台灣現有之護理專業團體成立之相關法源。進一步說明世界衛生組織、國際護理協會、國際榮譽護理學會及台灣護理學會、中華民國護理師護士公會全國聯合會的宗旨與任務。接著說明護理專業團體的社會責任及未來展望與挑戰。期望護理人員積極加入護理專業相關團體，善用群體力量產生影響力，除促進專業發展，同時也提升護理專業在社會與醫療體系的能見度。

6-1 國內護理專業團體成立之歷程

護理專業團體的成立法源可來自人民團體法與工會法其中之一，以下分別陳述之。

一、人民團體法

人民團體的定義為民眾基於興趣、職業、信仰、地緣或血緣之所同依「人民團體法」組織成立之團體，此組織之目的在求團結各行各業各階層

之民眾，共同貢獻智慧與力量，以服務人群，進而有效運用人力及物力協助政府宣導政令，促進社會安和樂利，達成建設國家之目標。

　依據人民團體法第 1 章第 4 條，人民團體可分為職業團體、社會團體及政治團體，以下分別描述之。

1. **職業團體**：依據人民團體法第 7 章規定，職業團體係以協調同業關係，增進共同利益及促進社會經濟建設為目的，由同一行業之單位、團體或同一職業之從業人員組成之團體。職業團體以其組織區域內從事各該行職業者為會員，且不得拒絕具有會員資格者入會。其性質較著重經濟層面，以促進社會經濟建設為目的，故不以營利為目的，而是以保障成員權益為目的。例如中華民國護理師護士公會全國聯合會、各縣市護理師護士公會以及中華民國助產師助產士公會全國聯合會。

2. **社會團體**：依據人民團體法第 8 章規定，社會團體係以推展文化、學術、醫療、衛生、宗教、慈善、體育、聯誼、社會服務或其他以公益為目的，是由個人或團體組成。社會團體選任職員之職稱及選任與解任事項得於其章程另定之，但須經主管機關之核准。其性質較著重社會層面，以推展社會服務或其他以公益為目的，包括學術文化、社會服務及慈善、醫療衛生、宗教、體育、國際、經濟業務、宗親會等團體。例如台灣護理學會、國際護理榮譽學會中華民國分會、台灣專科護理師學會、台灣實證護理學會以及台灣長期照護學會等。

3. **政治團體**：依據人民團體法第 9 章規定，政治團體係以共同民主政治為理念，協助形成國民政治意志及促進國民政治參與為目的，由中華民國國民組成之團體。例如中華民主進步同盟、憲改聯盟、泛藍聯盟等。若符合下列規定之一者則可進一步成為政黨，規範包括：(1) 未立案之全國性政治團體以推薦候選人參加公職人員選舉為目的並報請中央主管機關備案者；(2) 已立案之全國性政治團體以推薦候選人參

加公職人員選舉為目的者。例如中國國民黨、民主進步黨、時代力量、親民黨、無黨團結聯盟等。目前護理專業團體中並無政治團體。

依據人民團體法第3條規定：「人民團體之主管機關在中央及省為內政部，在直轄市為直轄市政府，在縣市為縣市政府。但其目的事業應受各該事業主管機關之指導、監督。」例如台灣護理學會為全國性社會團體，其主管機關為內政部，目的事業主管機關為衛生福利部，因此尚須受衛生福利部之指導、監督。台灣護理教育學會為全國性社會團體，其主管機關為內政部，目的事業主管機關為教育部與衛生福利部，因此尚須受教育部及衛生福利部之指導、監督。有關人民團體組織的設立辦法、會員資格、職員職務、會議的舉行、經費來源及使用等相關事宜可參考人民團體法相關法律的規定。

二、工會法

工會法制定目的為促進勞工團結提升勞工地位及改善勞工生活。因此除現役軍人與國防部所屬，及依法監督之軍火工業員工不得組織工會外，勞工均有組織及加入工會之權利。教師得依本法組織及加入工會，各級政府機關及公立學校公務人員之結社組織依其他法律之規定。

依據工會法第2章第6條，工會組織類型可分為企業工會、產業工會與職業工會，但工會名稱不得與其他工會名稱相同。教師僅得組織及加入第2、3款之工會，以下分別陳述之。

1. **企業工會**：為結合同一廠場、同一事業單位、依公司法所定具有控制與從屬關係之企業，或依金融控股公司法所定金融控股公司與子公司內之勞工所組織之工會。企業工會之勞工應加入工會。各企業工會以組織一個為限。例如台北市立聯合醫院企業工會與高雄醫學大學醫療事業企業工會。

2. **產業工會：**為結合相關產業內之勞工所組織之工會。例如台灣護理產業工會與台灣基層護理產業工會。

3. **職業工會：**為結合相關職業技能之勞工所組織之工會。職業工會應以同一直轄市或縣市為組織區域。同一直轄市或縣市內之同種類職業工會以組織一個為限。目前護理專業團體中並無職業工會。

6-2　國內外護理專業團體的現況

一、國際護理專業團體

國際性衛生組織甚多，本章節主要以世界衛生組織、國際護理協會及國際護理榮譽學會為例，介紹其成立的宗旨及主要任務。

(一) 世界衛生組織 (World Health Organization, WHO)

世界衛生組織成立於 1948 年，總部設於瑞士日內瓦，為聯合國體系內負責衛生事務之國際組織，目前共有 194 個成員國。世界衛生大會是世界衛生組織的最高決策機構，每年召開一次會議，由成員國派代表團參加。其成立宗旨為使某些國家人民盡可能獲得高水準的健康。主要職能包括促進流行病與地方性疾病的防治、提供與改進公共衛生疾病醫療及有關事項的教學與訓練，推動確定生物製品的國際標準。在公共衛生所扮演的角色包括：

1. 領導攸關衛生之事項，並以夥伴身分參與必要的聯合行動。

2. 制訂研究議程、協助開發及宣揚有價值的知識。

3. 制訂規範與標準，並促進及監測其實施。

4. 闡釋合乎倫理且證據導向的政策方案。

5. 提供技術支援、促進變革，並建構永續組織能力。

6. 監測衛生狀況並評估衛生趨勢。

　　我國為世界衛生組織創始會員，自 1972 年失去會員席位後即無法參與該組織。醫療衛生是全球的共同責任，事關公平獲得基本保健及對跨國疾病威脅的集體防範，為維護我國人民之衛生權益，自 1997 年起正式推動參與世界衛生組織案，經多年努力，世界衛生組織於 2009 年元月將我納入「國際衛生條例 (international health regulations, IHR)」之實施對象，並自該年起連續邀請我國以觀察員身分參加世界衛生大會，但 2017 年以來連續 5 年（至 2022 年）未獲邀參加。

(二) 國際護理協會 (International Council of Nurses, ICN)

　　ICN 成立於 1899 年，是一獨立、無黨派之非政府組織，由各國護理學協會組成。其成立宗旨乃確保全民獲得優質的健康照護服務、健全全球衛生政策、提升護理專業新知、向全世界展現受尊重的護理專業以及優質與符合民眾需求之護理人力。國際護理協會總會設在瑞士日內瓦，是全世界第一個最具規模之健康專業人員國際組織。

　　國際護理協會每 2 年召開一次國家代表會議 (council of national representatives, CNR)，每 4 年召開一次國際護士大會 (quadrennial congress)。自 2019 年（含）起改為每 2 年舉辦一次國際護理大會 (congress)，國家代表會議於同期接續召開。國際護理協會目前現有 135 個會員國，代表全球 2,800 萬護理人員。國際護理協會會議及文件所使用之正式語言 (working language) 為英語、法語及西班牙語，2017 年修正僅以英語為主。理事會由 1 位理事長、3 位副理事長、12 位理事組成，2017 年修正為 1 位理事長、3 位副理事長及 10 位理事。理事會依據 CNR 通過之議案按會章所訂權責引導 ICN 針對其價值、任務、願景、目標、前瞻性的策略計畫及政策聲明，制定全球護理、衛生及社會政策並監督執行成

效。該組織以三項目標：凝聚全球護理專業、提升全球護理人員素質與專業成長及影響全球衛生政策五項核心價值：前瞻性領導統御 (visionary leadership)、包容性 (inclusiveness)、可塑造性 (flexibility)、伙伴關係 (partnership) 及成就導向 (achievement) 引領全球護理專業發展。

(三) 國際護理榮譽學會 (Sigma Theta Tau International, STTI)

國際護理榮譽學會係國際性護理專業學術團體，於 1922 年首創於美國印地安那大學，會名 "Sigma Theta Tau" 源於希臘字的「愛、勇氣、榮譽」，主旨為表揚護理人員的傑出表現、鼓勵並促進護理領導人才的培育、促成高度的護理標準、刺激具創造性的工作及強化對護理專業的投注。至今總會已有 530 個分會，活動會員 135,000 人，為全球第二大的護理組織。會員均為擁有學士程度以上的護理人員，且 39% 以上的會員擁有碩士或博士學位（國際護理榮譽學會中華民國分會，無日期）。

二、國內護理專業團體

(一) 社會團體

台灣護理學會 (Taiwan Nurses Association, TWNA)

成立於 1914 年，以發展護理專業、促進護理學術研究、提高護理教育水準、增進全民健康以及提升專業國際地位為成立宗旨。第一屆全國護士大會在上海召開時訂名為中華護士會。1932 年向政府正式登記為人民團體時奉命以中華護士學會名稱立案。1942 年更名為中國護士學會，並重新向政府登記立案之人民團體。1960 年在台北登記為中華民國護士學會，1961 年更名為中華民國護理學會，並於 2002 年 5 月更名為台灣護理學會沿用至今。

　　為推動務實護理專業外交與國際能見度，台灣護理學會於 1922 年加入國際護理協會 (ICN)，1949 年遷台後曾與該會中斷聯繫，於 1961 年恢復會籍，自 1997 年至今在 ICN 理事會中皆占有 1 理事席次，余玉眉、尹祚芊及李選三位教授曾擔任理事，另余玉眉、尹祚芊二位教授分別曾擔任第三副理事長及第二副理事長，2017 年由黃璉華教授榮任理事及 2021 年連任理事並擔任第一副理事長。

　　台灣護理學會積極參與 ICN 所舉辦的各項活動活躍於國際舞台，充分顯示學會在推動務實護理專業外交不遺餘力、成果豐碩，大大提升學會的國際地位、能見度與護理專業形象，更為台灣護理留下許多歷史性的精采實錄。

- 2005 年：以地主國身分舉辦 ICN 國家代表會議暨 23 屆國際護士大會，共計 148 個國家 4,000 多位貴賓參與盛會。

- 2008 年：於台北國際會議廳召開第 9 屆 ICN 亞洲護理人力論壇與第 5 屆亞洲護理學會聯盟會議。

- 2011 年：與 ICN 共同辦理國際認證暨法規論壇，共 14 國 44 位護理法規制定者及 ICN 代表與多國的衛生部護理官員共同參加。

- 2014 年：擴大舉辦首屆「亞太地區護理研究會議」(APNRC)，共計吸引亞太 14 個國家及香港、澳門等地區護理代表共計 919 人共襄盛舉，成功促進亞太地區護理界的夥伴關係。

- 2017 年：於圓山大飯店召開第 18 屆 ICN 亞洲護理人力論壇與第 14 屆亞洲護理學會聯盟會議。

　　除了國際舞台的展現外，台灣護理學會更積極推動多項護理專業認證考試，包括急診加護護理師認證考試、社區衛生護理師認證考試、兒科急重症護理師認證考試、手術全期護理師認證考試、腫瘤護理師認證考試、腫瘤個案管理護理師認證考試、精神衛生護理師認證考試（筆試）、精

神衛生護理師認證考試（情境考試）以及社區基礎精神衛生護理能力鑑定考試。另 2011 年《護理研究雜誌 (The Journal of Nursing Research, JNR)》季刊獲列「TSSCI 資料庫收錄期刊」名單，並於 2012 年 2 月獲得 SCIE/SSCI 收錄（為華人地區第一本被收錄的護理期刊，並回溯至 2009 年）。2014 年台灣護理學會創立百周年，編著《台灣護理學會 1914-2014 百週年紀念特刊》、製作「台灣護理學會歷史回顧」與「緬懷與感恩」影片，以及「守護台灣護理紀錄片」。於 2015 年成立卓越中心，建立台灣護理菁英資料庫，並與 ICN 共同合作辦理變革領導培訓 (leadership for change, LFC)，提供國際專業發展平台，強化區域 NNAs 之整合與連結，增加台灣護理人員專業技能精進與國際影響力，成立之初理監事決議試辦 2 年，目前已有明確定位及發展目標，期待發揮政治參與及政策影響力；亦於 2015 年加入世界災難護理學會，並於 2022 年在台北辦理第七屆世界災難護理學會 (World Society of Disaster Nursing, WSND) 國際研討會。

國際護理榮譽學會中華民國分會

成立於 1988 年，以促進國際護理學術交流、提升護理教育水準及增強護理專業信念為成立宗旨。

中華民國分會緣起於 1985 年國際護理榮譽學會總會會員劉周婉博士來華訪問，呼籲在國內成立中華民國分會，因而設立該分會。時任台大醫學院護理學系高紀惠主任為了促進國際護理學術交流、提升國內護理品質及強化護理專業，乃邀請國防醫學院護理學系及其他護理同仁加入，並獲當時台大醫學院黃伯超院長以及國防醫學院潘樹人院長之支持，於 1987 年成立籌備委員會，同年在美國舊金山總會年會中，提出成立中華民國分會之公開正式請求，隨即獲大會全體會員之確認。同時籌備委員會向內政部申請登記備案，正式成立國際護理榮譽學會中華民國分會。其任務包含推展學術交流、加強與國際護理界之聯繫、舉辦各項研討會以及提供護理專業資訊。

中華民國精神衛生護理學會

成立於 1992 年，目的在提高精神衛生護理服務品質、協助政府推行精神衛生保健、精神疾病治療及復健等護理工作，促進全體國民健康發展，並以加強國內外學術團體之聯繫及合作，以及維護會員權益和福利為成立宗旨。學會任務如下：

1. 掌握會員動態，做好會員聯絡、調查、登記等事項。
2. 促進會員互助合作精神、增進情誼、協助就業，共謀福利。
3. 積極舉辦學術及研究活動，提升會員專業素質，培養精神專科護理師，以促進業務發展及改進。
4. 配合政府機關推行相關政令之宣導，以促進全民健康及幸福。
5. 辦理有關維護精神衛生護理業務與權利事項。

中華民國精神衛生護理學會辦理多項能力鑑定與專科護理師認證制度，包括精神衛生護理師認證（由台灣護理學會及中華民國精神衛生護理學會聯名認證）、精神衛生臨床護理專家認證以及社區精神衛生護理能力鑑定，以提升護理人員之精神衛生照護能力。

中華民國護理教師協會

中華民國護理教師協會緣起於 1998 年，在高雄召開第一屆全國軍訓護理教師會員大會，選出陳薇婷為會長，副會長二人包括大專黃毓華老師及高中馬玫玫老師，1999 年在內政部登記並訂會名為中華民國全國軍訓護理教師權益維護會，至 2002 年更名為中華民國護理教師協會。經過前三屆全體理監事奉獻智慧與心力的努力下，在立法院修正法案中逐年順利通過相關法案以成為國會內耳傳的有組織、有團結力的社團法人。

其宗旨為砥礪會員擁護中華民國政府溝通國事共識，切磋護理學術、精研教學方法、團結全國護理教師、全力維護護理教師整體或個人之權益、互助聯誼以增進情感、凝聚向心。協會任務如下：

1. 加強護理教師連繫交誼、服務互助並爭取法律賦予之應有權益。

2. 薦舉從事學術研究、著述有獨到創見及貢獻卓越之護理教師表揚。

3. 辦理護理教師之學術講座、交換教學經驗以提升教學品質及強化護理
   教師之專業學術研究，並鼓勵進修、創作、力求精進。

4. 比照教育機構及其他社教團體舉辦社會教育服務活動以促使護理教育
   社會化。

💡 中華民國急重症護理學會

中華民國急重症護理學會成立於 2002 年，以發展急重症護理專業、促進急重症護理學術研究、提高急重症護理水準及加強與國際護理組織之聯繫為成立宗旨。至 2017 年 6 月止會員人數已達 25,000 多位。學會為提升急重症護理人員之專業知能與專業精神，辦理多項急重症護理人員及專科護理師繼續教育課程與認證制度，包含有基礎急重症護理訓練課程、急診加護護理師能力鑑定考試、基礎急重症護理師證書申請、外傷護理訓練課程、再認證課程以及外傷護理訓練課程指導員認證。

💡 台灣傷口造口及失禁護理學會

台灣傷口造口及失禁護理學會成立於 2005 年，以「提升傷口、造口及失禁護理品質、促進學術拓展與國際交流」為成立宗旨。

台灣造口護理發展迅速，1999 年在熱心人士的奔走下及在當時台灣護理學會陳月枝理事長的支持下，成立台灣第一個正式的造口護理學術團體，附屬於護理學會內外科委員會之下的「造口小組」。幾年來有鑑於推動造口護理、開辦訓練班培訓人才的認證問題，以及與國際造口團體聯繫時缺乏一個專屬的對話窗口，因此成立獨立的學會一直是從事造口護理師的共同期望。在汪蘋理事長及于博芮老師多年的積極號召下，台灣傷口造口及失禁護理學會終於在 2005 年正式成立。

台灣傷口造口及失禁護理學會不定期辦理學術論文甄選，積極推展國際交流，邀請國外專家來台演講及兩岸參訪交流活動。2006 年開始組團參與世界造口治療師協會 (World Council of Enterostomal Therapists, WCET) 雙年會及國際會議，除了與國際學術積極交流外，台灣傷口造口及失禁護理學會在 2011 年成功開辦世界認證的「台灣傷口造口及失禁護理師訓練班」，目前已培訓國際認證的「傷口造口及失禁護理師」共 65 名，訓練品質獲 WCET 專家訪查肯定。2019 年舉辦的亞太地區造口治療護理協會會議 (Asia Pacific Enterostomal Therapy Nurse Association Conference, APETNA)，展現台灣護理師的實務及學術素養。

台灣護理資訊學會

成立於 2006 年，以發展護理資訊專業、促進資訊科技在健康照護領域的發展與應用、增進國際護理資訊交流為成立宗旨。學會任務如下：

1. 提供有興趣參與護理資訊之個人與團體的交流平台。

2. 促進資訊科技在護理臨床、教學、行政、研究發展上的運用。

3. 建立並推廣護理資訊標準。

4. 推動資訊護理師之認證制度並建立其執業規範。

5. 推動與設計護理資訊相關教育訓練課程。

6. 建立與國內外健康資訊及相關團體之聯繫、交流與合作。

7. 促進產學雙方的合作及交流。

8. 達成有助於本會宗旨之其他事宜。

台灣護理資訊學會為提升資訊應用於各類護理作業能力，設有「初階資訊護理師培訓課程」，以及定期舉辦初階資訊護理師認證考試，經初階資訊護理師認證合格者寄發「初階資訊護理師證書」，初階資訊護理師證書為永久有效，惟護理師證書經依法撤銷、廢止或經查相關資格認定不符

者，同時撤銷或廢止其初階資訊護理師證書。另有「護理資訊進階系列課程」可以參與進階資訊護理師認證，以取得「進階資訊護理師證書」。

台灣專科護理師學會

台灣專科護理師學會成立於 2007 年，以「推動專科護理師制度、重整醫護分工及提升醫療品質」為成立宗旨。學會任務如下：

1. 推動我國專科護理師之甄審作業模式。

2. 接受中央衛生主管機關委託辦理專科護理師認證事宜，確保專科護理師之執業品質。

3. 建立我國專科護理師指導者培訓內容標準。

4. 培育具教學能力之專科護理師指導者。

5. 接受中央衛生主管機關委託辦理專科護理師訓練課程的品質監督與實務訓練之查核，確保專科護理師養成訓練之品質。

6. 接受中央衛生主管機關委託辦理專科護理師繼續教育課程規劃與學分認證辦法。

7. 凝聚專科護理師之共識爭取專科護理師團體之權益與福祉。

8. 舉辦各項研討會推展學術交流並提供專科護理專業資訊。

台灣專科護理師學會為提升專科護理師臨床專業能力及提升病人照護品質，特於 2017 年建立專科護理師之進階制度，共分為五層級，包括 NP I 生手階段 (novice)、NP II 進階學習階段 (advanced beginner)、NP III 勝任階段 (competent)、NP IV 精通階段 (proficient) 及 NPV 專家階段 (expert)。

台灣實證護理學會

台灣實證護理學會成立於 2011 年，成立宗旨為落實實證護理於臨床照護之應用。廣納全國對實證護理有興趣之護理同仁，共同規劃發展實證

護理相關之訓練及活動，並利用資訊平台之建立與國際實證健康照護機構交流，讓實證成為護理專業之基石，共同為提升全民健康照護之品質而努力。台灣實證護理學會的任務如下：

1. 強化護理人員之實證統整、實證轉換、實證應用能力於臨床、教學及研究。

2. 舉辦或協辦實證培訓課程、工作坊或研討會培育實證人才。

3. 建構或轉譯國外重要實證研究結果、臨床指引、實證教育素材或相關資料。

4. 建立並支持跨領域之實證研究方法創新、執行及應用。

5. 促進實證知識轉譯及應用於臨床照護、社區照護及健康政策制定。

6. 促進實證知識轉化於各學制之護理教育。

7. 建立台灣實證護理資訊溝通平台。

8. 參與國際實證會議與國際相關組織進行經驗、學術交流提供與國際跨領域組織及社群合作進行國際研究機會。

　　另於每年舉辦護理照護之實證競賽，鼓勵護理人員落實以實證為依據之具體創意的照護措施。

台灣護理教育學會

　　成立於 2007 年，以提升護理教育品質、加強護理教育學術交流為成立宗旨。學會任務如下：

1. 提升護理教育水準及推展相關工作與研究。

2. 舉辦護理教育之學術性與教育性活動。

3. 出版護理教育雜誌及刊物。

4. 加強國內外護理教育之相關學術交流與聯繫。

5. 每年舉辦「優良護理教師」及「優良護理實習指導教師」選拔，以激勵教師服務熱忱與樹立護理楷模。

6. 其他有關護理教育之促進工作。

台灣護理管理學會

　　成立於 2011 年，以培育優秀之護理管理者及強化專業發展以及提升護理服務品質與社會貢獻為成立宗旨。學會任務如下：

1. 確認各層級之護理管理者在照護團隊中的角色功能。

2. 建構護理管理之實務作業範疇與必備之專業知能。

3. 建立各層級護理管理者之認證機制。

4. 舉辦國內外護理管理相關學術研討會、學術交流與合作。

5. 出版護理管理相關刊物及雜誌期刊。

6 執行護理管理相關研究並將研究結果提供政策參考。

7. 建置護理管理人才資料庫。

　　台灣護理管理學會為提升與強化基層護理管理者之專業發展，自 2012 年起舉辦管理護理師認證考試，此認證考試可分為「管理護理師認證」及「高階管理護理師認證」。目前已改以在職教育時數作為認證依據。

台灣手術全期護理學會

　　台灣手術全期護理學會以提升手術全期護理品質、促進手術全期護理學術研究並拓展國際交流為宗旨。學會任務如下：

1. 提升手術全期護理人員之專業知能與專業精神。

2. 界定手術全期護理人員角色與功能及專業相關名詞。

3. 訂定手術全期護理標準。

4. 辦理手術全期護理人員及手術專責護理師之教育訓練課程。

5. 推動手術全期護理學術之研究與發展。

6. 促進會員間之學術交流與合作。

7. 與國內外手術全期護理及相關組織間之聯繫、交流與合作。

8. 達成有助於本會宗旨之其他事宜。

   對於「手術專責護理師」有明訂之培訓及認證計畫。

台灣長照護理學會

台灣長照護理學會於 2016 年成立，以發展長期照護護理專業，促進長期照護護理之學術、臨床實務及個人成長，辦理長期照顧服務，並提升失能者及家屬之長照護理品質為宗旨。學會任務如下：

1. 提升長照護理人員之專業知能與專業精神。

2. 舉辦或協助長照人員之訓練及繼續教育。

3. 推動長照護理之理論與實務應用，辦理長期照顧服務。

4. 促進長照護理之學術研究與發展。

5. 增進長照護理之院際及國際交流。

社團法人台灣居家護理暨服務協會

社團法人台灣居家護理暨服務協會於 2019 年成立，以發展居家護理服務、長照服務及社區服務為宗旨。學會之任務如下：

1. 聯盟各縣市居家護理所，以資源共享，及共同發展居家護理暨居家服務業務。

2. 配合政府長照政策，積極布建複合式居家護理所。

3. 聯盟其他相關專業團體及學校，定期舉辦跨專業教育訓練及工作坊，增進居家服務技能與管理品質。

4. 定期舉辦居家護理暨服務品質心得分享、國內外長照相關研習會、及優質長照單位參訪。

5. 積極參與居家護理所評鑑及辦理委員實務訓練相關事宜。

6. 定期收集國內外長期照護相關資料，提供政府制定長照政策之參考。

(二) 職業團體

中華民國護理師護士公會全國聯合會

　　中華民國護理師護士公會全國聯合會成立於 1989 年。由台灣省、台北市、高雄市三公會發起。申請成立以聯合全國護理師、護士增進護理知能、共謀護理事業發展、力行社會服務、維護護理人員權益、提升護理人員地位為成立宗旨。其任務包含：

1. 增進護理人員權益與福祉。

2. 建構優質護理職場。

3. 拓展及維護護理執業範疇。

4. 引領發聲維護護理專業價值。

5. 推動護理專業創新與智慧護理。

6. 參與健康及護理相關政策制定與立法。

7. 信守護理倫理規範。

8. 調處護理業務糾紛與法律爭議事項。

9. 強化與國內外相關團體交流合作，提升護理專業影響力。

10. 推動有助於達成本會宗旨之其他事項。

中華民國助產師助產士公會全國聯合會

中華民國助產師助產士公會全國聯合會成立於 2005 年，以增進助產學術、發展助產事業、協助政府推行法令、維護會員權益、增進共同利益為成立宗旨。

台灣助產士的歷史是從日治時代開始，直到 1970 年代初期，助產士都是台灣的主要接生者，然而後來婦產科醫師逐漸取代助產士的接生業務，使得以開設助產所為主要服務提供形式的助產士逐漸蕭條。

近年來受到醫院婦產醫師不足窘境，再加上助產士教育於 2000 年恢復，甚至提升至大學及研究所層級，總統於 2003 年 7 月 2 日公布助產人員法，依據該法第 44 條規定得組全國聯合會。於是各直轄縣市之助產士公會正名為「助產師助產士公會」，配合修改公會章程並重新更換立案證書。在 2005 年 11 月 17 日舉行中華民國助產師助產士公會全國聯合會成立大會，會中以民主機制推選楊麗珠為第一屆理事長。目前中華民國助產師助產士公會全國聯合會的會員人數共 712 人。

(三) 勞工團體

台灣護理產業工會

成立於 2012 年，以「團結領有中華民國護士、護理師證書之護理人員及符合衛生福利部公布實習護士實施要點之實習護士，共同保障會員權益、增進會員知能、改善勞動條件、提高生活品質以及協調勞資關係、促進勞資合作、積極參與勞工與社會事務」為成立宗旨。工會的任務如下：

1. 積極爭取護理人員申請加入本會。

2. 爭取護理人員合理勞動尊嚴及條件。

3. 團體協約之締結、修改或廢止。

4. 關於勞工教育與職業訓練之舉辦事項。

5. 有關勞動條件、勞工安全衛生之改善以及會員福利、康樂事項之辦理。

6. 有關刊物、書籍、影像音等編輯、創作及印行。

7. 協助勞資爭議或會員糾紛事件之調處。

8. 促進與友會或其他團體之關係。

9. 有關護理、勞工法規及政策之研擬、修改、廢止之推動、宣導與建議。

10. 合於本會宗旨及其他有關法令規定之事項。

💡 台灣基層護理產業工會

　　台灣基層護理產業工會成立於 2012 年，以「本著基層互助、勞動者自主的核心精神，喚醒護理人員勞動權益、自覺促進整體護理專業主體性之發展、推動勞動者之政治參與、制定護理人員及各階層勞動者權益促進之政策、改善基層護理職場勞動條件、促進護病團結及全民健康福祉」為成立宗旨。工會的任務如下：

1. 團體協約之締結、修訂或廢止。

2. 創造平台、貼近理解不同場域的護理勞動現場，進一步促進基層護理人員整體勞動條件的改善、爭取護理人員合理勞動環境。

3. 有關健康與醫療、勞工法規及政策之監督、研擬、修改、廢止之推動。

4. 舉辦勞工教育訓練、研習活動、工會幹部訓練、會員間之互助連繫事務。

5. 協同會員勞資爭議事件之調處。

6. 推動基層護理勞動實踐知識等出版品之編製。

7. 其他與章程所訂宗旨及任務相關事項。

6-3　護理專業團體的社會責任

　　護理專業團體有義務為會員爭取良好友善的執業環境、維護應有的權益與福祉，共謀護理事業發展，力行社會服務，提升護理人員地位；因此各護理專業團體與會員們共同努力，為護理專業發展貢獻心力，讓在全球經濟、社會、文化的變遷下也能永續成長，其社會責任分述如下。

一、專業之提升

　　護理專業處在 21 世紀資訊與生物科技發展的新時代，不斷的受到日新月異的科技成就所帶來的衝擊，又醫療科技的發達與醫療環境快速變遷，護理專業除了在學校所學的基本知識與技能外，仍需不斷的精進，因此護理專業團體協助護理人員因應變遷的醫療環境及展現專業人性化的關懷照護本質實為其共同發展目標之一，其內容包含：聯繫護理人員感情並促進臨床經驗交流與學術切磋、定期舉辦相關研習會增進護理知能與專業素養、共謀護理事業發展力行社會福利及維護護理人員權益（葉、李，2011）。

　　國內有不同的護理專業團體，護理人員可藉由加入不同專科學會團體，使自己可以在一個知識爆炸、資訊發達、社會變動快速的時代中，促進自我專業知識及照護品質的提升，以助突顯護理專業角色及功能。

二、政治之參與

　　護理專業團體在醫療體系中舉足輕重，任何政策修改與制定都將嚴重衝擊護理專業，在健康照護的法規及規範制定過程中，實有複雜的社會與政治運作，因此護理人員本身除了需要有對健康政治意涵的了解，尚需透過實際參與相關護理組織及專業團體，形成集體政治參與的巨大力量。ICN 2008 年於「護理人員健康照護服務決策及政策發展參與」之立

場聲明中，強調護理人員有責任積極參與政策制定過程，並促進相關的專業發展。近年來台灣已有越來越多的護理人員關心或參與公共事務與政策制定過程，護理領導者也積極透過各相關護理專業團體力量 (collective power)，結合各種聲音，促使媒體及政府正視護理的議題（王，2014）。

　　歐美國家之發展趨勢中顯示，解決護理問題與提升專業地位必須藉由專業團體及其護理領導者，積極參與政策制定、法規建立、制定標準、群體協商及與非護理專業團體結盟等方式，方可奏效。而在此過程中政府應接受與鼓勵護理領導者發聲以作為擬訂政策的依據及參考。台灣護理學會、中華民國護理師護士公會全國聯合會及各地方護理師護士公會等專業團體，在過去也都曾參與過制定護理執業者的健康與福利措施、健康政策的制定及護理相關立法、協助政府推行法令建議興革事項、制定護理相關法規等，然而護理權益維護必須靠護理專業團體的集體力量與共同聲音持續爭取，而政治及政策制定的參與過程是重要的支柱與助力，這不僅是為了護理本身的專業發展，也是為了維護病人安全與大眾健康之權益。

三、社會經濟之發展

　　隨著 21 世紀科技化、網路化、全球化、女權運動、企業化之迅速發展，其對護理專業發展影響極大，加上隨著全民健康保險的實施，健康照護體系的運作也產生許多衝擊，如現今醫療照護機構在面對全民健康保險給付核刪、各計畫預算凍結及營運成本的考量下，大多開始刪減占營運成本較大的護理服務，而在縮減護理服務給付的情況之下，護理品質及護理人員的士氣也將遭受打擊，因此護理人員有需要了解健康照護的經濟層面，亦有責任從事相關經濟分析與護理效益實證之研究，呈現護理專業角色之價值。在護理專業團體方面，亦有責任主動關心在國家經濟動向下所影響的健康照護政策及照護品質，整合資訊並提供具體實務數據反應現況及提出具體策略，以為促進民眾健康努力（張、黃、楊，2010）。

　　醫療照護已經進入一個直接講求照護結果的紀元，在提供病人高品質的照護與維護護理人員權利的平衡下，取得最有利的經濟效益已成為一個發展的重點。近年來護理專業團體在社會經濟發展方面，進行許多共謀護理人員之權利，如薪資的提升、工作環境（護病比）、工作條件的改善與爭取等。而各護理專業團體亦定期舉辦相關護理價值與成本效益之課程，以助提升護理人員對社會經濟的了解，進而發揮統整知識經濟力量。研究發現，一個國家總體人力資本越高，則該國經濟成長也會越趨正向，因此護理專業組織的資格認定有必要發展完整規劃，讓護理人員的升遷制度趨於完善，不同的層級擔負不同的任務及使命，進而達到經濟效益（陳，2005）。

四、國際外交之拓展

　　因應全球化護理時代的挑戰與需求，促進台灣護理專業國際化已經是刻不容緩的事情，許多護理專業團體都將台灣護理推向國際化作為其宗旨及目標，包含促進與國際相關護理團體之聯繫合作、推展國際學術交流及舉辦各項大型國際研討會等。透過國際外交拓展，推動與國際友邦高階護理人才的交流，提升國內護理人員的國際視野，實際加強國際間的護理合作與交流關係，進而增進我國在國際護理領域的能見度。

　　在台灣護理專業團體的努力下，現已有不少的成果。以台灣護理學會為例，近年來致力於發展專業國際外交，秉著開放胸襟、相互合作、觀摩與貢獻，將台灣護理專業之獨特性展現，積極行銷於國際之間；百年期間不斷藉由與國際護理協會 (ICN) 會員國之管道獲取全球資訊，引領專業與國際接軌，並且積極爭取參與 ICN 跨國性研究計畫，及鼓勵學會會員積極參與國際會議，與爭取在國際會議中發表專題演說、支持 ICN 贊助資源缺乏國家代表參與 ICN 國際會議之經費、針對遭遇災難的各國護理學會提供國際送暖的援助，亦積極促進海峽兩岸學會專業交流及合作。藉由建立互

動平台以引領後輩接續專業的使命，讓台灣護理在國際發光發熱，其在護理發展史上所累積之卓越成果不容忽略（李，2014）。

6-4 護理專業團體近年的努力成果

　　衛生福利部於 2012 年與護理專業團體討論後提出「護理改革近中程計畫」，包括 6 大目標，10 大策略及 60 項行動方案，其 10 大策略分別為：(1) 減少醫院實地評鑑、訪查等作業，回歸以「病人為中心」的照護；(2) 訂定工作規範，善用輔助人力，回歸護理專業服務；(3) 減少文書作業，增加工作效率；(4) 改善勞動條件；(5) 提高護理費之健保給付；(6) 明訂三班合理護病比；(7) 鼓勵提升護理人員薪資待遇與福利；(8) 研擬「教考訓用脫節」解決方案，並強化護理人員養成教育和在職教育的品質；(9) 減少新進護理人員受訓期間照護之病人數；(10) 強化專業護理的社會形象（衛生福利部，2015）。其成效帶來 2017 年護理人員的總離職率降至 9.41%，全國護理人員的總空缺率由 2013 年的 5.57% 至 2017 降為 3.88%，2023 年 65 歲以下之護理人員執業率已提升為 63.6%（中華民國護理師護士公會全國聯合會，2018, 2023），顯示在政府與專業團體的努力下已有助改善護理現況的人力不足、工時、薪資福利、護病比及在職訓練等議題。

　　為持續改善護理就業環境，政府與護理專業團體仍持續追蹤及督促護理改革計畫的落實，於 2014 年提出「護理改革中長程計畫」，其 10 大目標分別為：(1) 合理人力配置，減輕工作負荷；(2) 護理人員執業條件符合勞動基準法及勞動條件相關規定；(3) 護理合理薪資福利；(4) 監控護理人力短缺情形；(5) 建立護理輔助人力制度；(6) 強化護理專業的正面形象；(7) 強化護理專業及領導能力；(8) 護理教、考、訓、用的相互配合及接軌；(9) 持續辦理護理人員回流計畫；(10) 建立優質護理職場環境，留任護理人員（衛生福利部，2015）。

各護理專業團體近年來不斷整合護理界資源，提升護理專業團體影響力，塑造護理共同願景及擬定具體策略，以維護目前台灣護理人員共同權益，成功改革護理專業相關議題之成績已卓然有成。

6-5 護理專業團體之未來展望及挑戰

台灣護理專業團體的未來展望可以根據世界衛生組織 (WHO)、國際護理協會 (ICN) 及美國護理學會 (American Nurses Association, ANA) 所提出的戰略計畫訂定之，亦提出未來可能面對的挑戰。

一、未來展望

世界衛生組織

世界衛生組織於 2019 年發表「《第十三個工作總規劃》(Thirteenth general programme of work 2019~2023)」的工作白皮書，為 2019~2023 年的全球衛生領域工作提供一個戰略計畫，主要透過實現以下目標，確保健康的生活方式，促進各年齡層所有人的福祉 (WHO, 2019)：

1. 實現全民健康覆蓋 — 全民健康覆蓋受益人口新增 10 億人。

2. 應對突發衛生事件 — 面對突發衛生事件受到更好保護的人口新增 10 億人。

3. 促進人群健康 — 健康及福祉得到改善的人口新增 10 億人。

國際護理協會

國際護理協會於 2019 年訂定 2019~2023 戰略計畫，其內容目標如下 (ICN, 2019)：

1. **全球影響**：在全球及區域層面為衛生、社會、教育與經濟政策的設計

及實施提供信息與影響，以促進人人享有健康。

2. **會員賦能**：加強跨國際護理協會三大支柱的國家護理協會 (National Nursing Associations, NNA)，使其能夠應對區域與國家層面的關鍵挑戰。

3. **戰略領導**：提供戰略領導以推進護理專業，滿足人口、衛生系統（包括衛生及社會護理）與護理人員當前及未來的需求。

4. **創新增長**：根據我們的價值觀，識別、保護及多樣化業務與創收機會，以實現國際護理協會目標。

美國護理學會

美國護理學會於 2021 年訂定 2020~2023 戰略計畫 (ANA strategic plan 2020~2023) (ANA, 2021)，內容提及：

1. 提升全球護理專業水平。

2. 讓所有護理人員參與以確保專業成功。

3. 發展護理實踐以改變健康及醫療保健。

4. 通過卓越運營實現轉型能力。

WHO 是處理聯合國系統內國際衛生問題的最高組織，所計畫的行動方針，首要還是解決衛生與健康，並在這樣的行動白皮書中，加入健康人力資源的培訓；而由各國國家護理學會／協會組成的 ICN，則提到護理影響力的提升，並談到跨領域合作；美國本土的護理學會也強調提升護理影響力，另指出需要加強會員參與度。

綜觀上述，台灣護理專業團體未來應可加強自身護理人員對護理事務的參與度，並與不同專業領域團結合作，積極從社會、政治、經濟層面加深護理的影響力，進而制定與改善國人健康的目標與計畫，使護理成為國人醫療保健中永不可或缺的一環。

二、未來挑戰

　　高 (2006) 指出，自 1990 年代世界各國出現護士荒後，台灣也面臨到相同的問題，為了減輕護理人員的職業負荷，除了提升工作薪資與福利，也釋放大量的護理工作內容，而同時各種專業人員如復健師、營養師紛紛出現，並透過立法來保障其專業範疇，2014 年公共衛生師也列入專技人員考試種類範疇（考試院，2014），且於 2021 考選部專技考試已正式有公共衛生師之證照考，另照顧服務員（照服員）也積極自我行銷，在臨床中也常可看到護理人員將抽痰、灌食的照護委由照服員執行，護理專業的發展備受挑戰。

　　台灣社會對於護理其實有很大的需求，執業地點除了醫院最多外，學校、工廠及長照機構都需要護理人員，護理的角色也不只有照護功能，教育、諮詢、研究、管理也都是護理的功能，但護理人力長期不足，護理專業的不可取代性也面臨質疑，其所面對的挑戰可以從下列三點說明：

(一) 學制及師資

　　我國護理基礎教育學制多元，每年畢業生以五專居多，其入學資格為國中畢業，是 ICN 統計各國護理人力入學教育最低者，五專學制簡化高中基礎教育課程，而大量增加需要背誦的護理課程，進而阻礙學生的批判性思考能力，這與健康照護所需的護理能力有嚴重落差。更有研究統計，五成以上五專畢業生選擇念完二技再進入職場工作，如此重複的學習護理課程，形成教育浪費（張、余、趙，2012）。

　　在進階教育方面，過去護理界一直培養碩士級人員擔任教學與研究人才，但現今各大專院校傾向聘用博士級高階師資，因此師資培育轉向博士學制，造成碩士學制的護理人員角色定位不明。另外，許多護理教師實際上並無太多或甚至沒有護理臨床經驗，獲得博士學位成為護理教師之後，也因為升等及文章發表壓力極少回到臨床，造成教學內容與臨床脫節（張

等，2012）。因此，提升基礎教育之入學資格、重新定位碩士學制及加強護理師資臨床能力，成為當今護理教育需面對的挑戰。

(二) 人力與工作負荷

國內約有 40% 的護理人員有執照但沒有在護理職場工作。高 (2006) 指出，理論上護理學校訓練出來的畢業生應足夠護理職場人力需要，但護理人力仍然難求，可能因為健保的財政問題，政府實施總額預算，各醫院因為成本關係，緊縮人力遇缺不補，新進人員無足夠的職前訓練，無法緩解缺人壓力，忙碌的臨床工作讓護理人員喘不過氣，紛紛遞出辭呈。

衛生福利部於 2012 年提出「護理改革近中程計畫」，2014 年再提出「護理改革中長程計畫」，前總統馬英九也曾提出卸任前護病比要達成 1：7 的目標，但 2018 年全國護理人員的平均離職率仍高達 12.72%，全國各大醫療院所全日平均護病比為 1：8.22（中央健康保險署，2017），雖較 2015 年醫院評鑑基準全日平均護病比有降低趨勢（醫學中心 1：9、區域醫院 1：12 及地區醫院 1：15），但與其他國家比較仍然過高。故如何留住護理人力仍是護理界急需面對的挑戰。

(三) 政治參與的護理專業團體影響力

高 (2006) 指出，護理人員普遍比較不關心政治與時事，此或許和女性特質有關，但這也阻礙護理專業的發展及社會地位。傳統上女性被認為較少主動、服從性較強、較沒有獨立自主的意識，所以不被鼓勵參與政治或公共事務，但近 20 年來女性意識抬頭及社會的開放，護理其實也在逐步發展，王 (2014) 指出，護理人員參與政治最重要的一個里程碑，就是護理人員法於 1991 年由總統公布實施，在此立法過程中護理團體結合其他醫事團體、民間團體、各黨派立法委員，而成功地獲得社會各界及媒體關注。

　　ICN 理事長沙米 (Shamian) 於 2013 年 12 月訪台，在一場專題演講中強調，台灣護理人員應盡可能在各種場合發揮護理影響力，可以利用社會媒體 (social media) 發言，也可在國際會議發表護理成果，如此可以向政府或機構爭取資源，進而制定政策，提高政府部門、其他醫事團體及社會大眾對於護理專業的尊重 (Shamina, 2013)。蔡英文總統出席「2017 年國際護師節聯合慶祝大會」，除了肯定護理人員守護台灣人民健康的貢獻外，也鼓勵護理同仁以自己的聲音，一起推動護理專業進步（中央社，2016）。目前護理專業已有立法委員代表及擔任衛生局局長，未來持續讓護理參與政治且融入政治，創造具有影響力的護理，仍是當前面臨的一項挑戰。

結 論　綜言之，護理是一門專業，專業需要有專業團體作後盾，專業團體之功能除了肩負學術領導之使命外，也扮演整合專業之功能，以提升護理服務品質、替護理人員爭取合理權益與塑造護理專業形象，也唯有透過護理人員之共同參與，才能加速護理專業之成長與茁壯。

問題與討論

1. 護理專業團體的形成法源包括那二類？ 其定義及內涵為何？

2. 世界衛生組織的成立宗旨及其主要職能為何？

3. 護理專業團體的社會責任為何？

4. 衛生福利部於 2015 年提出「護理改革中長程計畫」之 10 大目標為何？

5. 護理專業未來會面對的挑戰為何？

參考文獻

中華民國護理師護士公會全國聯合會 (2023)·*台閩地區護理人員統計表*。http://www.nurse.org.tw/publicUI/H/H102.aspx

中華民國護理師護士公會全國聯合會 (2018)·*各種護理人力統計資料－醫療機構人力*。http://www.nurse.org.tw/publicUI/H/H102.aspx

國際護理榮譽學會中華民國分會（無日期）·*學會簡介*。http://stti.org.tw/about.php

王秀紅 (2014)·學而優則仕－談護理專業之政治參與·*護理雜誌，61*(4)，29-34。

中央社 (2016)·*蔡總統表揚傑出護理－鼓勵以專業發聲*。https://udn.com/news/story/6656/2459538

李選 (2014)·台灣護理學會與專業外交·*護理雜誌，61*(4)，20-28。doi:10.6224/JN.61.4S.20

陳季員 (2005)·護理知識和力量與政治科學哲學·*慈濟護理雜誌，4*(4)，14-18。

高靖秋 (2006)·21 世紀臺灣護理面對的挑戰·*榮總護理，23*(2)，205-211。

張媚、余玉眉、趙可式 (2012)·從民眾健康需要看臺灣護理教育的挑戰與對策·*護理雜誌，59*(5)，10-15。

張洒馨、黃秋玲、楊玉娥 (2010)·探討經濟危機對健康照護的影響·*護理雜誌，57*(4)，89-94。doi:10.6224/JN.57.4.89

葉美玉、李選 (2011)·護理專業應致力提升的人文素養·*護理雜誌，58*(5)，12-16。

考試院 (2014)·*公共衛生師列入專技人員考試種類範疇*。https://goo.gl/vRjWtt

衛生福利部 (2015)·*護理改革中長程計畫*。https://goo.gl/cJZdJr

中央健康保險署 (2017)·*全日平均護病比資訊公開*。https://goo.gl/u4JVMp

Shamian, J. (2013)·*護理對全球之影響力*·於台灣護理管理學會主辦·台北市。

American Nurses Association (2021). *ANA strategic plan 2020-2023*. https://www.nursingworld.org/ana-enterprise/about-us/anae-strategic-plan-2020---2023/

International Council of Nurses (2019). *ICN strategic plan 2019-2023*. https://www.icn.ch/nursing-policy/icn-strategic-priorities

World Health Organization (2019). *Thirteenth General Programme of Work 2019-2023*. https://www.who.int/about/what-we-do/thirteenth-general-programme-of-work-2019-2023

World Health Organization (2015). *Health workforce and services draft global strategy on human resources for health: Workforce 2030*. https://goo.gl/MVgoAC

Chapter 7

護理師執業資格考試 與臨床能力進階

作 者　王采芷

✚ 大 綱

Current Studies in Professional Nursing Issues

前言 護理師執業資格考試旨在確認護理師基本執業資格與確保護理人力品質，並藉由執業證照定期更新之規範，確保護理人員之專業知能與日俱進，得以因應社會需求與醫療環境變遷，而護理人員專業能力進階制度則可提供刺激專業成長與鼓勵自我實現的機制，上述制度對護理專業發展與提升醫療照護品質有深遠影響，因此本章茲就我國護理師執業資格考試、專科護理師制度、執業證照定期更新制度與護理人員專業能力進階制度分四節進行完整說明。

7-1 我國護理師執業資格考試簡介

　　我國醫事人員執業資格考試由考選部主管，考試制度隨教育與醫療環境的變遷而改變。我國護理師執業資格考試始自 1950 年，由考選部進行「護士」與「助產士」類科醫事人員考試，並於 1963 年公告「醫事人員檢覈辦法」以進行「護理師」資格檢覈，於 1968 年進一步更改為檢覈考試，由考試院舉辦「護士」與「護理師」檢覈考。在 1999 年及 2000 年相繼公布「專門職業及技術人員考試法」與「專門職業及技術人員高等暨普通考試醫事人員考試規則」，自此專門職業及技術人員考試與公務人員考試合而為一，考選部依此辦理專技人員「護士」普考與「護理師」高考。而在 2004 年，助產人員法修法通過，考試院依法舉辦專技人員「助產師」高考。之後，為因應護理學制的變革與高品質護理人力的需求，相繼於 2011 年及 2013 年停辦「助產士」與「護士」國家考試，自此護理人員專技高等考試僅有「護理師」與「助產師」兩類（李、顏、邱、張，2009）。

一、護理師專技高考

　　因應業界與考生需求，考選部自 2003 年起，每年舉辦兩次護理師專技高等考試（表 7-1），但考試及格率偏低，每年 7 月舉辦的考試，以

應屆畢業生為主要應考人，近 5 年（2017~2021 年）每年報考人數約在 14,000~16,000 人之間，通過率在 49~56% 之間，而每年 2 月舉辦的考試，報考人數約在 6,500~7,800 人之間，通過率則僅在 7~18% 之間。各考試科目中，以「基礎醫學」的平均分數最低（考選部，2022）。

二、助產師專技高考

目前考選部依據「專門職業及技術人員考試法」所辦理的「護理師」與「助產師」專技高考為我國護理師執業資格考試（全國法規資料庫，2022a），考試通過後由考試院核發考試及格證書，隨後依通過類別向衛生福利部醫事司請領「護理師」或「助產師」證書，並依「護理人員執業管理注意事項」（根植法律網，2022）加入執業所在地護士護理師公會後，向當地直轄市或縣市衛生局請領執業執照，始可執行護理師或助產師業務。

▶ 表 7-1　護理、助產師專技高考

考試類別	護理師	助產師
報考資格	1. 公立或立案之私立專科以上學校或經教育部承認之國外專科以上學校護理、護理助產、助產科、系畢業，並經實習期滿成績及格，領有畢業證書者 2. 經普通考試護士、助產士考試及格後並任有關職務滿 4 年有證明文件者 3. 經高等檢定考試護理、助產類科及格者	1. 公立或立案之私立專科學校護理助產（合訓）科、大學或獨立學院助產學系或符合教育部採認規定之國外大學、獨立學院助產學系、組畢業，並經實習期滿成績及格，領有畢業證書者 2. 領有護理師、護士或助產士證書，於公立或立案之私立大學、獨立學院（護理）助產研究所或符合教育部採認規定之國外大學、獨立學院（護理）助產研究所畢業，並經實習期滿成績及格，領有畢業證書者 3. 經普通考試助產士考試及格後並任有關職務滿 4 年有證明文件者

▶ 表 7-1 護理、助產師專技高考（續）

考試類別	護理師	助產師
考試項目	1. 基礎醫學（含解剖學、生理學、病理學、藥理學、微生物學與免疫學） 2. 基本護理學（含護理原理、護理技術）與護理行政 3. 內外科護理學 4. 產兒科護理學 5. 精神科與社區衛生護理學	1. 基礎醫學（含生理學、病理學、藥理學、微生物學與免疫學） 2. 基本護理學（含護理原理、護理技術）與護理行政 3. 各科護理學（含內外科、兒科、精神科與社區衛生護理學） 4. 助產學（一）（含助產學緒論、生殖系統的解剖與生理、產前護理、分娩期護理、產後護理、新生兒護理） 5. 助產學（二）（含優生保健、遺傳諮詢、胚胎發育、不孕症護理、高危險妊娠護理、高危險分娩護理、高危險產後護理）
備註	以各科總成績平均 60 分為及格，若有科目零分者不予及格；缺考科目以零分計算	各科目均採測驗式試題題型。以各科總成績平均 60 分為合格，若有科目零分者不予及格；缺考科目，以零分計算

資料來源：考選部 (2018)・專門職業及技術人員高等暨普通考試醫事人員考試規則。https://wwwc.moex.gov.tw/main/ExamLaws/wfrmExamLaws.aspx?kind=3&menu_id=320&laws_id=110

7-2 我國專科護理師制度

　　為提升照護品質、重整醫護分工、落實團隊的合作精神，主管機關與醫護專家積極推動我國專科護理師制度（余，2006），並於 2000 年立法院三讀通過「護理人員法第 7 條之 1 第 3 項修正案」，將專科護理師正式列為護理人員法定名稱之一。

一、專科護理師之角色功能

　　國家衛生研究院論壇醫療人員培育及醫療制度委員會專科護理師培育專責小組 (2003) 將專科護理師定位為「由機構聘請之執業進階護理師，與醫師共同提供連續性及整合性的護理及醫療服務。」主要角色功能包括病人直接照護、健康教育、醫療照護協調與病人照護品質監測（王，2008）。其中病人直接照護是指對急性與慢性病人直接照護管理，內容包括：健康評估、提供照護、評值、記錄與轉介、參與案例討論等。而健康教育是指提供病人與家屬有關健康促進／維護、疾病預防的教導與諮詢。

　　另外，醫療照護之協調主要是發展與主治醫師、護理人員、照顧團隊成員良好的協調合作關係，重視團隊中每位成員的專業知識與能力，增加彼此的信任與尊重，使病人得到良好的照顧成效。最後病人照護品質監測之角色則是確保病人安全、提升照護品質及促進病人健康。目前專科護理師多以於醫院提供急性照護為主，照顧病況複雜、脆弱的病人族群，除了需要豐富的護理臨床經驗，更需倚重批判性思考的能力與能對病人快速變化的病況及時評估與處理。

二、專科護理師之訓練與甄審考試

　　目前全世界先進國家專科護理師之教育大多在大學研究所之下培訓，而台灣基於臨床人力需求，專科護理師制度開始發展時以醫院培訓為主，早期是各醫院視需求自擬教學計畫及培訓內容，亦常無足夠之培訓師資，以致訓練標準及品質參差不齊。自 2004 年衛生福利部制訂與公告「專科護理師甄審與分科辦法」後，全國有一致之訓練課綱與內涵，透過國際護理教育及醫院各方交流，漸漸發展出符合國內醫療條件之專科護理師在醫院中培育之規劃，但仍以醫院短期訓練為主。直到 2015 年衛生福利部修訂「專科護理師分科與甄審辦法」，將就讀「國內大專校院研究所之專師學位學程」之護理師也納入符合報考之資格。自此專師訓練採醫院培訓與學校教育雙軌進行，但仍以醫院培訓為大宗。

　　目前專科護理師的培訓主要是依衛生福利部公告之「專科護理師分科與甄審辦法」進行（全國法規資料庫，2022b），訓練課程得於中央主管機關認定公告之醫院進行至少 6 個月至多 12 個月的學科與臨床訓練，其中學科訓練至少 184 小時，臨床訓練約 504 小時，由專科醫師及專科護理師共同訓練之（表 7-2）。

▶ 表 7-2　專科護理師訓練課程

課程	學科訓練			臨床訓練		
	基礎核心	進階課程 I	進階課程 II	基礎核心實習	進階實習 I	進階實習 II
最低訓練時數及實習個案數	56 小時	64 小時	64 小時	15 案例	15 案例	10 案例
	184 小時			504 小時		
內容	醫療品質、法規與倫理、專科護理師角色與職責、健康促進、品質管理、進階藥理學、進階病理生理學、進階健康評估、健康問題診斷與處置等			與本課程相關之病人照護；於臨床訓練師資指導下，接受「專科護理師於醫師監督下執行醫療業務辦法」所訂之相關訓練		
訓練人員資格	具課程內容領域專長之大專校院教師或臨床專家			訓練師資應包括下列人員，其資格如下： 1. 醫師：應具分科領域之專科醫師資格，並於取得資格後，實際從事該專科工作至少 2 年 2. 專科護理師：應具分科領域之專科護理師資格，且實際從事該分科專科護理師工作至少 2 年		

資料來源：全國法規資料庫 (2022b)·專科護理師分科及甄審辦法。https://law.moj.gov.tw/LawClass/LawAll.aspx?pcode=L0020081

　　另外，目前國內共 5 所護理研究所碩士班設有專科護理師組，進行專科護理師之培育，主要目標在於培訓學生具批判性思考、實證進階照護、臨床決策、溝通協調、衛教指導、專業諮商、個案管理、臨床研究、倫理

決策、人文關懷與照護品質監測的能力，進而以專科護理師的角色提供整合性、持續性的醫療與護理服務。專科護理師碩士班與一般護理碩士班最大不同的地方在於強調實習課程，通常要求最少 500 小時的專科護理實習，以增加學生的進階臨床實務經驗，主要著重在精進臨床實務照護技能與臨床決策能力的培養，提供充足的機會以熟練、統整並運用所學，提升諮商、教學、領導等進階照護能力，展現醫療團隊的溝通協調，融合專科護理師角色與功能於臨床實務，培養其成為稱職之專科護理師。為提升教育品質之管控，專科護理師培訓雖然目前仍以醫院訓練為主，未來仍須回歸正規教育體制，於大專院校之護理研究所進行培育（張、余，2010）。

「專科護理師分科與甄審辦法」對於甄審也有詳細的規範，包括每年辦理一次甄審，含筆試及口試二階段（表 7-3）。

▶ 表 7-3　專科護理師甄試規範

甄審項目	說明	及格標準
筆試	1. 筆試及格者，始得參加口試；筆試及格之效期保留 2 年 2. 筆試科目包括：專科護理通論（含專科護理師角色與職責、護理倫理與醫事法規、健康促進品質管理）；進階專科護理（含進階藥理學、進階生理病理學、進階健康評估、健康問題診斷與處置）	各科總成績平均 60 分，且每一科目成績皆達 50 分
口試	以客觀的結構式臨床測驗方式 (objective structured clinical examination, OSCE) 進行，主要是測試應試者評估病人、區辨診斷、臨床推理決策、擬定照護計畫與溝通等專科護理師應具備之核心能力	60 分
考試資格	相關領域臨床護理師工作 2 年或 3 年以上及完成下列任一項訓練： 1. 該辦法所訂定之專師訓練課程（3 年） 2. 大專校院研究所之專師學位學程（2 年） 3. 美國、加拿大、南非、澳洲、紐西蘭、歐盟等與我國專師制度相當之國家完成訓練（2 年）	—

資料來源：全國法規資料庫 (2022b)．專科護理師分科及甄審辦法．https://law.moj.gov.tw/LawClass/LawAll.aspx?pcode=L0020081

三、專科護理師之執業範疇

專科護理師發展早期，在執業過程中最常面臨的問題是執業範疇法源依據的不足，僅依護理人員法規範之護理人員業務第4款「醫療輔助行為」擴大解釋以從事各類醫療行為，常使專科護理師暴露在違反醫師法的風險中（鄔、鄭、許、王，2016；蔡，2014；蔡、邱，2014）。

為使專科護理師的獨特角色功能及執業範疇更為明確，2014年8月立法院通過「護理人員法第24條修正條文」（全國法規資料庫，2022c），增訂專科護理師及接受專科護理師訓練期間之護理師，得於醫師監督下執行醫療業務之規定。並於2015年，由衛生福利部訂定及公告實施「專科護理師於醫師監督下執行醫療業務辦法」（全國法規資料庫，2022d），明訂「專科護理師」及「接受專科護理師訓練期間之護理師」得於醫師監督下執行的醫療業務範圍，以低醫療危險之項目為原則，且需在醫師監督下始得為之（表7-4）。

執業範疇的擴展可能增加執業的風險，因此「專科護理師於醫師監督下執行醫療業務辦法」明訂各醫療院所設立「專科護理師作業小組」以訂定專師及訓練專師執行監督下之醫療業務時之標準作業程序、可執行之項目及特定訓練、訂定執行預立特定醫療流程之標準作業程序，並須定期檢討專師及訓練專師所執行監督下之醫療業務之適當性及品質，上述規範進一步增加了專師的執業安全與品質。

至此，專科護理師之執業範疇規範，終於在眾人引頸企盼之下出爐，讓專科護理師從事臨床工作時有所依循（許、曾、鄭、王，2016）。此一執業範疇法源的制定不僅可保障專科護理師合法執行醫療行為，避免觸犯密醫罪，釐清專科護理師與護理師執業範圍的差異，亦可進一步提升專科護理師的進階性與專業形象（林，2016；蔡，2014；蔡、邱，2014)。

▶ 表 7-4　專師及訓練專師於醫師監督下得執行之醫療業務

範圍	醫療業務
未涉及侵入人體之醫療業務	預立特定醫療流程所需表單之代為開立（入院許可單、治療處置醫囑、檢驗醫囑、藥物處方醫囑和會診單）、檢驗、檢查之初步綜合判斷、非侵入性醫療處置（石膏固定和拆除）和相關醫療諮詢
涉及侵入性人體之醫療業務	傷口、管路、檢查和其他處置，如表淺傷口清創、縫合、初次鼻胃管置入、各類導管拔除或置換等

四、專科護理師未來發展方向

　　臨床醫療業務繁重、複雜且多元化，在醫師人力不足的情況下，仰賴專科護理師加入醫療端的工作，與醫師共同提供連續性及整合性照護品質。自 2007 年第一批領照專科護理師加入醫療行列至今，專科護理師已成為臨床不可或缺之專業人才與主力之一，且由於醫療人力缺口，各大醫療院所對專科護理師之需求日益殷切，大量招攬與培訓專科護理師。然而一個專業職類的成長需有其未來發展性與保障，因此專科護理師理想管理制度與周全考核、晉升與福利之建立刻不容緩，其中合理的照護人床比、明確的執業範圍、團隊分工的方式、適當的薪資與福利與暢通的晉升管道都是建立完善專科護理師管理制度不可或缺的元素，藉由改善專科護理師的執業環境進而提升其專業認同感、工作效能與照護品質，創造醫、護、病三贏之局面（許等，2016）。

　　再則，專科護理師需具備全面性與持續性的照護能力，同時具有處理快速變化病人的護理能力，所以臨床訓練的經驗與層面要廣且深入，目前台灣專科護理師考照資格為專科畢業考取護理師證書後從事臨床工作 3 年並接受 184 小時課室教育與約 504 小時的臨床訓練，此一最低教育與經驗門檻要求是否合適，所培育出來的專科護理師是否能勝任複雜的臨床實

務，須進一步的藉由專家學者審視與研究探討之，以作為國內未來發展專科護理師教育之指引。另外，在暫時滿足短期人力需求後，也應進一步研擬由醫院培訓回歸至正規教育體制教育體系於護理研究所進行培育之必要性。

7-3 我國護理執業證照定期更新制度

護理人員的繼續教育可提升其專業能力與照護品質，為確保護理人員能持續提供符合專業標準的照護，依據護理人員法第 8 條第 2 項規定「護理人員執業，應每 6 年接受一定時數繼續教育，始得辦理執業執照更新」，並於第 3 項規定「前項繼續教育之課程內容、積分、實施方式、完成繼續教育之認定及其他應遵行事項之辦法，由中央主管機關定之。」

另外，助產人員法第 9 條第 2 項規定「助產人員執業，應接受繼續教育，並每 6 年提出完成繼續教育證明文件，辦理執業執照更新」，並於第 3 項規定「前項助產人員接受繼續教育之課程內容、積分、實施方式、完成繼續教育之證明文件、執業執照更新與其他應遵行事項之辦法，由中央主管機關定之。」專科護理師分科甄審辦法亦規定專科護理師證書應每 6 年更新一次。

為提升醫事人員之醫療品質，14 類醫事人員法皆訂有繼續教育之規定，衛生福利部遂依各類醫事人員法之依據，訂定各類醫事人員之執業登記及繼續教育辦法。然而，自從繼續教育轉變為醫事人員執照更新的強制性要求後，各類醫事人員換照的積分要求出入頗大，為利於醫事人員一致性之管理，衛生福利部遂整合 14 類醫事人員執業登記及繼續教育規定，於 2015 年 12 月 30 日訂定發布「醫事人員執業登記及繼續教育辦法」。該辦法第 13 條規定醫事人員執業，每 6 年應完成繼續教育課程之積分數達 120 點，內容包括專業課程、專業品質、專業倫理與專業相關法規課程

之繼續教育,且專業品質、專業倫理與專業相關法規課程合計至少 12 點,其中應包括感染管制及性別議題之課程;超過 24 點者,以 24 點計。而繼續教育課程及積分,規定應由經中央主管機關認可之醫事人員團體辦理審查認定及採認。

雖然繼續教育已成為更新護理執照的強制性要求,但護理繼續教育不應只為累計積分而流於形式,而需針對臨床所需要的專業知能作系統性的訓練,不與實務脫節,真正發揮提升護理人員專業能力、病人安全與確保照護品質與的功能(張、余,2010)。

醫事人員執業登記及
繼續教育辦法

7-4 護理人員專業能力進階制度

護理人員專業能力進階制度是指有系統的建立護理人員臨床專業能力成長的制度。Zimmer (1972) 提出臨床進階制度 (ladder for clinical advancement),將護理人員依臨床能力進行分級,各級有不同的職責與相關訓練,以便有系統的推動護理專業能力成長,且在公開公平制度上完成進階。研究結果顯示能力進階制度不僅可以促進護理人員個人成長、自我評價、工作滿意度、更能因此降低流動率與提升照護品質 (Corley, Farley, Gedes, Goodloe, & Green, 1994; Gustin, Semler, Gmeiner, Martin, & Lupo, 1998; Schultz,1993)。

一、基層護理人員臨床專業能力進階制度

台灣護理學會為能有系統的建立護理人員臨床專業能力成長制度,以滿足護理人員學習需求、使其能適才適所,並進而提升護理素質、穩定人力與保障病人之權益,於 1992 年接受衛生福利部委託,執行推展護理人員臨床專業能力進階制度研究計畫,訂定「基層護理人員臨床專業能力

進階制度規劃指引」，先期階段以醫院基層臨床護理人員為推動重點，採榮譽制，各醫院依其情況配合該制度給予進階獎勵，衛生福利部之委託計畫雖已終止，但該制度仍持續推展，並於 2004 年納入新制醫院評鑑項目（台灣護理學會，2007）。

基層護理人員層階由 N、N1、N2、N3、N4 區隔分成五級，就能力而言，N、N1 具有一般性病人護理能力，N2 具有重症病人護理能力，N3 具有團體護理指導、新進人員或護生指導能力，N4 則具有護理行政業務能力（圖 7-1）。就進階要件而言，各層階專業能力如表 7-5。

全國各醫療院所為提升護理人員專業知能，以面對快速成長與變遷的醫療環境，多依台灣護理學會制訂之「基層護理人員臨床專業能力進階制度規劃指引」積極推展能力進階，作為護理人員臨床專業能力成長與職涯規劃之準則。

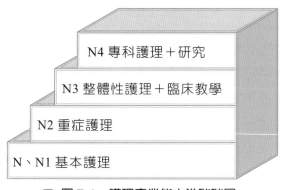

⊕ 圖 7-1　護理專業能力進階階層

▶ 表 7-5　護理人員專業能力進階之要件

層階	晉升要求	專業訓練重點
N → N1	N 指臨床工作未滿 1 年之新進護理人員	常見疾病、檢查與治療之護理、常用藥物、常用護理技術、常見病人健康問題、護理紀錄、病人安全、感染管制、病人權力、法律與倫理、問題分析與處理 (I)：文獻查證與閱讀，通過讀書報告審查、品質管理 (I)：護理品質概念介紹並參與活動；跨領域團隊共同照顧
	N1 指臨床工作滿 1 年，完成 N1 專業能力訓練且通過 N1 審查合格，能執行病人基本照護者	
N1 → N2	N2 指臨床工作滿 2 年以上，完成 N2 專業能力訓練且通過 N2 審查合格，能參與執行重症病人護理者	重症病人的護理（含身、心、社會層面個案評估）、護理與法律（醫療糾紛案例討論）、問題分析與處理 (II)：通過案例分析審查、品質管理 (II)：理解如何制定護理標準並參與活動
N2 → N3	N3 指臨床工作滿 3 年以上，完成 N3 專業能力訓練且通過 N3 審查合格，能執行重症病人之整體性護理，並有教學及協助單位品質改進之能力	教與學、危機處理、問題分析與處理 (III)：通過個案報告審查、品質管理 (III)：持續性護理品質改善之執行方法、認識健康相關政策
N3 → N4	N4 指臨床工作滿 4 年以上，完成 N4 專業能力訓練且通過 N4 審查合格，能執行重症病人之整體性護理，並有教學、參與行政及執行單位品質改進之能力	護理行政（含成本分析之概念）、研究概論、問題分析與處理 (IV)：通過護理專案審查、品質管理 (IV)：持續性護理品質業務改善報告

資料來源：　台灣護理學會 (2018)．基層護理人員臨床專業能力進階制度規劃指引。https://www.twna.org.tw/WebPad/WebPad.aspx?1x8jyHnXeNSHfBGHev4mkg%3D%3D

二、進階護理師認證

　　台灣護理學會因應護理專業角色進階發展的需求，於 2012 年成立進階護理委員會以推動進階護理師 (advanced practice nurse, APN) 的發展，並於 2016 年開始辦理進階護理師認證作業，藉以推動台灣護理專業朝多元且精緻照護的角色發展，進而提供病人高品質及高效率的照護。

　　委員會將進階護理師定義為「在護理領域中，具專業知能、複雜情境決策與擴展專業領域實務能力之進階護理師」，並提出護理師晉升由 N、N1 之基本護理、N2 重症護理、N3 教學與整體性護理、N4 研究與專科護理，最後達 APN 之六大執業能力與進階護理的概念架構。其中六大能力之定義及範疇如下（台灣護理學會，2020）：

1. **照護能力**：運用進階整合性評估技巧，擬定及參與臨床照護治療計畫，協助處理複雜、特殊或困難病人整合性與個別化的照護問題。

2. **教學能力**：提供病人及主要照顧者健康教育指導，提升對疾病照護及健康促進的認知及自我效能。協助醫療團隊專業照護之教育訓練，促進團隊人員專業學術交流。

3. **諮詢能力**：提供病人、主要照顧者及醫療團隊專業照護諮詢，發展並持續治療性合作關係，共同解決醫療照護問題。

4. **協調能力**：以個案為中心，統合運用醫療資源，進行跨領域團隊溝通與合作，提供一致性優質照護計畫及安全就醫環境。

5. **領導能力**：終身學習並運用品質促進及危機處理機制，創造全人、全家、全隊及全社區之健康醫療照護系統。

6. **研發能力**：運用科學方法分析，發現臨床問題，以實證為基礎進行專業研究，建構及發展創新照護技術、知識及標準之研發能力。

　　另外進階護理委員會對 APN 之執業範疇則規劃如下（台灣護理學會，2020）：

1. 建構及發展創新照護技術、知識及標準。

2. 執行複雜、特殊及困難病人之整合性護理評估，並應用實證擬定照護計畫、執行和評值照護成果。

3. 記錄所執行之評估、處置和監測治療及後續追蹤的照護。

4. 處理病人及家屬照護諮詢及說明。

5. 與醫療團隊成員以協同合作方式一起照顧病人，發揮臨床照護的最佳效益。

6. 提供醫療團隊專業照護之諮詢、教育訓練與指導。

7. 分析民眾健康照護需求，規劃整合性照護計畫、執行及評值照護成效。

8. 推動民眾教育活動，提升民眾對疾病照護及健康促進的認知及自我效能。

9. 最佳化統合運用社會資源，促進民眾健康與生活品質。

10. 其他宜由進階護理師執行之照護行為。

三、專科護理師進階制度

　　台灣專科護理師學會為「逐步增進專科護理師臨床專業能力，提升病人照護品質，促使醫院的認同，增加回饋或晉升的機會」，而於 2016 年制定「台灣專科護理師學會專科護理師進階制度及認證辦法」，並於 2017 年公告實施，以發展與落實專科護理師臨床進階制度。

　　該進階制度主要參考 Benner (1982) 的理論架構，將護理人員的能力成長經由新手學習到專家 (novice to expert) 共分五階層，故此專科護理師的進階由 NP I 生手階段 (novice)、NP II 進階學習階段 (advanced beginner)、NP III 勝任階段 (competent)、NP IV 精通階段 (proficient)到 NPV 專家階段 (expert)（表 7-6）（台灣專科護理師學會，2022）。

　　各階層的進階除須滿足各階基本條件外，並須符合學會針對專科護理師以下三個構面的執業能力指標：(1) 執業與成效、(2) 能力、(3) 行政和研究（台灣專科護理師學會，2022）。

▶▶ 表 7-6　專科護理師進階制度

階層	定義
NP I 生手階段	1. 開始熟悉專科護理師的業務，對專科護理師業務已基本能處理，可以提供病人更具個別性的照護，能有依據的為病人訂定照護計畫，且能在醫療團隊中提出意見 2. 基本條件：(1) 具效期的專科護理師證書；(2) 實際執行專科護理師業務；(3) 台灣專科護理師學會活動會員
NP II 進階學習階段	1. 對專科護理師業務已基本能處理，可以提供病人更具個別性的照護 2. 除滿足 NP I 的其基本條件外，尚須於領照後實際執行專科護理師業務年資滿 1 年，並具有護理學士學位
NP III 勝任階段	1. 能有依據的為病人訂定照護計畫，且能在醫療團隊中提出意見 2. 除滿足 NP I 的其基本條件外，尚須於領照後實際執行專科護理師業務年資滿 3 年，並具有護理學士學位
NP IV 精通階段	1. 能掌握病人整體及應用實證結果於病人照護，於醫療團隊具協調力 2. 除滿足 NP I 的其基本條件外，尚須於領照後實際執行專科護理師業務年資滿 5 年，並已進修護理相關研究所課程至少 2 學分
NP V 專家階段	1. 能快速的統整資料作出精確的臨床判斷及反應，具實證應用及研究能力，對醫療團隊及機構具影響力 2. 除滿足 NP I 的其基本條件外，尚須於領照後實際執行專科護理師業務年資滿 5 年，並具護理相關碩士學位

結論　規劃完善與嚴謹落實的護理師執業資格考試、專科護理師制度、執業證照定期更新與專業能力進階可確保護理人力品質、強化臨床專業技能與提升競爭力。在面對國內外社會、醫療產業與醫護教育環境快速變遷的挑戰，以及民眾對健康照護品質的高度要求，政府相關部門、民間醫護專業團體與醫療從業人員須共同努力，使相關制度更為完善與落實，進而提升民眾健康照護品質。

問題與討論

1. 護理師專技高考通過率偏低，為解決「護士荒」，衛生福利部擬調降通過分數，你對此有何看法？

2. 你對「護理人員執業，應每 6 年接受一定時數繼續教育，始得辦理執業執照更新」的看法為何？目前所規定之點數與內容你有何建議？

3. 目前台灣專科護理師之執業範疇為何？與美國專科護理師 (nurse practitioner) 主要差異為何？你對此有何看法？

4. 你對目前台灣專科護理師之培訓資格、方式與內容之合適性有何看法？其優缺點為何？若由醫院培訓回歸至正規教育體制之優缺點及可行性為何？

5. 台灣專科護理師學會於 2017 年公告「專科護理師進階制度及認證辦法」，以發展與落實專科護理師臨床進階制度。您認為通過進階認證，對專科護理師個人及專業發展有何影響？

6. 台灣專科護理師學會於 2017 年公告「專科護理師進階制度及認證辦法」，以發展與落實專科護理師臨床進階制度，其中 NP II（進階學習階段）須具備護理學士學位，而 NP V（專家階段）須具備護理相關碩士學位，你對此基本條件之規定有何看法？其適當性及優缺點為何？

參考文獻

王秀紅 (2008)・*護理，台灣*・行政院衛生署。

台灣專科護理師學會 (2022)・*台灣專科護理師學會專科護理師進階制度及認證辦法*。http://www.tnpa.org.tw/advanced/rules_explanation.php

台灣護理學會 (2007)・*基層護理人員臨床專業能力進階制度立場聲明*。https://www.twna.org.tw/Laws/Law_Detail.aspx?YqKKXRb76GjRr%2bQvds3A77aIdpjTMJZJ

台灣護理學會 (2018)・*基層護理人員臨床專業能力進階制度規劃指引*。https://www.twna.org.tw/WebPad/WebPad.aspx?1x8jyHnXeNSHfBGHev4mkg%3D%3D

台灣護理學會 (2020)・*台灣護理學會進階護理師認證發展規劃*。https://www.twna.org.tw/WebPad/WebPad.aspx?1x8jyHnXeNRZ7af5neRU%2BA%3D%3D

全國法規資料庫 (2022a)・*專門職業及技術人員考試法*。https://law.moj.gov.tw/LawClass/LawAll.aspx?pcode=R0040001

全國法規資料庫 (2022b)・*專科護理師分科及甄審辦法*。https://law.moj.gov.tw/LawClass/LawAll.aspx?pcode=L0020081

全國法規資料庫 (2022c)・*護理人員法*。https://law.moj.gov.tw/LawClass/LawAll.aspx?PCode=L0020166

全國法規資料庫 (2022d)・*專科護理師於醫師監督下執行醫療業務辦法*。https://law.moj.gov.tw/LawClass/LawAll.aspx?pcode=L0020185

考選部 (2018)・*專門職業及技術人員高等暨普通考試醫事人員考試規則*。https://wwwc.moex.gov.tw/main/ExamLaws/wfrmExamLaws.aspx?kind=3&menu_id=320&laws_id=110

考選部 (2022)・*考選統計年報*。https://wwwc.moex.gov.tw/main/content/wfrmContentLink.aspx?menu_id=268

余玉眉（2006，5月）・*推動我國 NP preceptor 訓練計畫之理念與國外經驗*・於行政院衛生署主辦，95 年度內外科專科護理師指導者培訓計畫經驗分享研討會・台大醫學院附設醫院國際會議中心。

李選、張婷、顏文娟、王郁琇 (2010)・由全球人才競爭思維探討護理師教考用制度之現況、困境與趨勢・*國家精英，6*(4)，29-45・

李選、顏文娟、邱文璽、張婷 (2009)・護理人員教考用制度之探討・*國家精英,5*(4),57-72。

林雅萍 (2016)・台灣專科護理師的執業範圍與角色界定・*志為護理－慈濟護理雜誌,15*(1),12-13。

根植法律網 (2022)・*護理人員執業管理注意事項*。https://www.rootlaw.com.tw/LawArticle.aspx?LawID=A040170031005500-0720513

張媚、余玉眉 (2010)・*護理人力及專科護理師制度願景與挑戰*・國家衛生研究院。

許庭綾、曾嫦蘭、鄭瑜、王采芷 (2016)・專科護理師的角色功能與人資管理之展望・*領導護理,17*(3),3-10。

鄔恒斐、鄭瑜、許庭綾、王采芷 (2016)・專科護理師執行醫療業務辦法之臨床衝擊與展望・*領導護理,17*(3),11-19。

蔡秀鸞 (2014)・世紀回眸－台灣護理專業的角色拓展・*護理雜誌,61*(4),69-77。

蔡秀鸞、邱慧洳 (2014)・專科護理師之執業現況與困境・*醫療品質雜誌,8*(1),28-32。

論壇醫療人員培育及醫療制度委員會專科護理師培育專責小組 (2003)・*專科護理師培育計畫暨執業規範建議書*・國家衛生研究院。

Corley, M. C., Farley, B., Gedes, N., Goodloe, L., & Green, P. (1994). The clinical ladder impact on nurse satisfaction and turnover. *Journal Nursing Administration, 24*(2), 42-48

Gustin, T. J., Semler, J. E., Holcomb, M. W., Gmeiner, J. L., Brumberg, A. E., Martin, P. A., & Lupo, T. C. (1998). A clinical advancement program: Creating an environment for professional growth. *Journal Nursing Administration, 28*(10), 33-39.

Schultz, A. W. (1993). Evaluation of clinical advancement system. *Journal Nursing Administration, 23*(2), 13-19.

Zimmer, M. J. (1972). Rationale for a ladder for clinical advancement. *Journal of Nursing Administration, 2*(6), 18-19.

Chapter 8

我國護理人力
供需狀態

作 者 陳玉枝

✚ 大 綱

Current Studies in
Professional Nursing Issues

前言 護理人員一直是健康促進、疾病預防和深耕社區的健康守護者。也是健康照護體系的主要照護人力，更是醫療團隊中執行醫囑及提供 24 小時直接照護的關鍵成員，當護理人力供需失衡將影響病人的安全及照護品質。

世界衛生組織 (World Health Organization,WHO) 提出在 2030 年要達全民均健的目標，必須落實全球基層保健醫療，因此護理人力需求的議題受到各國的重視，紛紛進行護理人力的規畫。我國也積極研議，國家衛生研究院於 2022 年 1 月出版《台灣護理人力發展之前瞻策略規劃》，對護理人力未來十年 (2020~2030) 的人才培育、能力提升及人力需求策略規劃提供政策的建言，期能應付未來照護需求，確保病人安全與維護全民健康。

健保署為抑制醫療成本的快速成長，於 2002 年 7 月全面實施總額支付制度，對醫院之營收造成相當大的影響，也帶來甚大之財務壓力，醫院一方面會以人事成本之精簡來應對，另一方面要提高醫療效率，縮短病人住院天數、病人疾病嚴重度增加，照顧需求隨著提高，基層護理人員工作負荷益形加重，導致醫院護理人員普遍招募困難，空缺率及離職率越來越嚴重。衛生福利部已正視護理人力的問題將影響醫療照護品質，於 2011 年進行多項護理改革策略，逐漸穩定護理人力的供需。

護理人力供需的議題可從整體性全國護理人力未來需求的推估、護理人力發展策略等探討，國內已有相關的研究出版，可提供人力政策規劃的參考；由於我國護理人員執業地點以在醫院占比最多，人力需求最大，因此本章節以醫院的護理人力供需為主，介紹護理人力概念架構，了解國內外醫院護理人力配置標準，同時探討影響護理人力配置的因素，再進一步分析我國護理人力供需的現況，如何針對人力不足採取有效的對策，最後提供護理人力市場的未來展望。

8-1 護理人力之相關概念

　　有鑑於護理人員在安全及照護品質上擔任重要的角色。因此，全球各國政府與政策規劃者都將「護理人力規劃」視為優先的議題。要有好的護理人力規劃及人力指標方能了解護理人力供需是否失衡，且有足夠的人力也要配合良好的規劃運用，才能充分發揮護理專業的功能。

　　護理人力內涵包括護理人力規劃、護理人力管理及護理人力發展等。首先介紹世界衛生組織 (WHO) 護理及助產人力規劃 (nursing and midwifery workforce planning) 與護理及助產人力管理 (nursing and midwifery workforce management) 的概念。接著說明國際護理學會的人力規畫及台灣護理人力之發展計畫，最後是護理人力結構－過程－結果評估模式。

一、WHO 護理及助產人力之規劃

　　人力規劃是指組織、系統或機構確定提供服務所需的人力（無論是現在還是未來）並訂定策略以平衡這些人力需求與可用人力供應的過程。它可以簡單地定義為確保正確的專業人員，在正確的時間、以正確的技能、在正確的地方、提供所需的護理。為了實現這一目標，必須考慮廣泛的內部和外部因素和影響。因此，人力規劃應與全方位的組織規劃政策相互關聯，例如服務規劃、預算規劃以及培訓和發展計劃。它還必須考慮可用設施和資源的現實情況、當前的人力狀況以及政策和服務提供模式的動態和持續變化，這些變化將影響護理和助產服務的提供方式。人力規劃是實現組織目標的一種手段，其最終目標是為了改善健康照護結果。良好的人力規劃還可以確保有效地提供衛生服務方面的貢獻，但前提必須對人員作有效的部署及運用。對短期和長期人力的培養，教育機構需要與相關衛生服務機構密切合作，以確定衛生服務需求的變化程度。同樣，非人力資源，

例如基礎設施、設備和技術的可用性，將影響工作場所護理師和助產士所需的技能。有效的人力規劃可以促進良好的工作環境、有意義和有價值專業角色的發展、改善個人和職業發展的機會以及提高領導力，改善護理師和助產士的工作生活和健康。

人力規劃過程中的關鍵步驟：(1) 確立服務範圍和目標的一致性；(2) 建立專案管理計劃與執行能力；(3) 評估環境；(4) 描述當前人力的容量；(5) 估計未來人力的需求；(6) 分析人力需求和能力之間的差距；(7) 制定策略和應對措施，以平衡人力需求與容量；(8) 執行；(9) 監測與評價 (World Health Organization, 2010)。

二、WHO 護理及助產人力之管理

世界衛生組織 (WHO, 2003) 所提出的護理及助產人力之管理，目的在幫助各國發展保證聘有足額、有能力的護理及助產人力，且訂定有效的人力運用政策。什麼是好的護理人力管理？指的是聘有足夠護理人力，訓練他們具有照護病人的能力，有良好的激勵措施，激發他們能適時適地提供病人方便性、公正性、安全性的照護品質。所以好的護理人力管理須具備下列條件：

1. 具有效率及效益的護理人力及助產人力管理政策與計畫。

2. 具有效率及效益的護理人力及助產人力教育訓練及職涯發展。

3. 具有效率及效益的護理人力及助產人力配置與運用。

其人力管理的要素包括：政策和規劃、教育培訓和發展、配置和運用、監督管理、決策的證據基礎。說明了衛生系統的複雜性，護理及助產人力管理也是一個系統，不僅僅是改善教育和培訓、薪資待遇、工作條件、績效和職業發展，其實是多方面的。它涉及個人與組織文化、政策和

結構之間的相互依存關係，也就是要從系統面著手，而系統變革需要經過相關部門之間的協商才能制定執行策略。這些策略必須針對系統的變化，中長期持續的監測與管理，強調任何人力的決策需要有科學證據，以確保實證的基礎以及必要的監管和立法。

三、國際護理協會 (ICN) 人力之規劃

國際護理協會針對護理人力規劃，從五大方面的策略分析：

1. **護理人力資源的規劃**：政策規劃者估算護理人力資源的方法，可從不同的影響因素（包含社會、政治、地理、科技、經濟、與其他人、事、物組合的因素）去作考量。並建立護理人力指標以便進行人力趨勢的監測。

2. **整合人力規劃與服務規劃**：醫事人力資源規劃需與醫療服務規劃進行整合。醫事人力規劃應確保醫療照護所使用的資源，是以高效率及有效的方法在分配及管理。

3. **建立模式，以評估目前與未來之規劃可行性**：建立推估模式，能增進對體系變動的了解，可讓相關單位更容易參與整個規劃與管理。

4. **人力失衡與國內人力遷移情形**：地理因素在醫事人力資源規劃中也是重要的影響因素。護理人員的短缺或過剩情形常可在都市、鄉村與偏遠地區看出城鄉差距。人力資源的失衡必定與國內遷移模式有關，可發展追蹤人力失衡和遷移模式。

5. **護理服務的調度與運用**：工作負荷量決定護理和助產服務所需要的醫事人力，要有人員配置和工作負荷的監測數據供運用與管理 (O'Brien-Pallas et al., 2005)。

四、台灣護理人力之發展計畫

國家衛生研究院因應國內外改革浪潮，護理人力需全方位的培育與規劃，才能應付未來健康照護體系的轉變與民眾的需求。於 2022 年進行護理人力發展計畫，主軸以護理人力的教育、認證、訓練與任用過程，並透過人力輸入－過程－產出的概念規劃架構，從護理人力之人才培育、護理專業之能力提升（專業認證、進階護理），以至初級照護、次級照護至三級照護的執業場域（社區護理、醫院護理、急性後期與長照護理）人力需求；再以科技護理橫貫人才培育、人力提升以及人力需求等層面的教育訓練與實務應用。希望達到促進護理專業化與發展，確保照護品質與病人安全，進而提升全民健康的目標（國家衛生研究院論壇，2022）。

五、結構－過程－結果評估模式

唐納貝恩 (Donabedian) 倡議的醫療品質可從結構面、過程面及結果面進行評量，護理人力之內涵可從唐納貝恩的結構－過程－結果評估模式說明。結構、過程、結果之間保持著因果的關係，即具有良好的人力結構，將有助於提供好的人力資源管理過程，而良好的管理過程將產生較好的結果。最好的評估策略是同時選取各評估方法的最適指標，以增加其評估的正確性：

1. **結構**：護理人力配置標準、人床比或護病比、人員資格、證書或執照等。

2. **過程**：護理人員管理含排班制度、休假、工作環境的氛圍、護理照護模式、溝通協調跨領域的團隊合作關係等。

3. **結果**：護理人員離職率、留任率、工作滿意度、病人方面的敏感性指標如住院病人跌倒、給藥錯誤、感染率等。

8-2 國內外醫院護理人力配置

一、護理人員的業務內容

護理人員負有監測病人病況、挽救病人生命的責任。臨床觀察須仰賴護理人員的專業評估與判斷，加護病房觀察的項目及深度甚至更為複雜。病人監測的目標在早期發現病況變化、潛在異常事件發生；而在用藥方面，特別是系統性的藥物錯誤，多半由護理人員途中攔截而避免給錯藥；在急需搶救的病人方面，研究顯示較高的護理人力配置，會提高病人急救的成功比率 (Aiken et al., 2002; Needleman et al., 2002)

護理人員肩負病人照護的協調者及溝通者，除了評估及隨時監測外，尚須執行護理照護措施、各項治療、病人及家屬的護理指導、出院計畫轉介病人等聯繫工作。間接護理的工作如醫療器材的準備、病人檢體的採集、病人檢查的連繫及運送、協調會診等都須與跨單位人員協調，因此有機會及早發現病人照顧過程中的鴻溝，予以阻止或矯正，以保護病人遭到不當的處置。

二、台灣醫院護理人力配置

台灣醫療機構設置標準訂有醫院最低配置的護理人員數，醫院評鑑標準也明定人床比及護病比，除了一般病床外，特殊單位也分別規定（表8-1）。雖然醫院評鑑標準有人力配置的要求，但在 2011 年以前只訂白班每位護理人員照顧病人數，未訂小夜班及大夜班護病比，故醫院只管符合白班人力要求，相對的夜班照顧病人數就多了，造成醫院評鑑過關而護理人力實際上是不足的怪象。護理人力短缺不僅增加護理人員工作負荷，工作壓力也隨著增加，進而影響照護品質，甚至於危及病人安全。 護理人力配置無法改善，未來將造成護理人力嚴重的流失。

　　有鑑於此，衛生福利部進一步研議增訂夜班護病比。但究竟應訂定三班護病比還是全日護病比？護理人員排班應依病人病情及照護需求而安排人力，如果將三班護病比分別律定，可能影響人力的彈性調整，故全日護病比才符合實際上的運作。衛生福利部遂於 2014 年公告各層級醫院急性一般病床之全日平均護病比，但這也衍伸了另一種憂慮，病房會不會多將護理人員排在白班，減少夜班輪班的頻率，導致夜班照顧的病人數增加，工作負荷未減輕，病人照顧也不安全。

　　任何制度都不可能盡善盡美，需有專業的素養及有效的管理機制，這也呼應前述世界衛生組織的人力架構「須具有效率及效益的護理人力管理政策與計畫，具有效率及效益的護理人力配置與運用」，才能使制度適時適地的實施，達到預期的目標。

　　近年來醫院在執行嚴重特殊傳染性肺炎醫療照護，應落實分艙分流、分區照護，並優先安排於專責病房、專責加護病房、負壓隔離病房、普通隔離病房或加護病房。這些病房的人力配置要求尚未列入表 8-1 的醫療機構設置標準與醫院評鑑標準。根據衛生福利部 2021 年 6 月 26 日公告「執行嚴重特殊傳染性肺炎醫療照護之醫事人員及相關人員津貼申請作業須知」對人力配置的說明：(1) 隔離病房、專責病房，每日平均每名護理人員以照護五床為原則；(2) 專責加護病房、加護病房，每日平均每名護理人員以照護二床為原則；(3) 急診部門之負壓隔離病室及單人病室，應排有一組專責醫護人員，每班可申請二名醫師或一名醫師、一名專科護理師及一名護理人員為原則（衛生福利部，2021）。

▶▶ 表 8-1　醫療機構設置標準與醫院評鑑標準之比較

依據 人床比	醫療機構設置標準	醫院評鑑標準		
	醫院	醫學中心	區域醫院	地區醫院
一般病房	1：3（50 床以上） 1：4（49 床以下）	1：2	1：2.5	1：3（50 床以上） 1：4（49 床以下）
精神急性一般病房	1：3	—	1：3	—
精神慢性一般病房	1：12	—	1：12	—
精神科日間照護單位	—	每 15 名服務量應有 1 人	每 16 名服務量應有 1 人	—
護病比	醫學中心：9 人以下 區域醫院及精神科教學醫院：12 人以下 地區醫院及精神科醫院：15 人以下	全日護病比 ≦ 9，白班平均須 ≦ 7	全日護病比 ≦ 12	全日護病比 ≦ 15
加護病房	1.5 人／床	2.5 人／床	2 人／床	1.5 人／床
燒傷病房、亞急性呼吸照護病房	1.5 人／床	1.5 人／床	1.5 人／床	1.5 人／床
急診觀察室、嬰兒病床、安寧病房	1 人／床	1 人／床	1 人／床	1 人／床
手術室	2 人／床	2.5 人／班／床	2 人／班／床	2 人／床
手術恢復室	1 人／床	0.5 ／班／床	0.5 ／班／床	1 人／床
產房	2 人／產台	2 人／產台		
血液透析室	1 人／4 床	每 4 人次 1 人		1 人／4 床
慢性呼吸照護病房	1 人／4 床	1 人／4 床		

▶ 表 8-1　醫療機構設置標準與醫院評鑑標準之比較（續）

依據 人床比	醫療機構設置標準 醫院	醫院評鑑標準		
		醫學中心	區域醫院	地區醫院
隔離病房	1人／4床	—		
整合醫學急診 後送病房	1人／4床	—		
門診	—	1人／診療室		
嬰兒室	0.4人／床	0.4人／床		

註：

1. 納入護病比計算之人力，包括護理長、護理師、護士，並應辦理執業登記；實習護士及專科護理師等不列入計算。

2. 全日平均護病比計算公式：醫院該月每病房之（急性一般病床床位數 × 占床率 ×3）加總後 ÷ 每月每日平均上班護理人員數之三班小計加總。

3. 病床數依登記開放之急性一般病床數計。

4. 為顧及護理人員流動率，得有實務人力調整空間，於2015~2018年實地評鑑時之評量方法中，訂定醫學中心及區域醫院達成上列全日平均護病比之90%即為符合，即醫學中心白班平均護病比可調整為≦7.8 (7 ÷ 0.9＝7.8)；醫學中心全日平均護病比可調整為≦10 (9 ÷ 0.9＝10)；區域醫院全日平均護病比可調整為≦13.3 (12 ÷ 0.9＝13.3)，以上計算皆四捨五入取至小數點下一位。

三、國外醫院護理人力配置

　　澳洲維多利亞郡、美國加州、新加坡及日本皆已立法規範護病比，茲簡介於下：

🔆 澳洲

　　澳洲維多利亞郡於 2000 年即制定「護病比」，依不同醫院層級與日、夜班分別訂定比例，對於第一級醫院，日班及小夜班，規定每一位護理人員只照護 4 名病患，大夜班 8 名。第三級醫院日班及小夜班分別為 1：

5 及 1：6，大夜班 10 名，後來又修正增列第二級（表 8-2）。實施護病比後，於維多利亞郡執業人數增加 3,000 多人，有臨床經驗護理師之聘用增加 24.1%，也有效降低離職率，就讀護理科系人數增加 25%，民眾對該郡政府的支持度也大為提升 (Victorian Public Health Sector, 2007)。

澳洲昆士蘭省於 2016 年修訂《醫院和健康局法案 (Hospital and Health Boards Act)》，規定急性內外科病房白班及小夜班護病比 1：4 ，大夜班 1：7。例如一個 28 床的病房，白班及小夜班要有 7 位護士，大夜班 4 位護士上班才符合法定比例 (Queensland Government, 2022)。

▶ 表 8-2　澳洲維多利亞郡護病比

班別／分級	第一級	第二級	第三級
白班	1：4	1：4	1：5
小夜	1：4	1：5	1：6
大夜	1：8	1：8	1：10

💡 美國加州

1999 年美國加州通過最低護病比規範，並於 2004 年 1 月公告實施護理人力配置比（表 8-3）。在實施安全護病比後，加州境內執業人數增加 6 萬人（1999~2005 年），離職率驟減至 5% 以下，各級護理校院新生人數也顯著上升，但醫療機構並未因提高護理人力而導致財務緊縮或惡性倒閉，反而因護理人力充沛，使肺炎、泌尿道感染、休克及腸胃道出血發生率下降，而降低成本 (Needleman et al., 2002)。

▶▶ 表 8-3　美國加州護病比

病房	護病比
手術室	1：1
燒燙傷、加護病房及恢復室	1：2
產前照護病房及觀察室	1：4
內、外科病房	1：5
產後、精神科病房	1：6
夜間病房	1：7
嬰兒室	1：8

註：上述護病比皆為最低限制，醫院須視其疾病嚴重度增加護理人力，且書記、管理者及照顧服務員亦不列入計算比例中。

新加坡

　　新加坡衛生部 (Ministry of Health, 2007) 分別訂定「醫院」及「精神科及康復醫院」的護病比（表 8-4），此外，也規定總護理人員之中註冊護士的比例不得低於 60 ％，其餘人員可包括准護士 (enrolled nurses)、助產士及輔助人員，且三班都需要有註冊護士上班，註冊護士需具備專業判斷與專業技能。

▶▶ 表 8-4　新加坡護病比

比較項目		護病比	註冊護士比例
醫院		1：1.5	≧ 60 ％
精神科及康復醫院	急性住院病人	1：2.5	≧ 60 ％
	短期住院病人	1：3	≧ 60 ％
	老人、長期、復健及康復期病人	1：4	≧ 40 ％
	身心障礙、慢性病人	1：5	≧ 40 ％

日本

日本 1992 年公布「確保護理師專業人才相關之法律」及「確保護理人員專業促進之方針」，從訂定合宜之夜班次數、時數及照顧病人數，來減輕護理人員工作負荷，鼓勵護理人員回流職場。1999 年日本發生多起嚴重的醫療疏失案件，引起政府及社會的重視，於是日本護理學會規劃護理人力與健保給付連動時，將人床比轉變為護病比。原來制度採用人床比為1：2，但民眾住院時發現怎麼不是一位護理師照顧兩位病人，為了讓一般民眾理解，因此改為護病比，直接說明一位護理師照顧幾位病人。

人床比 1：2 等於 1：10 的護病比，當增加到 1：1.4 的人床比，才等於 1：7 的護病比。護病比 1：7 對醫院而言，不是指每一個病房三班都要符合 1：7，而是以醫院為申報單位，全院符合申報的病床數，依占床率計算後所配置的護理師人數的平均比值，再根據不同比值給予不同的給付，以 1：7 的給付最高，提高醫院增聘護理人力的誘因，並有法規規定勞動條件與多重的配套措施。

2006年4月修訂診療報酬，實施「7對1入院基本費的報酬加算要件」，將住院醫學管理費、護理費、病房費、住院設施費整合簡併為一項入院基本費。導入實質護病比制度，新設各種護病比的入院基本費支付標準。以一般病房為例，當護理師與照顧病人數1：7時，入院基本費用給付1,591點（每點日幣10元），當人力配置1：10給付1,332點，依此類推，即護病比越高入院基本費越高（表8-5），成功突破護理人力配置不足的困境。實施後護理就業人數在6年間（2005~2011年）增加20萬人，成長15%；醫院護理人員離職率下降至1.4%，新進人員下降至1.8%（盧、楊、陳、黃、王，2013）。

▶▶ 表 8-5　護病比相對入院基本費點數

護病比		1：7	1：10	1：13	1：15	1：18	1：20
一般病房		1,591	1,332	1,121	960	—	—
結核病房		1,591	1,332	1,121	960	822	775
精神病房		—	1,271	946	824	735	680
專門醫院		1,591	1,332	1,121	—	—	—
障礙者設施		1,588	1,329	1,118	978		
特定機能醫院	一般病房	1,599	1,339	—	—		
	結核病房	1,599	1,339	1,126	965		
	精神病房	1,350	1,278	951	868		

8-3　影響護理人力配置的因素

　　護理人力不足使得護理師照顧的病人數增加，增加工作負荷，這會影響病人照護品質，增加跌倒、壓傷、呼吸道感染、泌尿道感染以及病人和家屬的抱怨率，且病人發生院內感染和合併症的比率也會增加，造成住院天數延長（梁等，2009；梁等，2010；盧，2009）。

　　此外，照顧的病人數增加，也會提升病人的死亡風險。在每班每位護理師照顧 4 人的標準下，每增加照顧 1 位病人，病人入院 30 天內的死亡風險提高 7%，若從 4 人增加到 6 人，死亡風險提高 14%，從 6 人增加到8 人，死亡風險提高 31% (Aiken et al., 2002)。當護理人員照顧病人數達12.4~14.3 人時，病人死亡風險將比照顧 6.9~8.3 人時高出 26%，且因術後合併症死亡的機率高出 29% (Rafferty et al., 2006)。相反的，每增加 10%大學畢業護理人員，病人死亡風險將降低 7%，當有 60% 大學畢業之護理人員、每位照顧 6 位病人，比 30% 大學畢業、每位照顧 8 位病人，死亡風險降低 30% (Aiken et al., 2011)。

另一方面，改善醫院工作環境（包括對護理的支持、良好的醫護關係、護理人員參與決策、醫院將照護品質列為優先）及減少護理人員照顧的病人數，亦可提高病人滿意度、病人照護品質，並減輕護理工作疲匱 (Aiken et al., 2012)。由此可知，護理人員數多寡確實會影響病人的安全，值得我們借鏡和警惕。

影響護理人力配置的因素很多，其中健保給付制度對醫療機構營運的衝擊，也會影響對護理人力的聘用；另外，臨床上不同的護理照護模式對人力的配置也會有影響，將這兩項重點分述如下：

一、診斷關聯群 (DRGs) 給付制度對護理人力影響

診斷關聯群 (diagnosis related groups, DRGs) 係一種住院支付制度，根據病人的疾病診斷、手術種類、性別、年齡、體重（指出生嬰兒）、出院狀況及有無併發症或合併症等條件為標準，將患者分為不同群組，根據不同的權重比例，事先訂定給付價格，簡單來說，就是一種定額給付制度。

實施 DRGs 除了可提升醫療服務效率、減少浪費外，亦可改善病人照護品質與療效。過去病人的治療通常根據醫師的臨床判斷來決定，但由於健保資源有限， DRGs 制度的設計，是讓醫師甚至醫院自行負擔資源管控的責任，在定額給付制度之下，以耗用最少的資源可得到較多的利潤；反之，資源耗用的多則可能造成虧損。因此，不必要的檢查要少做、非必要住院的時間盡量縮短，避免用藥過多或太長的住院天數。

（一）DRGs 對醫療院所的影響及因應措施

實施 DRGs 的正面影響醫院將積極的提升醫療照護品質，採取的因應方法：

1. 醫院為了提升住院效益，強化醫療費用及品質控制。

2. 加強醫療團隊關係及流程的重組，會採取控管治療服務內容，傳統醫療處置流程的轉型，如小手術以前需住院執行，改為當日手術當日出院。

3. 控管住院天數，增加病床周轉率，床位有效的運用。

4. 建立各類疾病臨床指引或臨床路徑，例如鼓勵醫院或醫師自行控管住院醫療資源，提升醫界專業自主性。

5. 加強檢查、檢驗效率。

6. 提升出院病歷書寫品質及完成率：申報健保費用要有完整的記錄，作為審查的依據，紀錄不全費用將會被剔退。

7. 重視專業人員之培養，提升專業能力，讓員工有更強的知識技能提供病人專業有效率的照護。

　　DRGs 的實施除了正面影響之外，也可能造成負面影響，例如為節省開支，而少做檢查，或是使用價格較為低廉的藥品及耗材；為達到人力成本節制，可能以減少人力來降低成本。

(二) DRGs 制度對護理人力的影響及人力運用策略

1. 在 DRGs 制度下，醫院加強控管住院天數，有效的運用床位，雖然病房占床率可能下降，但病人留在醫院多為疾病嚴重度較高，護理人力的配置將受到衝擊。DRGs 制度下應依病人的需求組合，界定其個別的護理照護需求內容，在不同 DRGs 疾病組合下，提供不同病人照護需求所耗用的護理時數也會有不同，故護理管理者須重新評估護理人力配置的適當性。

2. 原來專科科別的病房可能變成綜合科，即雜科出現，但品質要保持不變。因應 DRGs 制度，管理者應配合醫院改變醫療服務提供的流程，

規劃護理人員以病人需求組合為導向的職能訓練，合理有效管理護理人力資源並維持一定的護理服務品質。

3. 要有效管理及執行各類疾病臨床指引或臨床路徑，護理人員須加強臨床護理管理能力，配合臨床路徑的進度執行各項照護措施。

4. 增加即日手術的醫療措施，手術室護理人力及護理標準須重新修訂，並訓練護理人員對術前評估和術前衛教的有效執行。

5. 運用護理作業資訊化：為提高人員的工作效率及照護品質，可進行工作簡化，流程再造等措施，如將護理交班、護理紀錄、文書處理資訊化作業等。

6. 培養進階護理人才，如專科護理師、個案管理師、糖尿病衛教師、傷造口護理師等，增進其專業照護能力，以提供符合病人需求的照護品質。

二、護理人力與健保給付連動制度

為鼓勵醫院重視護理照護，增加護理人力配置，減輕護理人員的工作負荷，並提高住院病人醫療照護品質，除從醫院評鑑訂定護病比標準外，中華民國護理師護士公會全聯會自 2009 年起爭取於全民健保醫院總額編列專款款項，定為「提升住院護理照護品質方案」，用於新增護理人力、提高夜班費或薪資福利、超時加班費等獎勵措施。

有鑑於提升住院護理照護品質方案屬於專款款項，每年重新討論決議，有不確定性的顧慮，因此參考日本實施「7 對 1 入院基本費的報酬加算要件」，護病比越高入院基本費越高的制度。自 2015 年起提升住院護理照護品質方案納入基本診療項下的護理費，依各級醫院符合全日平均護病比之範圍者，訂有護理費加成率，且逐年修訂，如：醫學中心護病比範

圍 7.0~7.4，加成率從 2015 年 1 月的 11%，到 2018 年 12 月調高到 17%，因為人力配置有增加故自 2017 年 5 月增列護病比＜ 7.0 的加成率 14% 至 2018 年 12 月調高到 20%（表 8-6）。依據衛生福利部公開資訊之全日平均護病比結果顯示，到 2016 年 1~6 月止，各層級醫院之全日平均護病比均有逐年增加，由此可見，護病比與住院護理費給付連動制度確實可引導醫院改善護病比（中華民國護理師護士公會全國聯合會，2017）。

雖然有短期的效果，但長久之計應爭取護病比立法，從上述國外文獻了解澳洲維多利亞省、美國加州、新加坡及日本，都已將護病比明確的以法律或法規命令作規範，這些國家實施護病比立法後，護理執業人數增加、離職率下降、民眾對政府的支持度也大為提升。反觀我國，唯一規範「護病比」的醫院評鑑基準，僅能算是「行政規則」，應全力爭取護病比立法，透過立法及法規架構支持，才能建構一個病人安全就醫與優質護理執業環境。

護理專業團體在參考先進國家護病比立法的經驗，自 2016 年起積極運作推動護病比法制化，有鑑於國外已有研究指出，護產人員照護病人數與醫療品質及病人安全息息相關，特別是急性病之醫療照護。歷經多年的努力，終於 2020 年通過在「醫療機構設置標準」第 12 條之一規定護病比：急性一般病床之全日平均護病比，醫學中心不得高於 9 人、區域醫院及精神科教學醫院不得高於 12 人、地區醫院及精神科醫院不得高於 15 人。規定醫院應每月定期公告其前一月份之護病比資料，醫院因護產人員離職、育嬰或其他原因異動，致不符前項護病比規定者，應自事實發生之日起 30 日內補正；屆期未補正者，依法定之罰則處理（全國法規資料庫，2020）。因此對醫院在護理人力配置標準的要求有法定的約束力，確保人力的穩定性及照護品質。

表 8-6　歷年全日平均護病比加成範圍與住院護理費加成表

全日平均護病比加成範圍			2015.1~2017.4 加成率	2017.5 加成率	2018.12 加成率
醫學中心	區域醫院	地區醫院			
8.5~8.9	11.5~11.9	14.5~14.9	9%	3%	2%
8.0~8.4	11.0~11.4	14.0~14.4	10%	6%	5%
7.5~7.9	10.5~10.9	13.5~13.9	11%	9%	14%
7.0~7.4	10.0~10.4	13.0~13.4		12%	17%
< 7.0	< 10.0	< 13.0		14%	20%

資料來源：全民健康保險醫療服務給付項目及支付標準第二部第一章第三節病房費通則。

三、臨床護理模式與人力運用

臨床上護理模式有功能性護理、成組護理、全責護理、技術混合照護、住院友善共聘模式。這些照護模式的演變與護理人力的配置有關，對病人的護理品質也會有不同（表 8-7）。

(一) 功能性護理 (Functional Nursing)

以工作為導向，護理長將病人的治療處置及護理項目，分配給病房護理人員執行，如量體溫的護理人員負責全病房病人體溫、給藥的護理人員負責全病房病人的藥物投予。一人一種工作，把病人劃分開來。

(二) 成組護理 (Team Nursing)

將病房分為若干小組，每一組由一組人依照能力責任及職責的不同，分工合作，各由一位小組長帶領，提供病人整體服務的護理方式。病人與護理人員的關係是一對一組人，小組長負起每班 8 小時之護理計畫責任。

(三) 全責護理 (Primary Nursing)

或稱為主護護理，是由全責（主護）護理師負責病人由入院到出院之間的整體護理及計畫。護理師的職責包括：

1. 負責個案住院期間所有護理問題、護理評估、確立護理診斷、擬定護理計畫、執行護理措施及評值。

2. 評估個案生理、心理、社會及家庭問題，必要時轉介其他醫療專業人員，如心理師、社工師或職能治療師。

3. 整理個案病史及臨床問題，於個案討論會或晨會時提出討論。

4. 與代責護理師及病房組長、護理長隨時就個案問題進行討論及經驗交流，提供個別性、連續性、協調性及整體性的護理。

(四) 技術混合照護模式 (Skill-Mixed Model)

技術混合照護模式是指在醫療、復健及護理機構，運用無照輔助人員協助註冊護理師執行病人照護之工作，以結合不同護理技能的照護方式（盧，2009；Spilsbury & Meyer, 2001），例如以護理佐理員 (nursing aide) 執行某些非專業性技術，如協助病人更換衣物、執行全關節運動、擺位及拍背、維持身體清潔及協助進食等（梅、李、梁、劉、黃，2009；Lee et al., 2005）。國際上對於輔助人員使用各種不同的名稱，我國內政部於 2003 年將此類無照輔助人員統稱為照顧服務員 (nurse aide or certified nursing assistants)，簡稱照服員（孫、顏，2010），對長期照護機構照服員的人力配置有明確的規範，但急性醫療機構沒有照服員設置的要求，故各機構使用的名稱亦不盡相同，有稱為病房助理員、護理佐理員、病房服務員、病患照服員或照護助理員等（竇、李、張、王，2013）。技術混合照護模式的實施，可用來彌補護理人力不足，減輕護理人員的工作負擔 (Anthony, Casey, Chau, & Brennan, 2000)；也可降低照護成本、提升成本

效益、善用護理資源，以維持照護品質 (Lee et al., 2005)。國內試辦過的技術混合照護模式，大多數護理人員認同照服員參與工作後，護理人員可有更多時間執行直接護理的時間，包括整體性病人照護、專業護理活動、護理指導及關注病人心理層面問題；不過也有護理人員表示照服員素質不齊，須加強在職教育（劉、張，2007）。

(五) 住院友善照顧共聘模式

前述「技術混合照護模式」是指醫院聘用護理人員與輔助人員組合成為照護團隊，此模式在台灣並未普遍實施，因此病人住院不是家屬陪伴照顧就是自費雇用照服員。衛生福利部為能減輕家屬照顧及經濟負擔、增加照護效能與照護品質及降低院內感染率之照顧服務體系，於 2017 年積極推動「住院友善照顧共聘」模式，指原來病人自聘「一對一」的照服員，改為共聘方式「一對多」，即照顧服務員與病患之照顧人力之配比以 1：4 最多，照服員則多採白、夜兩班制（一班 12 小時），即病人如採共聘方式，聘僱「一對多」照服員，較之前採聘僱「一對一」聘僱看護，每日照護費用支出平均可減少約 46.1%，大大減輕其經濟負擔。如以 4 個病患共聘一位照服員為例，每位家屬每天僅需分攤 1,200 元（一天共有 4,800 元）即可聘僱兩位照服員輪日夜班，照服員不須 24 小時工作，在充分休息下更有助於照顧品質。

住院照顧共聘模式是鼓勵「因地制宜、因院創新」，有 5 個好處：(1) 提升照顧品質，對被照顧者好、減輕照顧負擔；(2) 對家屬好、減輕工作負荷；(3) 對護理人員好、減少院內感染；(4) 對醫院好、促進照顧人力更有效率地運用；(5) 對長照制度好。經統計 2017 年有 34 家醫院實施，截至 2019 年 8 月已增加至 93 家醫院響應推動「住院友善照顧共聘」模式（衛生福利部護理及健康照護司，2021）。

▶ 表 8-7 臨床護理模式之比較

護理模式	優點	缺點
功能性護理	工作有效率，能在規定時間內完成分配的工作	對病情不了解，病人受到片段的照護，無法獲得整體性及持續性的照顧，萬一病況改變，護理師將不知如何解決
成組護理	可減輕新進人員對環境及工作不熟悉的焦慮	小組長的能力及領導技巧會影響小組成員給病人的護理品質
全責護理	護理師能了解病人的整體情況及照護的持續性	必須在護理人力配置足夠的情況下，才能做到其精髓
技術混合照護模式	可彌補護理人力之不足，減輕護理師工作負荷，有助於提升照護品質及護理師工作士氣	護理師在輔助人員的加入後，工作責任會增加，包括指導監督、委派照顧服務員工作項目及與照顧服務員的溝通等，都需要新定位與適應
住院友善照顧共聘模式	提升照顧品質、減輕家屬照顧負擔、減輕護理人員工作負荷、減少院內感染	增加醫院協助共聘的行政工作和家屬間的溝通協調，護理師需加強對照服員工作指導與監督

8-4 我國護理人力的供需現況

一、國內護理人力現況

依衛生福利部 (2022) 醫療機構現況及醫院醫療服務量統計，台灣地區醫療院所自 2011 年的 21,135 家（醫院 507 家, 診所 20,628 家）至 2021 年共有 23,278 家（醫院 478 家, 診所 22,800 家），相較於過去 10 年醫院減少 5.7%，診所增加 11.4%，醫療院所床數從 2011 年之 160,472 張到 2021 年為 170,710 張，成長 63.8%，每萬人口之一般病床數達 73.03 床。護理機構之設立（護理之家、精神護理之家、居家護理、產後護理、日間照護）也從 2011 年之 1,239 家至 2021 年為 1,777 家，成長 43.4%，每萬

人口之護產人數 78.48 人。故由此可知台灣地區醫療服務資源呈現正成長（表 8-8）。為因應醫療體系之發展因此帶動了醫事人力之投入。

▶▶ 表 8-8　醫療院所消長統計

比較項目	2011 年	2021 年	消長
醫院家數	507	478	－ 5.7%
診所家數	20,628	22,800	＋ 11.4%
醫療院所床數	160,472	170,710	＋ 63.8%
護理機構家數	1,239	1,777	＋ 43.4%

資料來源：衛生福利部統計處 (2022)．醫療機構現況及醫院醫療服務量統計。https://dep. mohw.gov.tw/DOS/lp-5099-113.html

依據衛生福利部全國醫療資訊網台閩地區護理人員統計，近 5 年國內領有護理證照人數，從 2018 年 12 月有 285,326 人，實際執業人數 169,671 人，逐年增加截至 2023 年 1 月止領有護理證照人數 317,032 人，實際執業人數 187,519 人，執業率 59.1%；其中護理師 170,413 人 (90.9%)，護士 17,106 人 (9.1%)；性別方面，絕大多數為女性 179,914 人 (95.9%)；男性僅有 7,605 人 (4.1%)（表 8-9）（中華民國護理師護士公會全國聯合會，2023）。相較過去，護理人員執業情形有逐年增加。

執業場所方面，護理／助產人員主要的工作場所集中在醫院 (65.2%) 及診所 (14.6%)，共占了所有人力的 79.8%。長照機構（居家護理所、護理之家、日間照護）占 8.5%，產後護理機構（助產所及產後機構）占 1.8%，其他社區中的機構占 9.9%，包括衛生所、學校及事業單位附設的醫務室、社會福利機構等（中華民國護理師護士公會全國聯合會，2020）。護理人力市場仍以醫療機構的需求最大，另外老年人口增加、長期照護需求攀升，使得護理執業版圖擴大，突顯護理人員在醫療體系中的獨立性角色與功能。

▶ 表 8-9　護理人員領證及執登人數

年度	護理人員領證人數	執登人數	護理師	護士	執業率	女性	男性
2018	285,326	169,671	150,867 (88.9%)	18,804 (11.1%)	59.5%	164,785 (97.1%)	4,886 (2.9%)
2019	292,908	174,978	156,389 (89.4%)	18,589 (10.6%)	59.7%	169,429 (96.8%)	5,549 (3.2%)
2020	301,414	180,526	162,381 (89.9%)	18,145 (10.1%)	59.9%	174,240 (96.5%)	6,286 (3.5%)
2021	310,036	185,054	167,462 (90.5%)	17,592 (9.5%)	59.7%	178,029 (96.2%)	7,025 (3.8%)
2023.1	317,032	187,519	170,413 (90.7%)	17,106 (9.3%)	59.1%	179,914 (95.9%)	7,605 (4.1%)

資料來源：　中華民國護理師護士公會全國聯合會 (2023)。台閩地區護理人員統計表。https://www.nurse.org.tw/publicUI/H/H102.aspx

二、醫院護理人力運用的現況

(一) 近五年護理人員空缺率及離職率

　　根據衛生福利部於 2022 年 1 月 10 日至 1 月 23 日進行 478 家醫院（含醫學中心、區域醫院、地區醫院）線上醫院護產人力資源調查，醫院家數總計 446 家，回填率 93%；總離職率從 2016 的 9.88%，到 2021 年 10.13%，微有提高，但總空缺率有下降，從 2016 的 5.96%，降到 2021 年 4.7%。

(二) 近五年招募護理人員困難程度

　　衛生福利部於 2019 年 2 月 11 日至 4 月 19 日進行 484 家醫院（含醫學中心、區域醫院、地區醫院）線上醫院護產人力資源調查，醫院家數總計 480 家，回填率 99.17%；招募有困難從 2014 年的 75.32% 到 2018 年降到 61.54%（衛生福利部照護司，2022）。

三、護理人力推估

依據未來十年護產人力供需評估研究資料顯示，供給人力的增加趕不上需求人力的增加；性別部分，執業的男性護理人員將從 2015 年的 3,041 名成長到 2024 年的 5,500 名；供需推估部分，若以供給推估來看，至 2024 年將會減少 15,964~24,447 名護理人員；若以供給推估之返回機率增加 10% 來看，至 2024 年將會缺少 12,852 名至 21,335 名護理人員。

醫療機構部分，2015~2024 年在醫療機構的護理人員將會出現不足情況。若以供給推估來看，至 2024 年將會減少 8,335~8,891 名護理人員；若以供給推估之返回機率增加 10% 來看，至 2024 年將會缺少 5,708~6,264 名護理人員。

長照場域部分，2015 年至 2024 年在長照場域的護理人員將會出現不足情況。至 2024 年將會缺少 3,669~3,897 名護理人員（熊、張，2015）。

為什麼護理師不當護理師

目前領有執照的護理人員僅有不到 60% 的執業率，是什麼原因讓其他的 40% 的人離開護理工作？是什麼原因讓護理師不當護理師？這個問題你可曾經想過？影響護理人員工作意願的原因包括多方面的因素：

1. **個人方面**：有些人因三班更替頻繁，影響身心健康，或對護理工作沒興趣而離開。再者，從事護理工作者仍以女性居多，繁重的三班制臨床工作與婚姻、家庭有所衝突，難以兼顧。且臨床工作需面對病人的受苦或身亡，精神壓力大，再加上近年來醫療暴力事件頻傳，發生醫療糾紛或承擔法律責任的風險越來越高。

2. **人力不足**：使工作負荷過重，導致過高的離職率，而長期人力短缺，新進人員因無足夠的職前訓練，臨床適應能力差，連帶也影響新進人員留任率與畢業生就業意願。

3. **文書作業負擔**：衛生政策層出不窮，醫院評鑑方法推陳出新，為因應評鑑而產生的大量的文書工作，使護理人員形成極大的壓力。

4. **工作內容複雜**：照護以外的工作要求太多，且專業與非專業的工作內容沒有區分，很多零碎瑣事都落在護理人員身上，護理專業成就感低。

5. **薪資低、福利制度不佳、升遷管道不暢通**：薪資與工作負荷不成比例，正職人員與契約人員薪資福利相差大，同工不同酬。加上行政主管升遷管道狹窄，主管職位有限。

8-5 護理人力市場的未來展望

隨著健康促進及預防保健的重要性與日俱增，以及人口高齡化之趨勢，未來護理在預防保健體系（如公共衛生護理、學校衛生護理與職業衛生護理）及後續照護體系（如居家護理、護理之家、日間照護、長期照顧管理）中的需求將會快速成長（張、余，2010）。為因應長期照護計畫 2.0 的推行，長照服務的擴增、新型服務模式與服務輸送管道，要真正落實可近性與可及性的服務概念，勢必擴增照顧人力。

因應疾病型態日趨複雜及醫療科技的迅速發展，護理專業人員的素質是提供高品質健康照護的基石，護理專業必須持續精進實務能力與拓展進階角色功能，稱為「進階護理師」，根據台灣護理學會的定義，進階護理師指在護理領域中，具專業知能、複雜情境決策與擴展專業領域實務能力之進階護理師。並自 2016 年開始辦理進階護理師認證，凡領有護理師證書，具護理臨床工作經驗 5 年，取得護理學研究所或護理系碩士班碩士學位（含）以上，臨床專業能力進階職級為 N4 者，可申請進階護理師認證，證書效期為 6 年，證書得以更新（台灣護理學會，2014）。我國已陸

續發展專科護理師、麻醉護理師及助產護理師等臨床進階職務，並明確界定其執業範疇及角色功能。

各類進階護理師包括專科護理師(nurse practitioner)、個案管理師(case manager)、照護管理師 (care manager)、居家護理師 (home care nurse)、臨床研究護理師 (clinical research nurse) 等，他們的角色功能及未來市場需求的發展分述如下：

一、專科護理師 (Nurse Practitioner, NP)

我國專科護理師（簡稱專師）制度依據專科護理師分科及甄審辦法，2006 年台灣辦理首屆專師考試，截至 2021 年 4 月計有 11,266 位取得專科護理師證書，執業率超過 9 成。專師以照護族群分科，目前有小兒、婦女、成人（內科及外科）、精神科以及 2021 年新增的麻醉科。專師甄試包括筆試及客觀臨床技能測驗 (OSCE) 二階段，歷年通過率約為六成。考試資格需具備護理師證照及 3 年以上臨床照護經驗，並依衛生福利部公告的學科與臨床訓練計畫完成醫院專師訓練或取得專師碩士學位，經甄審考試通過後才取得國家級認證的專科護理師證書（蔡，2022）。

專師主要的任務是與醫師共同合作，提供連續性及整合性的護理與醫療照護。除了依據護理人員法可執行之護理業務外，專師於醫師監督下得執行之醫療業務，其範圍包括：

1. 涉及侵入人體者：(1) 傷口處置；(2) 管路處置；(3) 檢查處置；(4) 其他處置：如心臟整流術 (cardioversion)。

2. 未涉及侵入人體者：(1) 預立特定醫療流程所需表單之代為開立包括入院許可單、治療處置醫囑、檢驗醫囑（含實驗室及影像）、藥物處方醫囑和會診單；(2) 檢驗、檢查之初步綜合判斷；(3) 非侵入性醫療處置（蔡、童，2021）。

目前專科護理師具備研究所學歷僅占 19.3%，且國內研究所培育碩士級專科護理師量能仍有限，目前有開設專科護理師碩士班之大專院校為 5 間、提供臨床護理博士 (DNP) 之課程更只有 1 間，每年約總共招收 40~50 名學生，無法滿足醫療院所所需（蔡、童，2021）。

鑑於專科護理師具有豐富之護理及醫療照護臨床經驗及獨立執業能力，為因應人口老化與疾病型態之改變，改善原住民族及離島等偏遠地區醫療照護資源不足，及提供在地居民連續性與整合性照護服務，衛福部為培育社區進階專科護理師，於 2021 學年度試辦「專科護理師碩士公費生計畫」，提供 24 位名額由 4 間學校協助培育。此計畫已納入衛福部原住民族及離島地區醫事人員養成計畫第 5 期（2022~2026 年），預每年招生 24 名，並於畢業後分發至原住民族、離島及偏鄉地區服務，以提升在地醫療照護服務量能（衛生福利部護理及健康照護司，2022）。

二、個案管理師 (Case Manager)

近年來在醫院體制發展下，個案管理師這個名詞已經漸漸浮上檯面，成為在醫療院所中不可或缺的重要職務。我國於 2003 年通過《癌症防治法》2005 年 3 月並頒訂〈癌症診療品質保證措施準則〉，2008 年正式實施癌症診療品質認證制度，認證基準規定醫療機構應建立院內腫瘤個案管理照護制度及個案管理指標之監測機制，且新診斷個案數，每 350 例應至少編制一名專任腫瘤個案管理護理師（國家衛生研究院，2022）。加上全民健保對於特定疾病照護給予給付強化了個案管理師的發展，在健保署的支持下，乳癌、糖尿病、氣喘、高血壓這四個疾病之個管師發展比其他疾病個管師更加的順利與快速（張、余，2010）。

腫瘤個案管理師負責的層面相當廣泛：臨床護理上監測治療之完整性，當病人對於疾病、治療、預後、營養等有問題時，個管師便是病人最好的諮詢者；辦理相關教育講座、病友會團體的教育者；為病人的發言

者，替病人向醫師表達意見，為自己的權益發聲；在完整的醫療體系中，透過多專科團隊的會議包含放射腫瘤科、血液腫瘤科、各專科等醫師共同討論病人後續治療方向，個管師更成為醫病間溝通的橋樑。是個案管理者，負責追蹤回診、治療，解決治療困難，讓病人能順利接受治療；給予病人及家屬情緒上的支持與照護的輔導者；也是發展癌症個管系統及提升癌症品質計畫的研究者（蔡等，2014；蔡，2011）。

近年來已逐漸推廣至其他慢性疾病之個管師，如腦中風，護理界積極發展各類進階護理人員之角色功能，以獲得醫療團隊中其他成員的肯定，進一步得到保險給付。目前個案管理師的資格認定是透過學會或醫院自行培訓，加入學會成為會員後再上課取得積分，當取得一定的積分後可參加學會所舉辦的認證考試取得證照。個案管理師現在的角色功能主要是做疾病管理，包括病人自我照護指導、追蹤、轉介等。未來在政府與各學會的支持下，期望由具有碩士資格者擔任，並發展出更完善的各類疾病的個案管理師教育訓練課程及認證制度（張、余，2010）。

三、照護管理專員（照護管理師）(Care Manager)

為因應病人因住院日縮短而產生的持續性照護需求，就需要長期照護的資源介入，長照服務的項目眾多且內容涉及廣泛，包括照顧服務、居家照護專業人員訪視服務、交通接送、喘息服務、輔具申請及無障礙環境改善補助、機構收容安置補助等，需要一位主責人員統籌，協助案家了解服務項目，進而選擇並提供合適的資源介入，「照顧管理專員」就是這樣一個角色，或稱照護管理師。其業務的重點為「個案需求評估」，其透過家庭訪視完成了個案發掘、轉介、服務資格核定、照顧計畫擬訂、連結服務，並進行後續品質監督及結案工作（張、余，2010）。

四、居家護理師 (Home Care Nurse)

　　我國自 1987 年開始試辦居家護理服務，至 1995 年正式納入全民健康保險給付範圍，主要目的是希望出院病人及居住在社區中，需要繼續照護之保險對象，能在生活適應上獲得良好的醫療照護，協助減輕家屬及主要照顧者之壓力，促使個案早日離開醫院回到社區，享有更好的生活品質。居家護理師角色不應僅限於三管（導尿管、鼻胃管及氣切管）更換，更是提供直接健康照護及護理服務，透過家庭訪視進行個案健康狀況評估、主要照顧者照顧技能評估，主動發掘案家的需要，並透過實際觀察照顧執行過程，教導家屬如何執行居家照護，提供與協調家庭可應用之長期照護社會資源，凝聚家庭共識並發揮家庭功能（中華民國護理師護士公會全國聯合會，2017）。

　　為因應長照 2.0 政策與分級醫療制度之社區照護需求、充實長照服務人力與資源，衛福部規劃推動居家護理所倍增政策，推動居家護理所普及化，護理人員可創業成為社區型團隊，讓不願在醫院輪值三班的護理人員，可 6~8 人組團創業，工時更具彈性，可望提高護理人員執業率。另強化家庭護理師制度、與家庭醫師合作，提供民眾延緩老化、急重症前期照護，可緩解醫院壓力。因此，自 2019 年起至 2022 年提供居家護理機構設立的補助計畫，補助開辦設施、設備費，儀器設備費或國內外教育訓練費，個案加值服務費等。計畫的目的在：(1) 布建居家護理機構，強化居家護理服務量能；(2) 建立家庭護理在基層健康照護之社區模式；(3) 提升癌症末期、糖尿病、失智症照護之品質與健康覆蓋率。有政策的支持，護理師創業開啟私人經營的獨立型態居家護理所，歷年來年逐年增加，截至 2021 年共有 736 家，較 2012 年的 498 家增加 238 家，成長率 47.8%（衛生福利部統計處，2022），未來還有繼續增加的趨勢。

五、臨床研究護理師(Clinical Research Nurse)

　　國內進行臨床醫學試驗／研究的能力不斷提升，為使臨床試驗／研究的進行過程嚴謹而順利，遂有「臨床研究護理師」的角色誕生，其功能是協助研究計畫主持人執行研究中許多與研究對象直接相關的聯繫、說明、追蹤、檢體採集及照護等。另外，協助掌控研究進度、與各專業人員或研究相關單位聯繫，也需要對進行研究中病人之臨床問題、溝通協調、研究倫理等有充分的知識，並具備獨立判斷及解決相關問題的能力，需要碩士層級的教育培訓。國內自 2006 年首次於台大護理研究所成立研究護理師學分班，每年訓練 30 位左右的學員，自 2009 年起台大護理學研究所開始在碩士課程中設立研究護理師組，培育碩士層級的研究護理師（張、余，2010）。

結 論 護理人力攸關病人照護安全，影響護理人力配置因素很多，近年來衛生福利部已修訂醫療機構的人力設置標準、將護理人力列為醫院評鑑必要項目、訂定護病比納入醫院評鑑項目，進而將護病比法制化、護理人力與健保的給付連動等，也進行評鑑制度改革，減少護理人員的文書工作負荷，推動優質護理職場，促進護理人員留任措施計畫、逐步進行改善，期能穩定護理人力供需，使醫療照護體系正常運作，維護民眾就醫權益及提供安全的照護。實施以來已有部分的改善，而護理專業必須朝向多元且精緻照護的角色發展，但對於護理人力短缺的導因尚須再整體制度的設計，期許未來擁有更優質的護理工作環境。

問題與討論

1. 台灣醫院護理人力配置標準如何？人床比和護病比兩者有何不同？

2. 醫院評鑑基準增列護病比的規定，醫院須多聘護理人力，健康保險護理費的給付，是否有鼓勵醫院多人多得的誘因？即醫院多聘人力，護理費給付較高？

3. 國內護理人員執業率不到六成，護理師為何不當護理師？有何改善策略？

4. 實施 DRGs 給付制度下，醫院加強控管住院天數，落實執行各類疾病臨床指引或臨床路徑等，對護理人力的運用會有什麼影響？

5. 醫院護理人力不足，「技術混合照護模式」是否可以減輕護理人員的工作負荷？

6. 臨床護理人力不足對病人照護品質有何影響？

7. 因應未來照護需求，勢必擴增進階護理師的角色及其功能有哪些？

參考文獻

中華民國護理師護士公會全國聯合會 (2017)・*護理人員於長期照顧十年計畫 2.0 的角色擔當*。https://www.nurse.org.tw/publicUI/B/B10701.aspx?arg=8D52D122C8F9A35071

中華民國護理師護士公會全國聯合會 (2017)・*全聯護訊*。https://goo.gl/2dw2dq

中華民國護理師護士公會全國聯合會 (2020)・*護理人力*。https://goo.gl/x9QmuU

中華民國護理師護士公會全國聯合會 (2023)・*台閩地區護理人員統計表*。https://www.nurse.org.tw/publicUI/H/H102.aspx

尹祚芊 (2005)・*一般病房護理人力需求及人力配前驅研究*（研究編號 DOH94-NH-32）・衛生署促進健康照護品質計畫成果摘要。

孫培蕾、顏芳慧 (2010)・運用技術混合照護模式於臨床照護之成效・*榮總護理*，*27*(1)，1-9。

全國法規資料庫 (2020)・*醫療機構設置標準*。https://law.moj.gov.tw/LawClass/LawSingleRela.aspx?PCODE=L0020025&FLNO=12-1&ty=L

台灣護理學會 (2014)。https://www.twna.org.tw/DLFuns/DL_List2.aspx?1x8jyHnXeNQZxx74HZglEw%3d%3d#mainContent

國家衛生研究院 (2022)・*111 年度癌症診療品質認證基準*。https://accredit.nhri.org.tw/

國家衛生研究院論壇 (2022)・*台灣護理人力發展之前瞻策略規劃*。https://www.nhri.edu.tw/

張媚、余玉眉 (2010)・*護理人力及專科護理師制度：願景與挑戰*・國家衛生研究院。

梁亞文、李卓倫、呂桂雲、尹裕君、黃立琪、陳文惠、許哲翰 (2009)・*護理人力資源對病患照護結果之影響*・衛生署委託研究計畫成果報告。

梁亞文、黃立琪、尹裕君、陳文意、莊家綾、李卓倫 (2010)・護理人力對病患結果影響之文獻探討・*護理雜誌*，*57*(5)，77-82。

梅婷婷、李卓倫、梁亞文、劉立凡、黃立琪 (2009)・探討國內技術混合照護模式的演進與現況・*護理雜誌*，*56*(3)，67-71。

熊昭、張媚 (2015)・*未來十年護產人力供需評估研究計畫*・衛生福利部 104 年度委託科技研究計畫。

劉永芳、張秉宜 (2007)・由護理人員觀點探討技術混合照護模式對臨床照護之影響・*長庚護理*，*18*(4)，487-498。

蔡秀鸞、童恒新 (2021)・台灣專科護理師培訓及進階制度・*醫學與健康期刊，10*(3)，111-121。

蔡佩妤 (2011)・*腫瘤病友的關懷天使－個案管理師*。https://epaper.ntuh.gov.tw/health/201111/health_2.html

蔡宜蓁、吳金璇、康琇菱、翁憶萍、羅雅馨、陳淑真、呂佩珍 (2014)・腫瘤個案管理師之進階照護角色與功能，*長庚護理，25*(2)，149-157。

蔡淑鳳 (2022)・台灣專科護理師制度回顧與前瞻，*國家衛生研究院論壇*。https://forum.nhri.edu.tw/r40/

衛生福利部 (2021)・*執行嚴重特殊傳染性肺炎醫療照護之醫事人員及相關人員津貼申請作業須知*。https://covid19.mohw.gov.tw/ch/cp-4847-52906-205.html

衛生福利部 (2022)・*111 年度「居家護理機構設立補助計畫」申請作業須知*。https://www.mohw.gov.tw/cp-18-65950-1.html

衛生福利部統計處 (2022)・*110 年醫事機構服務量統計年報*。https://dep.mohw.gov.tw/dos/cp-5099-70692-113.html

衛生福利部護理及健康照護司 (2021)・*住院友善照顧共聘專區*。https://dep.mohw.gov.tw/donahc/cp-1047-45369-104.html

衛生福利部護理及健康照護司 (2022)・*專科護理師專區*。https://dep.mohw.gov.tw/DONAHC/np-1042-104.html

衛生福利部護理及健康照護司 (2022)・*統計專區*。https://nurse.mohw.gov.tw/lp-72-2.html

盧美秀 (2009)・*護理專業問題研討*・五南。

盧美秀、楊麗珠、陳玉枝、黃璉華、王桂芸 (2013)・*日本醫療支付制度與護理照護實務參訪報告*。https://goo.gl/PC6eNb

竇維正、李作英、張玲華、王桂芸(2013)・臨床照護模式新思維・*領導護理，14*(3)，2-16。

Aiken, L. H., Cimiotti, J. P. , Sloane, D. M., Smith, H. L., Flynn, L., & Neff, D. F. (2011). Effects of nurse staffing and nurse education on patient deaths in hospitals with different nurse work environments. *Medical Care, 49*(12), 1047-1053

Aiken, L. H., Clarke, S. P., Sloane, D. M., Sochalski, J., & Silber, J. H. (2002). Hospital nurse staffing and patient mortality, nurse burnout, and job dissatisfaction. *Journal of American Medical Association, 288*(16), 1987-1993.

Aiken, L. H. , Sermeus, W., Heede, K. V., Sloane, D. M., Busse, R., McKee, M. ...Kutney-Lee, A. (2012). Patient safety, satisfaction, and quality of hospital care: Cross sectional surveys of nurses and patients in 12 countries in Europe and the United States. *BMJ, 344*, 1717.

Aiken, L. H., Sloane, D. M., Bruyneel, L., Heede, K. V. Griffiths, P. Busse, R. ...Sermeus, W. (2014). Nurse staffing and education and hospital mortality in nine European countries: A retrospective observational study. *The Lancet, 383*(9931), 1824-1830.

Anthony, M. K., Casey, D., Chau, T., & Brennan, P. F. (2000). Congruence between registered nurses' and unlicensed assistive personnel perception of nursing practice. *Nursing Economics, 18*(6), 285-293.

Huang, L. C., Lee, J. L., Liang, Y. W., Hsu, M. Y., Cheng, J. F., & Mei, T. T. (2011). The skill mix model: a preliminary study of changing nurse role functions in Taiwan. *The Journal of Nursing Research, 19*(3), 220-229. doi: 10.1097/JNR.0b013e318228cd5d

Lee, T. Y., Yeh, M. L., Chen, H. H. , & Lien, G. H.(2005). The skill mix practice model for nursing: Measuring outcome. *Journal of Advanced Nursing 51*(4), 407-413.

Ministry of Health (Singapore) (2007). *Guidelines*. https://goo.gl/1NGpfk

Needleman, J., Buerhaus, P., Mattke, S., Stewart, M., & Zelevinsky, K. (2002). Nurse-staffing levels and the quality of care in hospitals. *The New England Journal of Medicine, 346*(22), 1715-1722.

O'Brien-Pallas, L., Duffield, C., Murphy, G. T., Birch, S., & Meyer, R. (2005). *Nursing workforce planning: Mapping the policy trail. Issue Paper 2*. Geneva, Switzerland: International Council of Nurses.

Queensland Government (2022). *Office of the Chief Nursing and Midwifery Officer*. https://www.health.qld.gov.au/ocnmo/nursing/nurse-to-patient-ratios

Rafferty, A. M., Clarke, S. P., Coles, J., Ball, J., James, P., McKee, M., & Aiken, L. H. (2006). Outcomes of variation in hospital nurse staffing in English hospitals: Cross-sectional analysis of survey data and discharge records. *International Journal of Nursing Studies, 44*(2), 175-182.

Spilsbury, K., & Meyer. J. (2001). Defining the nursing contribution to patient outcome: Lessons from a review of the literature examining nursing outcomes, skill mix and changing roles. *Journal of Clinical Nursing, 10*(1), 3-14.

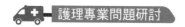

Victorian Public Health Sector (2007). *Nurses multiple business agreement 2007-2011.* https://goo.gl/s9iszm

World Health Organization (2003). *Nursing and midwifery workforce. Conceptual framework.* WHO Regional Office for South-East Asia.

World Health Organization(2010). *Guidelines: nursing and midwifery workforce planning.* World Health Organization, Regional Office for South-East Asia.

Chapter **9**

護理品質保證

作　者　陳小蓮、黃金蓮

✚ 大 綱

Current Studies in
Professional Nursing Issues

前言 南丁格爾是最早應用護理品質管理概念於病人照護活動的鼻祖，從環境及臨床照護行為中進行改善，進而提升醫療照護成效。隨著科技的發達、社會的進步、民眾價值觀的改變，醫療不僅只以治好疾病為目標，更強調醫療照護品質，在專業人員跨團隊合作下，以更為合理、有效、安全的方式達到最好的治療效果，使治療品質更上層樓。

護理人員是醫療團隊中重要成員之一，於全民健保制度下，醫療院所日益強調績效，護理人員往往被要求以更具成本考量的方式提供病人照護，因此在品質及成本間如何達到平衡，是護理人員及管理者要面對的重大挑戰。護理人員若能有清楚的護理品質管理概念，並將品質管理方法運用於照護中，將會確保病人安全、維護護理專業品質，使病人得到合理、有效的照護。

9-1 護理品質管理的內涵

品質管理是指在整個產品設計、製造及銷售的流程中，均能達到一定期望水準的管理過程。品質管理最先是應用於製造業，目前已應用於服務、醫療等各種領域中。護理專業在健康照護中有舉足輕重的地位，對健康照護品質的成效及病人安全影響至鉅，在了解護理品質管理前，須對品質管理的重要理念有所了解。

一、品質管理的重要專家及理念

(一) 修華特 (Walter A. Shewhart, 1891~1967)

修華特認為公司應重視顧客且設法滿足其需求，成為現代品質管理中的最基本理念。發展出統計管制圖，並與戴明共同提出 PDCA 循環，被譽為統計品質管理之父。

(二) 戴明 (W. Edwards Deming, 1900~1993)

戴明被譽為第三波工業革命之父,其重要論述如下:

1. 重要品質管理理念:

   (1) 組織為一個系統,應以統計等科學方法找出產品變異原因,從而進行改善。

   (2) 不良產品的預防應從製作過程不斷進行改善而來。

   (3) 品質管理應是全面品質管理 (total quality management, TQM),全員共同參與。

2. 持續改善 (PDCA) 循環:組織中的變異可能會經過多個 PDCA 循環才得以改善。

   (1) 計畫 (plan, P):確認問題,規劃改善的計畫。

   (2) 執行 (do, D):依計畫執行改善活動。

   (3) 查核 (check, C):檢查改善活動是否有效。

   (4) 行動 (action, A):若改善活動有效則予以制度化,否則再進行連續性的改善循環。

(三) 裘蘭 (Joseph M. Juran, 1904~2008)

裘蘭認為品質就是指產品的設計合用性、安全性、穩定性,是否合乎顧客期望,其品質理念較由顧客觀點出發,也較著重系統性及問題解決技巧,強調從上而下的管理。其品質管理理論裘蘭三部曲 (the Juran trilogy) 說明如下:

1. **品質規劃**:設定品質目標、確認顧客及其需求、依顧客需求研發產品、規劃產品開發過程、實際生產並控制時程。

2. **品質控制**：評估產品實際表現、比較產品使用後是否達到品質的目標、對未達到品質目標之落差進行改善。

3. **品質改善**：確認須改善項目、建立改善計畫、以專案團隊進行改善、提供團隊資源、以教育訓練及激勵達到改善目的、持續管控以維持成效。

(四) 唐納貝登 (Avedis Donabedian, 1919~2000)

　　唐納貝登於 1966 年提出 Donabedian 模式，認為可以由結構、過程和結果三大構面，對健康服務品質進行系統性管理，此模式直到現在仍被廣泛應用於健康相關品質管理中。

1. **結構 (structure)**：醫療機構執行照護行為時所需要的硬體或軟體資源，如政策及標準、儀器及設施、人力素質及資源等，常用來測量系統內的照顧品質。

2. **過程 (process)**：提供照護時的內容、行為和流程，包括病人接受診斷、治療、預防保健和病人教育等所有過程，又可進一步分類為技術流程或人際互動過程。醫療照護過程包括了所有的醫療行為，最直接反映醫療照護品質。

3. **結果 (outcome)**：在提供結構面及過程面的內容後所產生的結果，包括知識、行為、接受照護後的健康成果或滿意度。結果常被視為反應品質的最重要構面。

二、品質管理觀念的演進

　　品質管理的觀念自工業革命時期開始發展並越來越被重視，現今的品質管理觀念是經過長時間逐漸演變而來，大致可分為五個時期（表 9-1），各時期的演進是漸漸發生，各種理念並非互斥，也會同時運用，因此品質管理常包括以下內容：

1. 訂有品質管理政策。

2. 有品質計畫的訂定、實施及品質保證 (quality assurance)。

3. 實施時的品質控制 (quality control)。

4. 實施後的品質改善 (quality improvement)。

5. 以上的過程是由全體相關的人員一起參與的全面品質管理活動。

▶ 表 9-1 品質管理的演進

時 期	重 點
品質檢驗 (quality inspection, QI)	著重在工作生產線中加以檢驗產品是否符合規格
品質管制 (quality control, QC)	在生產過程中即展開檢查,強調應用抽樣、變異的統計方法及控制製造過程
品質保證 (quality assurance, QA)	維護品質是每一個人的責任,各部門均確保其工作品質,品質管制始於產品的設計到產品交到顧客手中為止
持續性品質改善 (continuous quality improvement, CQI)	強調應隨時掌握改善的訊息進行產品品質改善,好還要更好
全面品質管理 (total quality management, TQM)	強調全體成員對品質改善均有所了解且確實執行,以顧客的角度設計流程,並不斷改善,全員參與,追求卓越

三、醫療品質管理

品質管理觀念已廣泛應用於醫療品質管理之中,美國醫學會 (Institute of Medicine, IOM) 更提倡 21 世紀的優質醫療須朝向六大目標前進:安全 (safety)、有效 (effectiveness)、以病人為中心 (patient-centeredness)、及時 (timeliness)、效率 (efficiency) 及公平 (equity)。除安全、有效率的照護外,

更強調跨團隊合作、以病人為中心的照護，在提供照護的同時不斷了解照護成效，並進行分析、改善，以達資訊分享及醫療品質不斷的目標邁進。

(一) 以病人為中心的醫療照顧

以病人為中心的醫療是醫療品質的核心價值，包括：

1. 執行的專業照顧應立基於實證基礎之上。

2. 應持續應用品質管理技術進行改善。

3. 應善用資訊技術。

4. 進行跨領域團隊的合作。

(二) 推動醫療品質的單位

全國不同層級單位均參與醫療品質管理的推動，包括：

💡 官方機關

1. **衛生福利部**（衛福部）：台灣醫療品質的重要推手，帶領各地方政府及專業重視醫療品質，提升全民健康，並隨時參考國際趨勢、健康衛生議題等訂定各種醫療品質的政策，如於 1988 年為提升醫療院所照護品質即推動醫院及教學醫院評鑑；2002 年為減少病人在接受醫療處置時的傷害而倡導病人安全政策，每 2 年訂定病人安全目標，提供全國醫療院所作為病人安全作業的準繩，以提升整體醫院的護照及安全水準；為確保各醫療院所的護理照護品質，更要求醫療院所逐月通報護理人力，並納入為醫院評鑑中的必須符合指標。為全面提升醫療照護水準，將相關醫療品質政策委由所屬機構（如中央健康保險署、疾病管制署）或民間機構（如醫策會）執行，使醫療品質在台灣能以點、線、面的方式全面推行。

2. **中央健康保險署**（健保署）：負責全民健康保險醫療給付的機關，為促使醫療機構重視醫療品質，重要醫療照護指標（如抗生素的合理使用、藥物重複開立等，或論質計畫中的糖尿病、氣喘、B型肝炎、C型肝炎、COPD 等治療成效）與保險給付或獎勵金結合，當醫療院所相關指標或治療成效不如標準時，將減少醫療院所的健保給付或獎勵金發給，進而有效促使全國醫療院所關注醫療品質的提升。健保署為確保醫療機構聘請足夠的護理人力，特將護病比與健保給付作連動，除收集醫療全年機構中每位護理人員每日平均照護病人數（護病比）外，也同時收集病人壓瘡、跌倒及感染的發生率，和年資3個月以上護理人員離職率及2年以上年資護理人員比率等5個護理品質指標，以作為各醫院機構健保護理費給付加成比率之依據。

3. **疾病管制署**：執掌全國傳染病防治業務，為建立有效的防疫機制，將預防院內感染的活動，如洗手步驟、洗手時機、組合式照護等推廣至各醫療院所，為全民健康把關，免除疫病威脅。

4. **衛生局**：各地方的衛生管理機關，為確認各地方醫療機構落實中央主管機關的衛生健康政策，每年會至各醫療機構進行年度督導考核，檢視各醫療院所有關藥物管理、病人安全等政策執行狀況，必要時予以糾正及指導。

💡 非官方機構

1. **醫院評鑑暨醫療品質策進會**：承接衛福部推動醫療品質管理的各項計畫，如醫院評鑑、教學醫院評鑑，以及醫院感染管制查核、醫院緊急醫療能力分級評定、各項疾病照護品質認證、母嬰親善醫療院所認證等各項專業認證／訪查；醫學教育方面，如臨床醫事人員培訓計畫、師資培育制度認證等；病人安全推廣計畫方面，如建置病人安全資訊網、病人安全通報系統、發展台灣臨床成效指標系統 (Taiwan Clinical

Performance Indicator, TCPI)、醫院持續性監測指標系統等；另每年亦舉辦醫療品質競賽 (Healthcare Quality Improvement Campaign, HQIC)，包括主題類、系統類及實證醫學類、擬真情境類、智慧醫療類等競賽。

2. **醫療專科學會**：許多醫療專科學會也依其專科的特殊性訂定不同的醫療品質指標，予以推廣，合力帶領台灣醫療品質的提升，如台灣醫務管理學會與許多醫院合力發展「台灣醫療照護品質指標系列 (Taiwan Healthcare Indicator Series, THIS)」；又如台灣護理學會定期舉辦之護理專案審查、實證護理比賽，對台灣醫療品質的提升有一定的影響力。

3. **國家生技醫療產業策進會**（生策會）：為讓民眾得知品質及安全的生技醫療產品，自 2004 年開始每年舉 SNQ 國家品質標章獎，針對台灣的健康保健服務與產品進行評審，八類競賽中包括了藥品類、醫療院所類及護理照護服務類，如品質及安全達世界等級者授予金獎、亞洲等級者為銀獎、銅獎則為台灣最優表現者，其他達品質及安全等級者之參賽作品均授予 SNQ 國家品質標章，所有得獎作品均予以公告周知，可供民眾參考。

醫療機構

1. **醫院層面**：由於衛生福利部的推動，各醫院為確保醫療品質，紛紛成立品質管理的專責單位推動醫療品質，且大部分醫療院所的品質管理單位直屬於副院長管轄，除將政府在推動的品質政策，如病人安全、感染管制要求等融入日常的醫療工作中外，也會依醫院評鑑條文要求，每 300 床設置一名品質管理師，以協助醫院進行醫療品質制度如品質管理指標等的建立、推行、監測、分析、回饋及改善。

2. **護理層面**：醫院護理部均設有護理品質管理委員會（小組），針對各項護理照護訂定標準、訂定各項品質指標、監測辦法及工具、定期進行監測、針對監測結果進行檢討改善。指標的訂立除與護理工作有關外，也會配合政府政策收集相關品管指標，如健保署的「護病比連動護理照護品質方案」中的多項指標。由於醫療照護強調跨團隊照護的重要性，因此護理除致力於護理品質的改善外，在醫院整體醫療照護品質中也占有相當重要的角色。

四、健康服務品質模式

在醫院中護理的族群最大，面對病人的時間最多，所涉入的照護服務面也最廣，因此護理品質的良莠絕對會左右病人安全、醫療品質及醫院的聲譽。有鑑於此，各醫院均針對護理品質進行管理，成立專責的護理品質管理組織進行相關活動的規劃、推動及改善，彰顯護理專業在醫療照護中的重要性。

現以台灣某醫學中心為例，為提升全院護理品質，特成立護理品質管理小組，進行中央護理品質管理及單位護理品質管理的規劃及推動，護理品質管理的運作情況概述如下：

1. 中央護理品質管理：包括病人滿意度、護理活動評核、標準技術制定、護理記錄評核、醫材及儀器管理抽查、無菌技術調查、營養治療評核等。

2. 單位護理品質管理：包括三個層面。

   (1) 病人照顧層面：護理過程、病人安全、皮膚完整性、營養支持、疼痛處理、給藥、治療及檢查程序、感染控制、CPR 處置、心理社會支持、病人健康教育、出院計畫等。

   (2) 護理人員工作層面：護理專業知識、專業技術等。

   (3) 成本效益控制層面：醫材資源管理、人力配置、單位盈虧分析等。

以上每個品管項目均可依其特性發展出重要護理品管指標，以皮膚完整性為例，即有皮膚照護（壓瘡）知多少調查、臥床病人正確執行翻身率、病人壓瘡發生率等結構面、過程面及結果面指標，定期進行監測並在資料收集後進行分析，將結果回饋給各單位進行檢討，並以 PDCA 循環進行改善，直到問題改善為止。

9-2 護理品質管理計畫與實施

品質管理強調顧客所得到的產品就是顧客所需要的，從設計、製作至獲得產品的過程均以顧客為考量。護理人員在醫療機構中提供病人的醫療照護活動因與健康、生命息息相關，其品質更是不容輕忽，因此從照護標準的制定、作業流程、照護結果等均應貫徹品質管理的理念，達到高品質的照護成果。護理品質管理範圍相當廣，包括護理服務之創意改革、管理效益之改善、護理服務技術或品質之改進、設備之設計或修改、工作環境改善、成本降低、行政業務之改革等。惟在任一層面進行品質管理計畫時須慎用方法、策略，方能收到良好的成效。

一、護理品質管理常用的方法

在臨床進行品質管理作業時，常須收集許多資料，若在眾多的資料中無法作系統性的分析，將無從了解資料所表達的意義，更無法從中了解將面臨何種問題，更遑論進行改善。在了解問題何在後，應依問題訂定改善策略，何種改善方法最為合宜，亦應視情況而有不同的應用。以下針對常用的品質管理分析測量工具及改善手法作簡要的介紹。

(一) 分析測量工具

流程圖 (Flow Chart)

又可分系統流程圖及事務流程圖。系統流程圖是將作業順序繪製成流程，以不同的圖形或符號表示開始、抉擇、文件及結束等流程步驟，因具視覺效果，可以很快的了解作業進行的程序或條件，也很容易發現流程中的疏失。事務流程圖中除可呈現流程外，也同時可了解各流程步驟中程序及負責人員／部門的職責問題。

查檢表 (Checklist)

一種簡單方便的查核清單，可在短時間中查核過程的完整性。由於醫療作業步驟具不可遺漏或不容錯誤性，可利用查檢表來進行作業步驟的完整性查核。

因果圖 (Cause-and-Effect Diagram)

也稱魚骨圖，是為了發現問題的根源而使用的一種圖示方法。先將界定的問題作為魚頭，再將導致不良結果的主要原因訂為大魚骨並予以分類，如以 "4P"：政策 (policy)、過程 (process)、人員 (people) 和設施 (plant) 分類，並在每一主因下確定其導致問題的次要因，在每一次要因下找出其小次要因，最後在其中找出導致問題發生的重要導因後再進行改善。

柏拉圖 (Pareto Chart)

一種快速歸納重要導因再進行改善的方法，即 80/20 法則。把收集資料中各種導因依發生頻率或數量進行順序排列，會發現 80% 的問題是由少數幾個導因所引起，此時可針對此少數導因進行優先改善。

管制圖 (Control Chart)

管制圖是利用統計方法了解產品變異是否在預測可接受變異範圍內，在管制圖中有 3 條統計線：上管制界限 (upper control limit, UCL)、中心線 (center line)、下管制界限 (lower control limit, LCL)，若資料為連續變項，UCL 及 LCL 多會設在正及負 3 個標準差，中心線則為平均數；若樣本資料落於 UCL 及 LCL 兩界限間，可說該產品是在穩定範圍之內，要是在兩界限以外，即表示產品狀況不穩定，須再利用其他工具進行問題的了解。

層別法 (Stratified Method)

可將收集到的眾多資料利用資料的特性加以分類整理，如將滅菌結果依不同消毒鍋號進行分類統計，從中找出差異處進行改善。在品管手法中層別法最常與其他手法，如柏拉圖、直方圖及管制圖等配搭運用。

圖形

在收集資料後常須將收集到的數據加以分析，此時可依資料的性質或分析目的選用不用的圖形。

1. **直方圖 (histogram)**：一種對連續性資料分布的示意圖，如身高、重量等，每一柱形圖是相連接的。

2. **長條圖 (bar chart)**：針對類別資料分布的示意圖，如男性與女性、不同分數人數之比較。

3. **圓形圖 (pie chart)**：主要用作了解所測得的資料在整體中的比例。

4. **推移圖 (run chart)**：又稱時間序列圖或折線圖，從圖中測量資料的改變，可了解隨時間的變化測量成效，資料所發生變化及趨勢。

5. **雷達圖 (radar chart)**：可同時呈現多項構面的資料並進行比較，亦可作同構面不同時間的比較，但同時只能比較六項構面是其限制。

6. **甘特圖 (gantt chart)**：又稱進度圖，用以了解作業或計畫中時間與各項預定作業間的關係，明訂各步驟的所需時間，以利執行，避免有落後情形。

(二) 改善品質的手法

　　醫療機構或護理部門在收集各種品質資料後，依問題或目的的不同而採用不同的改善手法，在改善時亦會配合上述品管工具使用。進行品質改善的手法有很多，常用的有以下幾種。

作業改善 ECRS 原則

　　利用流程表等方法進行作業方式的了解後，即可思考作業的改善，在進行作業改善規劃時可掌握 ECRS 四原則，以達有效的作業改善效果。

1. **取消 (eliminate)**：在不影響作業成效的情形下，可取消不必要的動作或作業，如醫院急救車每班須逐項點班的作業，若在完全沒使用的情況下能予以取消。

2. **合併 (combine)**：將兩個或以上之作業步驟或對象進行合併，如檢驗出現危急值時，以往由檢驗單位通知護理站，再由護理站通知主治醫師，可改為由檢驗單位直接通知主治醫師危急值結果，而不須再經過他人通知。

3. **重組 (rearrange)**：也稱為替換，變更作業方法或順序，以達作業改善的效果，如急救車使用後之藥物清點及請領原由護理人員完成，可改由藥劑科整盤藥物全數更換。

4. **簡化 (simplify)**：以更簡易、更單一或更少量的方式取代原有作業，如每天每班須作急救車藥物之逐項清點，在使用更新藥物後以號碼鎖上鎖，以後逐項點班作業便可簡化為每班清點急救車號碼鎖號無誤即可。

💡 持續改善循環 (PDCA)

由於醫院評鑑中要求醫院中的品質指標未達理想時須進行 PDCA，因此這是醫院使用最多的品質改善手法之一。

1. **計畫期** (P)：主要為確定品質目標及訂定改善計畫。

2. **執行期** (D)：進行教育訓練，使員工熟悉標準和方法，及檢查員工是否依標準執行。

3. **檢查期** (C)：檢測改善後問題改善的情形。

4. **行動期** (A)：如改善成效好則持續推動，如改善未達理想，則深入了解造成差異原因，再進行改善以防差異的再出現。

往往一個問題的發生是需要經過多個 PDCA 循環方能得以完全改善，因此又稱為滾動式改善。

💡 問題解決方法 (Problem Solving)

發現問題後經常使用來改善品質的方法，可分為五階段進行：(1) 確認及定義問題：明確界定問題；(2) 分析原因：利用各種方法及品管工具找出導致問題發生的原因；(3) 設定目標：設定改善後要達成的可測量性目標；(4) 擬定解決執行方案：針對所分析出來的原因擬定可行的解決方案；(5) 執行／追蹤／控制／評量：依計畫執行，定期追蹤執行狀況及成效，並評量是否已達到目標，如未能達到目標時，分析原因為何後再進行改善，直到達到目標為止。目前護理常用的專案改善方法即屬此類。

💡 品管圈 (Quality Control Circle, QCC)

品管圈又名團結圈，是工作單位人員自發的小團體，以互相切磋的精神，運用簡單有效的品管改善手法與理念，群策群力，進行持續的改善活動，解決工作場所發生的問題。品管圈之推動步驟包括：(1) 組圈、(2) 選

定主題及訂定活動計畫、(3) 把握現況、(4) 目標設定、(5) 資料整理、(6) 原因分析、(7) 對策擬定、(8) 對策實施及檢討、(9) 效果確認、(10) 標準化、(11) 資料整理與活動檢討。藉由員工參與品管圈活動，使能體認工作的意義，更有滿足感及成就感。

💡 失效模式與效應分析
(Failure Mode and Effects Analysis, FMEA)

此種改善手法包括兩部分：失效模式及效應分析。所謂失效模式是指在過程或服務時發生最終可能影響到顧客的失誤或缺失；效應分析則是指這種失誤或缺失後續可能引起的影響分析。此模式是一種事前的分析，期望能藉系統性的分析及早找出潛在的問題，把可能的失誤機率減至最低。由於醫療發生失效時可能影響到病人的生命，故 2001 年時美國醫院評鑑聯合委員會 (Joint Commission on Accreditation of Healthcare Organization, JCAHO) 開始將原用於軍事及工業界的 FMEA 推展於醫療界中，期望醫療界能針對醫療流程進行失效模式及效應分析，並稱之為健康失效模式與效應分析 (health failure mode and effects analysis, HFMEA)，以減少醫療疏失的發生可能性，提升病人的就醫安全。HFMEA 之執行可分以下步驟：

1. 界定要進行失效模式及效應分析的主題。

2. 組成相關跨團隊工作小組。

3. 畫出流程圖。

4. 列出所有的潛在失效模式。

5. 進行危害分析 (hazard analysis)：嚴重度及發生頻次的評分。

6. 找出潛在失效模式可能發生的原因：可利用根本原因分析等方法找出原因。

7. 針對每一潛在失效模式訂出改善方案。

8. 執行改善方案及成效測量。

💡 根本原因分析 (Root Cause Analysis, RCA)

根本原因是指導致錯誤發生的潛藏原因，根本原因分析則是利用回溯性失誤分析方法，針對造成嚴重不良後果事件或警訊事件進行分析，找出導致失誤偏差的最根本原因，再進行系統性改善，能有效避免日後事件再發生的機會，JCAHO 於 1997 年即要求醫院須針對醫療警訊事件進行根本原因分析，並在 45 天內完成分析報告。

找出問題根本原因是 RCA 的重點，其分析的步驟簡述如下：

1. 組成 RCA 分析小組。

2. 收集資料：收集所有相關的資訊，尋找所有和事件有關的可能原因。

3. 具體列出事件始末及事件發生的時間順序。

4. 列出事件中病人照護程序的執行情形，並與標準作業規範作比對。

5. 列出引發事件的原因。

6. 分辨近端原因，即事件中較明顯或較易聯想到的原因。

7. 確認遠端原因，即將此原因矯正或排除後不會再有類似的情況發生。

8. 針對原因提出改善建議及施行。

由於 RCA 會針對發生的事件作深入的了解找出潛藏原因，因此台灣醫院針對醫療警訊事件，如輸血異常事件等均會進行 RCA，並作改善，以杜絕事件再發生的可能性。

💡 精實醫療 (Lean Healthcare)

源自豐田汽車的精實管理，為近日醫療界針對作業流程進行品質改善的方法之一，其主要概念為從大處著眼，小處著手，排除浪費、持續改善、創造價值。利用流程分析找出實際作業、附加作業及徒勞作業（浪費），再利用前述 ECRS 等原則，把浪費徹底排除，並應用剛好即時 (just in time) －適品、適時、適量，與自動化 (JIDOKA) 及持續改善 (PDCA) 等手法打造全新、精實、且附合顧客需求的高品質作業流程。

💡 實證為基礎的照護 (Evidence-based Practice)

由於醫學領域的進步神速，將最新、最具證據力的研究結果轉為最適合病人的照護方法，並應用於病人照護上以提升照護品質，已成為醫療的趨勢。醫策會在近期的評鑑條文中也要求醫院以實證的方法來發展出問題的解決方法。進行實證醫學時包括五步驟：(1) 提出一個可回答的臨床問題；(2) 有系統搜尋所有相關研究證據；(3) 評讀所有研究證據；(4) 整合現有最佳證據並做成臨床照護決策；(5) 執行實證為基礎的照護措施並評值成效。目前醫療團隊依以上實證模式已發展出許多「組合式照護(bundle care)」或最新治療方法，並經跨團隊共同合作，大大提升病人的照護成效。

二、護理品質管理計畫

(一) 美國護理學會 (American Nurses Association, ANA)

美國護理學會認為品質保證須：

1. 確認價值觀。

2. 經文獻查證，建立品質保證計畫。

3. 確定最合宜的品質保證計畫。

4. 制定標準。

5. 評估現行護理作業與標準相異處。

6. 分析及辨別影響結果的因素。

7. 選擇合宜的方案以維持或提升品質。

8. 實際應用。

9. 評值品質保證計畫。

(二) 美國醫院評鑑聯合委員會 (JCAHO)

　　JCAHO 於 1986 年所發展出醫療品質管理模式，並於 1994 年應用於醫院評鑑作業中。此模式主要是以持續性品質促進 (CQI) 的概念，系統性的針對醫療院所執行業務時的遵從性監測及持續性改善，以確保所提供的醫療服務能達到預期的效果，提升醫療照護的品質。此模式共分為十個步驟：

1. 指定責任 (assign responsibility)。

2. 描述照護的範圍 (delineating scope of care)。

3. 界定重要的照護層面 (defining important aspects of care)。

4. 確認指標 (identifying indicators)。

5. 建立評值閾值 (establishing thresholds for evaluation)。

6. 收集及整理資料 (collecting and organizing data)。

7. 評值變異 (evaluating variations)。

8. 採取行動 (taking actions)。

9. 評估並記錄改善成效 (assessing the action & documenting improvement)

10. 溝通相關的訊息 (communicating relevant information)。

三、品質管理計畫與臨床應用

　　以台灣某醫學中心訂定化療給藥品質管理計畫與臨床應用作實例說明。

　　台灣某醫學中心為提升臨床化療病人的給藥品質，依 JCAHO 建議之醫療面品質管理模式十步驟建立其化療給藥品質管理計畫（表 9-2）。品質管理是一個持續不斷的改善循環，只有持續不斷的加以檢討改進，才會使照護品質更上層樓。

▶▶ 表 9-2　化療給藥品質管理計畫十步驟

步驟	定義	在化療給藥品質管理計畫的應用
步驟 1 指定責任	依主題成立團隊，納入相關團隊，並明訂成員角色、責任品質管理計畫的目標	由於化療給藥不容錯誤，故成立化療給藥品管小組，成員包括腫瘤科醫師、護理師、藥劑師、護送人員、資訊人員、品管人員，各人員明確訂定其角色和任務，如資訊人員負責設計符合醫療人員需求及有預防錯誤發生的程式。計畫目標則為提高化療給藥安全性，給藥正確率達 100%
步驟 2 描述照護的範圍	明確指出納入此品質管理計畫的部門、病人特質、服務範圍及活動、工作人員等	計畫對象包括門診及住院接受化學治療的腫瘤病人，管理範圍則自開立處方至藥物輸注完畢，前述流程所有參與人員均納入此計畫中
步驟 3 界定重要的照護層面	依高風險、高／低數量、易發生問題及高成本之照護問題，選擇須進行監測的最重要項目	在化療給藥中最重要的是病人、藥物劑量正確及藥物滲漏對病人的影響至大，故將此三構面納入重要照護層面
步驟 4 確認指標	針對重要照護層面增訂或修訂客觀可行的作業標準，再從標準中發展出可評斷品質的客觀的結構、過程或是結果指標，以評值照護之成功性、有效性及適當性	小組參考專業指引 (guideline)、法規 (regulation)、標準 (criteria) 等專業資料及文獻後，由小組訂定化療藥物處方開立及調配的作業標準、化療藥物的運送及給藥作業標準，並訂定化療藥物異常開方率、化療藥物給藥正確率、化療藥物滲出率等品質指標
步驟 5 建立評值閾值	依指標是否涉及生命危險層面訂定各指標閾值	病人正確及藥物幫浦給藥速率正確率均訂為 100%，因會危及病人生命，不容出錯，而化療藥物外滲發生率為 0%、化療給藥過程正確率 100%、藥物說明完整率則設定為 95%

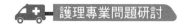

▶ 表 9-2　化療給藥品質管理計畫十步驟（續）

步驟	定義	在化療給藥品質管理計畫的應用
步驟 6 收集及整理資料	依所訂定的監測指標設計合理的監測方法	每月由單位護理長隨機收集門診及住院各 20 位接受靜脈化學治療住院病人，為避免霍桑效應，於日常探視病人時進行監測，並進行資料登錄
步驟 7 評值變異	將收集之資料收集與所訂的標準作對比，找出變異點進行客觀分析，辨識出做成差異的原因，以了解是否有須進一步分析或改進之處。警訊事件則每件進行 RCA，找出變異點	計畫實施後藥物幫浦給藥速率正確率未達 100%，一年中發生二件速率錯設的問題，進行 RCA，近端原因為雙人核對未落實，遠端原因為夜班常因人員忙碌而無法執行雙人核對
步驟 8 採取行動	應將監測結果回饋給被監測者，表現優良者予正向獎勵，不如理想者則請其提出對策並予以進行改善	小組討論改善方案，在資訊人員協助下開發程式，直接將藥物幫浦上護理師所設定的藥物速率與醫囑核對，如相符合幫浦方可開始滴注化療藥物，因電腦程式核對屬高層次核對，故將人員互相核對的低層次核對作業予以刪除
步驟 9 評估並記錄改善成效	在執行改善對策後，再持續進行監測以了解是否達到預期目標，並予以記錄改善成效	利用幫浦核對藥物滴速後未再發生幫浦速率設定異常，監測指標正確率 100%
步驟 10 溝通相關的訊息	定期於機構內的品管委員會中報告監測項目及結果、變異分析及改進成效等，並有意見交流及學習機制	計畫實施後指標監測每月於品管委員會中報告，警訊事件先在單位內進行檢討，且在小組中進行報告、討論、訂出對策、實施改善後，再進行監測、討論，並在委員會中進行成效報告，最後將改善對策推廣至全院實施。由於直接由程式管控幫浦速率設定的成效良好，除推廣至全院外，亦至國際品管研討會中發表，達到互相學習交流，提升醫療照護品質的目的

9-3 臨床品質指標與成果評量

　　醫療照護是很複雜的過程，且存在一定的不確定性，判定一家醫療院所的照護品質並不能由其內部裝潢是否燈光美、氣氛佳，或人員服務的親切、有禮作為單一評值品質的標準，因此建立客觀、能實際反映出醫療照護成效的品質指標系統實有其必要性。WHO 在 2000 年世界衛生報告中認為醫療系統應對所提供的服務成效 (performance) 進行評量，藉以了解所提供的服務是否達到預期效果或有改善的空間。醫療機構透過臨床品質指標的建立，經過監測、分析及改善的過程，促進病人的醫療品質。臨床品質指標系統在台灣推動多年，對醫療照護品質的提升有不可忽視的影響力。

一、臨床品質指標

(一) 定義

1. **指標** (indicator)：指一件事物所處的程度或狀況之標示。
2. **臨床指標** (clinical indicator)：一個數量化的測量，以衡量所執行重要照護的品質，如有效性、合適性等。

(二) 臨床品質指標的分類

1. **結構性指標**：評量組織特性，如年資、教育程度、設備數量等。
2. **過程面指標**：通常為執行於病人的活動正確性及效率，是很重要的指標，會影響到結果面的成效，如給藥流程正確性、導尿技術的執行狀況等。
3. **結果面指標**：指病人接受以上的流程後所呈現的結果，如泌尿道感染率，知識及態度的改變也屬此類指標。

(三) 臨床品質指標的意義

臨床品質指標對所要了解的流程或結果，以回溯性的方式進行分析，提供客觀數據以作為日後品質改善的依據。臨床品質指標具以下意義：

1. 指標是一種客觀提供資訊的工具。

2. 指標為間接而非直接反映品質。

3. 指標間可互相檢視。

4. 指標的主要價值不在數字的大小，而在於如何解讀及應用於品質改善中。

(四) 良好臨床品質指標具備的條件

1. 具資料權 (data power)：所提供的數據資料具高品質及有效度。

2. 具代表性 (proxy power)：對健康照護具重要性。

3. 具溝通性 (communication power)：指標意義透明化，大家均有相同的解讀。

二、成果評量 (Outcome Measurement)

在品質管理的理念中最終是所提供的服務（產品）能讓接受者變得更好，無論在設計上、流程上均無瑕疵，但若最終的接受者感受不到或沒有任何正向的評價或改變時，則先前所有的努力都會變得沒有意義，也就是沒有達到服務成效的目標。服務成效指標應是能測量的，否則便無從管理改善，因此如何能選用對的指標，利用對的監測方法，了解醫療人員所提供服務的真正成效，在品質管理中是非常重要的一環。

(一) 臨床品質指標及監測系統的發展

1. 結合證據及專家意見共同訂定。

2. 選擇具意義的品質指標，可考慮：

(1) 對臨床意義的重要性：在臨床中屬高數量 (high volume)、高危險 (high risk)、易發生問題 (problem prone)、高成本 (high cost) 的照護或服務。

(2) 具品質的潛能：對病人照護品質及安全有意義與重大影響的照護或服務。

(3) 醫療照護專業人員對品質改善的準備度，且所訂的指標應有相對應的作業標準、規範或政策，使人員能依循執行相關業務、技術或照護流程等。

(4) 可同時選取結構、過程及結果的最適切指標，以達有效、客觀地評估照護品質。

3. 明確定義指標的目標及目的，讓使用者很容易的了解指標的意義。

4. 明確定義指標的分子及分母，確定數據來源及收集數據的方法，如跌倒發生率＝發生跌倒事件數／住院人日數。

5. 建立評值的閾值：是指在執行該項照護及服務時至少要達到的目標。可分析過去一年的樣本數、參考同儕值、參考實證文獻建議，或由指標專家小組訂定之。

6. 確定資料收集的方法及來源：所收集資料若不完整或操作有誤，產生的結果將會被扭曲，因此須確認收集資料的方法及工具、樣本數、監測頻率等。也要明確指定指標數據收集負責人及數據資料輸入人員。資料收集的方法也要注意是否會有霍桑效應的發生。

7. 進行資料的分析評值。

8. 針對分析變異處進行了解及採取改善行動。

9. 指標執行前須先測試其可行性及收集數據的方法。

(二) 使用時應注意事項

　　臨床品質指標監測系統已在各醫療院所及政府機構關中使用多年，在使用時應注意以下事項：

1. 指標須有必要性及具代表性，能反應出真正的品質，勿為發展指標而發展指標。

2. 指標的內容必須具體，與臨床重要照護品質有相關。

3. 指標的數量並非越多越好，太多會浪費資源、造成人員及醫院的負擔。

4. 慎選指標資料收集方法，要注意霍桑效應等的發生，如主動提報方法有失客觀。

5. 資料收集者太多時應注意一致性的問題。

6. 注意指標結果的負面影響，如指標成果與績效有關，則可能收到不真實的資料。

7. 慎用收集指標資料的方法，如人員是否在照顧病人時正確洗手，以考試檢測往往結果失真。

8. 當指標結果常無法達到閾值時，應重新檢視原因，而非直接將閾值降低。

9. 如某一指標結果其 75 百分位與 90 百分位一致時，該指標已不具鑑別力可不再收集。

　　品質指標的管理及改善在於全員參與，醫院中護理人員是為數最多的族群，為便於推行護理部常將護理品管分為部層面、科層面及病房層面來進行，各病房及科別發展其具單位特殊性的品質指標並定期監測，主管會依監測的結果進行獎勵或檢討，但在發展及推動品質指標監測系統時常會發生為向上級交代、為執行而執行的情形，因此推動品質管理要從上而下

做起，培育品質種子人員，使全體人員了解品質管理的真正意義，減少因指標監測引起的負面影響，才能把品質落實於日常工作中，真正的提升照護品質。

三、台灣常用之臨床品質指標系統

現就台灣醫院最常用的臨床品質指標系統分述如下：

(一) 持續性監測指標系統 (Quality Indicator Project, QIP)

醫療院所每 4 年須接受醫院評鑑，依評鑑結果將醫院分為醫學中心、區域醫院及地區醫院，並依醫院層級給予健保給付，因此醫院對評鑑的要求相當重視也全力以赴。醫策會自 2007 年開始在醫院評鑑系統中建立一個全面普遍適用於所有醫院的持續性監測指標系統，引導醫院提升內部品質，以「病人為中心」及「重視醫療品質及病人安全」為核心臨床監測範圍，強調醫療品質監控及改善之日常化管理，而非只在醫院評鑑時進行品質管理。醫院評鑑之持續性監測指標分三類：(1) 臨床指標：依特性分為 10 面向 45 項指標；(2) 醫事人力指標：共 13 項；(3) 質性文件：醫品病安計畫及成果、改善專案。持續性監測指標系統所收集之指標以連續性、動態性的醫院資料呈現，俾能持續督導醫療品質。此系統的運用主要為內部品質改善，不會進行同儕比較，醫院在進行資料彙整找出潛在問題點，進行自我比較自我改善，為一持續改善持續監測系統。表 9-3 為各指標項目及資料收集頻率。

▶ 表 9-3　各指標項目及資料收集頻率

監測面向	監測內容	指標數	收集頻率
臨床指標 （10大面向， 共45項指標）	整體綜合急性照護指標	2	每月
		1	每季
	加護病房指標	4	每月
	手術照護指標	4	每月
	產科照護指標	2	每月
	急診照護指標	3	每月
	重點照護指標：透析、急性心肌梗塞、急性中風、安寧照護	9	每月
	感染管制指標	4	每月
	用藥安全指標	1	每月
	呼吸照護指標	9	每月
	經營管理指標	6	每月
醫事人力指標	醫院評鑑基準人力監測	13	每月
質性文件	醫品病安計畫	─	每年
	重要醫品病安改善專案（PDCA或RCA）	─	─

(二) 台灣臨床成效指標系統 (TCPI)

　　TCPI 是醫策會自行開發的本土性醫療品質指標系統，於 1999 年開始開發，並於 2012 年開始提供醫療院所使用，希望藉由即時性高、易管理的指標監測系統，協助醫院進行臨床成效監測及改善。至今共發展 TCPI 指標 639 項，包含三類指標：

1. **綜合照護類別**：包括急診照護（如檢傷二級病人 10 分鐘內處理率）、住院照護（如壓瘡發生率）、加護照護（如加護病房約束事件）、手術照護（如下刀前 30 分鐘接受預防性抗生素率）、重點照護（急性心肌梗塞病人到急診 10 分鐘內完成心電圖率）等指標。

2. **精神照護類別**：包含急性照護、慢性照護及重點照護等指標。

3. **長期照護類別**：護理之家住民照護相關之指標。

　　參加此系統的醫院依本身需求選定指標項目，逐月收集指標資料並自行提報，醫策會則將各醫療院所匯入之資料進行分析及回饋，醫院再利用回饋資料持續自省、精進品質，醫院亦可將自身之指標資料與其他同儕醫院比較，了解該指標在其他醫院的執行情況，以作為醫院是否須作進一步改善的依據。

(三) 台灣醫療照護品質指標系列 (THIS)

　　為推廣醫療人員對品質活動的參與及提升醫療照護品質，衛生福利部於 1999 年委託台灣醫務管理學會進行本土性醫療指標系統的開發，台灣醫療學術界和實務界之專家學者參考美國 QIP 的精神與經驗，發展出本土化之台灣醫療照護品質指標系列。

　　至今 THIS 已完成 246 項指標，指標涵蓋十大指標構面：(1) 門診指標：如門診初診率；(2) 急性指標：如急診心肌梗塞到急診 90 分鐘內施予經皮冠狀動脈介入術率；(3) 住院指標：如住院死亡率；(4) 加護指標：如中心靜脈導管使用率；(5) 病人安全指標：如住院期間藥物錯誤率；(6) 管理性指標：如全院暴力事件；(7) 長期照護指標：如壓瘡點盛行率；(8) 呼吸照護指標：如 RCW 病人呼吸器脫離率；(9) 精神醫療指標：如急性精神科住院病人住院 $\leq$ 14 天率；(10) 醫院評鑑持續性監測指標：一般病房平均護病比。

　　與其他臨床品質指標系統相同，參加此系統的醫院依需要選擇適合自身醫院的品質指標，收集資料並提報至台灣醫務管理學會，由學會進行分析、結果回饋予醫院，醫院可將回饋資料與歷史資料作對比，亦可與同儕醫院作比較，必要時進行內部之分析改善。

(四) 績效量測指標 (Pay for Performance, P4P)

中央健保署利用績效量測指標系統確保合約醫療院所提供醫療服務的量及質，視其各項醫療服務指標之績效達成度與健保給付作連動，未達或未超越指標之醫療院所可能因而被扣減健保給付或減發獎勵金。醫療服務指標涵蓋中西醫、門住急診、精神科、護理之家及安寧療護等各領域，例如：

1. **管理面**：如慢性連續性處方箋釋出率、每張處方用藥品項數、超長期住院率等。

2. **醫療面**：如抗生素及類固醇藥理重複案件數比率、術後心肌梗塞死亡率、糖尿病方案 HbA_{1c} 執行率、乳癌方案執行率等。

又為確保各醫療院所聘用足夠護理人力，健保署會依每月上傳的護理人力指標，了解各院的每日平均每位護理人照護病人比，若照護病人數高於標準時，則會減少醫院護理費之給付加成比率。

(五) 各醫療院所

為提升醫療院所的醫療品質，因此各醫療院除參考醫策會的評鑑要求外，也會依各機構的理念及特色訂定品質指標，並進行監測，如：

1. **管理指標**：如平均診療時間、等候住院時間、等候檢查時間、護理人員數與照護病人數比等。

2. **醫療指標**（一般單位）：如死亡率、感染率、住院超過 14 天病人數、會診及時完成率等。

3. **醫療指標**（特殊單位）：如加護病房之醫師、醫療人員接受高級心臟救命術教育訓練 (ACLS) 的比率、病人 48 小時重返加護病房率、侵入性或放射性檢查但診斷結果為陰性之比率等。

4. **護理照護指標**：如病人的壓瘡發生率、跌倒率、給藥正確率等。

若指標有異常時，則單位須進行 PDCA 循環，分析問題所在及改善，期許品質不斷提升及確保病人就醫安全和權益，以達到永續經營的目的。

　　以上各種不同品質監測系統，各醫療院所可依自身需求選擇運用合適的指標系統進行品質管理，但有些機構會同時選擇多個系統進行資料收集及分析，而各系統間對指標的定義及資料收集範疇可能會有些許的差異，如不加以了解則有可能收集到錯誤的資料，進行不適當的分析改善，因此指標系統的運用及管理須非常謹慎，方能達到預期的效果。

9-4　病人安全照護

一、病人安全照護理念

　　醫院是提供民眾健康恢復及維護的場所，理應是一個可以讓民眾感到安全及信賴的機構，但根據美國醫學會 (IOM) 2000 年發表的《人會出錯 (To Err is Human)》報告指出，美國每年住院病人約有 2.9~3.7% 會發生醫療不良事件，有 5 成的不良事件可以避免，因醫療錯誤而死亡的病人高達 44,000~98,000 人，較車禍或乳癌死亡者為多，每年因醫療錯誤而耗用的費用約 380 億美元。2001 年 IOM 報告更明確指出病人安全其實也是品質的另一層面。醫療不良事件會增加病人的住院天數、醫療費用外，也可能導致病人的失能甚至死亡。這讓人醒覺到醫療機構建立一個使病人免受醫療疏失傷害的安全環境是刻不容緩。

　　McFadden 等 (2014) 研究指出，醫療機構中病人安全的氛圍能改善病人安全的成果，因此機構推行病人安全文化是達到病人安全的重要的基石。各國也因此先後成立病人安全之相關委員會或組織，推廣病人安全，進行醫療不良事件的了解、分析及預防，期望能將病人安全文化深植於醫療機構所有系統及全體工作人員心中，以確實提升病人的就醫安全。

2002 年台灣因發生了北城醫院錯給疫苗等數起震驚社會的醫療不良事件，政府及民眾開始對病人安全的重要性有所覺醒，加速了台灣病人安全的推展步調。衛生福利部於 2003 年邀集產官學專家成立病人安全委員會，每年效法美國訂定病人安全目標，結合醫院評鑑以病人為中心的主軸，將病人安全推展至全國醫療院所，以降低對病人的傷害。

IOM 於 2001 年在《跨越品質的鴻溝》一書中認為，21 世紀的優質醫療具有六大目標：

1. 安全 (safety)：提供民眾安全的醫療，預防醫療失誤的發生。

2. 有效 (effectiveness)：提供有實證基礎的有效醫療。

3. 病人為中心 (patient-centeredness)：提供以病人為中心出發的醫療。

4. 及時 (timeliness)：提供及時的醫療，減少不必要的等待時間。

5. 效率 (efficiency)：提供不會浪費時間和其他資源的醫療。

6. 公平 (equity)：對任何人均提供一致的關懷和醫療。

為達以上目標，醫療機構必須基於具有實證證據下，應用品質促進的思維，並利用資訊技術及跨領域的團隊，提供以病人為中心的醫療照顧。為達到病人安全的目標，必須遵守以下基本原則：

1. 品質第一步，做到無傷害。

2. 病人安全是一種預防性工作，預防勝於治療。

3. 病人安全要從系統做起，因醫療不良事件中有 75% 是來自系統性錯誤。

4. 要以病人為中心來設計醫療作業流程。

5. 以實證為改善基礎。

6. 病人安全是組織文化，是醫療人員和病人的共同責任。

7. 醫療作業的改善要有具體步驟，確實執行 PDCA 循環。

二、病人安全年度目標

　　2003 年開始衛生福利部每年訂定病人安全年度目標，並每 2 年更新一次目標以作為醫療院所改善病人安全的依據，並將此目標與醫院評鑑、醫院督考等政策結合，促使醫療院所以系統性的思考，針對結構面、過程面及結果面進行改善（表 9-4）。

　　年度病人安全目標會視過去的病人安全執行狀況而重新訂定，如 2016 年美國病人安全目標中增加了對警示器安全的重視，因 JCAHO 調查 2009~2012 年 98 件警示器相關的警訊事件，發現造成了 80 人死亡、13 人永久失能、5 人須額外照護的嚴重傷害。雖然 2014 年病安目標中曾指出不可關掉儀器警示器，但很多醫用儀器的警示器並不須護理人員馬上反應，不必要的警示設計過多時會引起警示鈴疲乏 (alarm fatigue)，導致工作人員延遲反應，故病安目標中要求醫療機構須針對儀器的警示系統進行管理，包括：重新檢討各種警示器的設定意義、人員的反應規範、設定變更的人員資格、適當的人員教育等，以確實降低因不當警示器所導致的傷害。因此，衛福部在 2018~2019 年之病人安全年度目標：目標一之參考做法中建議「建立儀器及設備之警示系統管理規範，並定期檢討」。2022~2023 年之病人安全年度目標除了針對 2018~2019 年之病人安全年度目標做了微幅修改之外，新增了目標九、維護孕產兒安全。

▶▶ 表 9-4　2022~2023 年之病人安全年度目標

目標	執行策略	一般原則
目標一 促進醫療人員間團隊合作及有效溝通	1. 建立機構內團隊領導與溝通機制，落實醫療人員訊息有效傳遞並促進團隊合作	1.1 醫院對於影響病人安全的重大政策訂立訊息發布與傳遞的機制 1.2 醫院應推動團隊合作訓練，並發展於重要醫療情境的醫療團隊合作策略，尤其是於環境快速變動時 1.3 醫院訂定醫療人員交接班之標準作業程序，醫療人員間訊息傳遞時採口頭及文字等多重方式，並有釐清疑問的機制 1.4 醫院應建立生命徵象監測儀器及維生設備之警示系統 (alarm system) 安全管理 1.5 建立醫療團隊間溝通模式，強化團隊合作的概念與行動
	2. 落實病人於不同單位間共同照護或是轉換照護責任時訊息溝通之安全作業	2.1 醫院應訂定病人運送標準作業程序，包括運送風險評估、人力、設備與運送流程，以確保運送途中病人安全及訊息傳遞正確 2.2 醫院應訂定雙向轉診流程，包括病人重要訊息正確傳遞及回饋機制 2.3 醫院應訂定檢查、檢驗危急值報告，及具有臨床意義之病理、放射報告等重要警示結果及時通知機制，並有評估及檢討 2.4 跨機構間對於檢查、檢驗危急值報告，及具有臨床意義之病理、放射報告等重要警示結果應有機制，確保能夠正確、及時通知主要醫療照護人員
	3. 加強於困難溝通情境之病人辨識及交班正確性	3.1 醫院應訂定「困難溝通病人」之範圍 3.2 建立於困難溝通情境之病人的辨識原則及方式

▶ 表 9-4　2022~2023 年之病人安全年度目標（續）

目標	執行策略	一般原則
目標二 營造病人安全文化、建立醫療機構韌性及落實病人安全事件管理	1. 營造機構病人安全文化與環境，並鼓勵員工主動提出病安的顧慮及建議	1.1 積極營造病安文化，定期辦理病人安全文化調查並分析與改善 1.2 營造病人安全優先的組織文化，鼓勵員工主動提出對病安的顧慮及建議 1.3 醫院應確保環境的安全，以降低潛藏風險
	2. 提升醫療機構韌性，保護醫療場所人員免遭受暴力侵害	2.1 醫院應建立機制提升員工韌性，及早辨識、預防及因應壓力產生之耗竭 2.2 醫院應建立友善支持的執業環境，透過制度的持續改善，使員工安心工作 2.3 施行防範醫療暴力風險控管，以防止醫療場所人員遭受暴力
	3. 鼓勵病人安全事件通報，運用人因工程之概念，強化病人安全事件改善成效	3.1 醫院應對全院所有員工（含外包人員）加強病人安全觀念的宣導，並依據單位層級特性給予適性的繼續教育，營造不苛責的病人安全通報制度 3.2 醫院應定期檢討病人安全通報事件，必要時進行根本原因分析，並根據分析結果提出具體可行之改善措施，避免類似事件重複發生 3.3 醫院應建立醫療資訊相關的病人安全事件通報與風險管理 3.4 積極參與台灣病安通報系統，並主動分享經驗，以達到共同學習的目的 3.5 積極參與醫療器材不良事件通報 3.6 提升人因工程等跨領域相關專業，以促進病人安全

▶ 表 9-4　2022~2023 年之病人安全年度目標（續）

目標	執行策略	一般原則
目標三 提升手術 安全	1. 落實手術辨識流程及安全查核作業	1.1 落實病人辨識 1.2 落實手術部位標記及辨識 1.3 手術安全查核項目應包括：術前照護、病人運送、擺位、感染管制、各項衛材之計數、儀器設備、放射線使用、正確給藥、輸血、檢體處理及運送等安全作業
	2. 落實手術輸、備血安全查核作業	2.1 建立系統性策略，確保輸血安全 2.2 手術及麻醉醫師應於手術前評估病人是否有凝血及高失血量風險，並有因應措施
	3. 落實手術麻醉整合照護，強化團隊合作	3.1 應由麻醉專科醫師負責麻醉前評估、麻醉中的生理監控及手術後的恢復，並訂有標準作業流程 3.2 麻醉機、各類監視器及麻醉藥物之管理及使用應建立標準機制 3.3 運用實證醫學最佳的策略，由跨領域團隊落實手術麻醉的整合照護，提升病人手術安全
	4. 預防手術過程中不預期的傷害	4.1 應依病人特性、術式及手術時間，給予適當減壓措施，避免發生壓力性損傷 4.2 手術過程中，應注意熱源及易燃物之使用，並有適當防護，避免發生燒燙傷 4.3 確認手術器械的可用性及安全性

▶ 表 9-4　2022~2023 年之病人安全年度目標（續）

目標	執行策略	一般原則
目標四 預防病人 跌倒及降 低傷害程 度	1. 團隊合作提供安全的照護與環境，以降低跌倒傷害程度	1.1 團隊合作提供安全的醫療照護與環境，以降低跌倒後傷害程度為優先改善方向
	2. 評估及降低病人跌倒風險	2.1 對醫院工作人員、病人、家屬及其照顧者應提供跌倒預防的宣導教育 2.2 定期檢討風險評估工具及早發現跌倒高危險群的病人 2.3 針對不同病人屬性提供不同程度與個別性的跌倒防範措施
	3. 跌倒後檢視及調整照護計畫	3.1 跌倒後重新檢視照護計畫並適時調整預防措施 3.2 醫療團隊能全面評估跌倒發生率，並調整預防措施
	4. 落實病人出院時跌倒風險評估，並提供預防跌倒及預防或改善衰弱之指導	4.1 出院準備服務應包括跌倒高危險群之預防跌倒和預防或改善衰弱相關措施 4.2 出院時，應提供跌倒高危險之病人及其主要照顧者預防跌倒及衰弱的護理指導，並確認其理解及執行
目標五 提升用藥 安全	1. 推行病人用藥整合	1.1 醫院應對於多重用藥之病人有用藥整合 (medication reconciliation) 機制 1.2 鼓勵醫院運用資通訊技術，落實用藥整合的策略與程序 1.3 鼓勵病人及家屬積極參與用藥整合的過程
	2. 加強使用高警訊藥品病人之照護安全	2.1 建立高警訊藥品之管理及監測機制，如：化學治療藥品、抗凝血劑、降血糖針劑、類鴉片止痛藥品等 2.2 加強醫療人員對於高警訊藥品的使用安全認知 2.3 提升病人及其照顧者對於所使用之高警訊藥品的認知
	3. 加強需控制流速或共用管路之輸液使用安全	3.1 建立需控制流速或特殊濃度之輸液使用安全管理機制 3.2 強化共用管路之多種藥物輸注之使用安全

▶ 表 9-4　2022~2023 年之病人安全年度目標（續）

目標	執行策略	一般原則
目標六 落實感染 管制	1. 落實人員之健康 管理	1.1 應建置完善及可近性的手部衛生設備，落實 執行手部衛生 1.2 應透過各種方式宣導並落實確認正確的手部 衛生時機及方式 1.3 落實人員健康管理 1.4 應訂有重大疫情的準備及因應機制
	2. 加強抗生素使用 管理機制	2.1 醫院應由管理領導階層支持，訂有基本的抗 生素管理機制。管理範圍需涵蓋門診及預防 性抗生素使用 2.2 應設立跨部門抗生素管理小組
	3. 推行組合式照護 的措施，降低醫 療照護相關感染	3.1 對於使用中心導管、留置性尿路導管、呼吸 器及手術病人，建議推廣組合式照護 (care bundles) 介入措施
	4. 定期環境清潔及 監測清潔品質	4.1 醫院訂有合適的環境清潔管理
	5. 建立醫材器械消 毒或滅菌管理機 制	5.1 落實醫材、器械的清潔、消毒或滅菌流程與 管理 5.2 建立重複使用醫材器械安全管理
目標七 提升管路 安全	1. 落實侵入性管路 之正確置放	1.1 醫院應建立侵入性管路使用之評估措施，包 括置放位置之確認及留置之必要性 1.2 應提升醫療人員對於困難呼吸道 (difficult airway) 處置能力，並建立支援應變機制
	2. 提升管路照護安 全及預防相關傷 害	2.1 確認管路正確連接 2.2 確實執行管路放置及移除之標準作業規範 2.3 應制定管路異常事件的預防和處理機制，並 強化人員的應變能力

▶ 表 9-4 2022~2023 年之病人安全年度目標（續）

目標	執行策略	一般原則
目標八 改善醫病 溝通並鼓 勵病人及 家屬參與 病人安全 工作	1. 鼓勵民眾關心病 人安全，並提供 民眾多元參與管 道	1.1 與病人相關的作業，宜有機制蒐集病人及家 屬意見 1.2 醫療人員應營造信任的溝通氣氛 1.3 鼓勵病人及其家屬主動說出對其所接受的治 療與處置之任何疑問
	2. 運用多元或數位 模式，改善醫病 溝通，並推行醫 病共享決策	2.1 支持及鼓勵醫療人員及民眾參與醫病共享決 策 (shared decision making, SDM) 2.2 醫療團隊宜以病人需求為考量，進行醫病共 享決策 2.3 運用多元模式，以資訊科技協助改善醫病溝 通
	3. 提升住院中及出 院後主要照顧者 照護知能	3.1 醫療團隊於病人住院中及出院前，應評估主 要照護者需要的照護知能，並適時提供衛教 指導 3.2 醫院應能提供照護者取得照護知能的教育資 源或可提供協助之機構或人員
目標九 維護孕產 兒安全	1. 落實產科風險管 控	1.1 能辨識高危險妊娠並有風險評估及處理能力 1.2 醫院應建立孕產兒監測儀器及藥物管理機制
	2. 維護孕產婦及新 生兒安全	2.1 及早辨識與預防生產前後併發症 2.2 建立民眾孕產過程正確保健觀念
	3. 預防產科相關病 人安全事件	3.1 醫院應對全院員工加強生產事故通報宣導 3.2 醫院應定期檢討孕產兒風險管控

三、推動病人安全的重要作為及面對的問題

(一) 團隊資源管理 (Team Resource Management, TRM)

分析各國的醫療疏失及警訊事件，為數不少是因醫療團隊缺乏合作及溝通不良導致。團隊資源管理可藉由建立團隊合作之文化，利用人力資源與工具，持續不斷的改善組織文化，作為服務品質的基礎，促進病人安全。團隊資源管理包括四個核心：

1. **團隊領導** (team leadership)：有能力協調團隊成員間的活動，確保策略及訊息能被大家了解並執行，包括事前說明 (brief)、過程討論 (handle)、事後檢視 (debrief)。

2. **監測情況** (situation monitoring)：主動偵測及評估，以成員了解及掌握狀況並支持團隊運作，包括互相照應 (cross monitoring)、設定共同認知、了解及共識 (shared mental model)。

3. **互相合作** (mutual support)：確切掌握團隊成員間的職責、工作負荷及能力，相互支援成員間的需要，包括主動求援及協助、有效回饋、為病人代言、重申問題點、再三關切與說明病人安全問題、對事不對人、同心協力。

4. **有效溝通** (communication)：可利用的技巧有 ISBAR、大聲通報、回覆確認、落實交班。

如能落實以上四個核心的活動，能有效降低人為錯誤，提升病人照護安全。

(二) 擬真情境學習 (Simulation)

真實的醫療情境中是不容許犯錯的，各醫療機構及醫護學院在多年前即開始推廣擬真情境學習，以提升病人在接受醫療照護時的安全性。擬真情境學習為模擬真實的事件或過程，並在模擬該事件的學習情境中呈現其關鍵特徵或行為，並融入模擬人、角色扮演、標準病人及互動錄影等，使學員能模擬在真實情境中的操作程序而建構臨床經驗、決策與批判性思考。擬真情境學習可讓學員在一個能被充分指導與沒有壓力、容許犯錯的環境中反覆練習、且也可以讓教師與學員有良好的互動，是一個實務導向的學習策略。

(三) 組合式照護 (Bundle Care)

組合式照護是以 3~5 個具實證基礎的照護措施應用於某一個臨床問題照護上，使能有效的改善病人的問題並提升醫療照護品質。推動組合式照護時須納入相關的跨團隊人員，訂出符合實證的照護規範及推展策略，完成種子人員培訓後再進行推廣實施，最後進行成果評量。目前廣泛被運用的組合式照護有中心導管相關血流感染組合式照護 (CLABSI bundle)、呼吸器相關肺炎組合式照護 (VAP bundle)、導尿管相關泌尿道感染組合式照護 (CAUTI bundle) 等。這些組合式照護措施在跨團隊的合作下能有效的降低相關感染率，提升病人的照護品質。

(四) 醫病共享決策 (Shared Decision Making)

傳統的醫療為單向及權威式的醫療照護模式，醫病共享決策是希望能鼓勵病人及其家屬參與醫療決策，達到雙向溝通的目的。醫病共享決策主要包括四大元素：

1. 至少兩人參與，包括醫師及病人。

2. 能互相分享資訊。

3. 建立選擇治療的共識。

4. 對於治療共識能執行。

醫師須先提供病家以實證為基礎的醫療資訊，包含治療方案的優缺點、可能的風險與後果，病人也須讓醫師知道自己對於疾病治療的考量，由病人、家屬與醫師共同討論，共同達成臨床上的醫療決策，而不再由醫師單方面決定。期望在醫病共同努力下，建立醫病雙向溝通與互信機制，提供以「病人為中心、團隊為基礎」的醫療服務。

(五) 人因工程 (Ergonomics)

人因工程應用在於容許我們從不同角度，打破傳統、脫離刻板思想的來看一件事，有系統地將人員的能力、限度、特徵、行為與動機等有關資訊，應用在物品、系統、任務、工作和環境之設計上，使能更具生產力、安全、舒適與有效果。人因工程的主要目標有：

1. 提升活動和工作的效果 (effectiveness) 和效率 (efficiency)，增加使用的方便性、減少錯誤的發生及促進生產力。

2. 增進福祉和價值，如使用時確保安全、減輕疲勞和壓力、增加舒適性、讓使用者更能勝任、增加工作滿意度和改進生活品質。

在病安事件預防中常用到的防呆 (fool-proof) 機制亦屬人因工程的一種應用。所謂防呆是指考慮到可能的錯誤發生狀況，運用設計策略預防該可能錯誤的發生，使錯誤發生機率減至最低，工作能一次就做對，如血液透析機的 RO 水接頭有特殊的形狀，無法與不是 RO 水的水管相接合，即不會發生誤接自來水管的情事；為防止人們取水時被熱水燙傷，在飲水機上取用熱水時，必須同時按壓熱水鍵及另一按鍵方可取得熱水，亦屬人因工程於預防燙傷意外發生的應用實例。

(六) 資訊科技

醫療是一個非常複雜的環境，各式專業或非專業人員共同合作進行各種不同的醫療活動，在有限的人力及時間的壓力下，要有效的推動病人安全是一種嚴峻的考驗，為達到病人安全的目的，醫療界利用資訊科技的輔助，利用科技不怕煩、不怕難、不怕累、不會錯及無工時限制等特色，將之大量應用在防止錯誤發生與及早偵錯上。如電子病歷之推動可即時傳達病人藥物使用、檢驗檢查結果等訊息予醫療團隊人員，減少溝通上的錯誤；醫令由醫師開立後可由資訊系統直接檢核其用藥合理性如重複

用藥等，藥師直接接受醫令調配藥物，減少了以往醫令在抄寫及傳遞上的錯誤，利用資訊系統的把關亦能確保調配藥物的正確性等。醫院亦大量應用條碼系統以減少病人、藥物、輸血等錯誤問題。為減少人為的通報失誤上，病人的檢驗危急值時會由資訊系統直接通知開單醫師，俾能及早處置病人的問題。為了使資訊科技能更符合病人及使用者的需求，目前更有許多醫療專業人員與資訊科技工程人員合作發展醫用相關系統，期盼未來能有更多具穩定、效能、易學、易用的資訊系統供運用，使病人能得到更有效、效率及安全的照護。

由於衛生福利部的大力推動，各醫療院所都非常重視病人安全的各項議題，在硬體及軟體上均投入不少的心力，期望病人能接受到安全且有效的醫療照護。醫策會針對台灣病人安全通報系統各類異常事件進行統計分析，發現 2012~2016 年度通報之病安事件中，前五名依序為藥物事件、跌倒事件、管路事件、傷害行為事件以及檢查檢驗事件。雖醫療機構均致力於訂定各種作業流程的標準，但許多病安事件卻是因人員不依標準流程操作而出現問題，因此在忙碌而又繁雜的醫療作業中，如何能利用各種方法減少作業的複雜性、增加其精準度，是臨床界可再努力的方向。台灣病人安全通報系統屬匿名自願通報性質，並無強制醫療機構通報的權力，因此醫療機構往往會將重大事件（如血液透析機錯接自來水管的警訊事件）不予提報，以免引起主管機關注意而被罰。目前統計分析也發現，異常事件通報者以護理人員為大宗，其他職類人數湧報屬少數，以上情形將會無法達成該系統建立的目標：在了解各醫療院所的病安異常事件後，經分析、檢討、改善及互相學習，可以預防再犯。

9-5 品質控管在新興傳染疾病之對應策略

　　2002 年 11 月至 2003 年 9 月期間，嚴重急性呼吸道症候群冠狀病毒 (SARS-CoV) 肆虐全球 29 個國家和地區；台灣自 2003 年 3 月 14 日於台北市發現第一個病例起，到 2003 年 7 月 5 日世界衛生組織將台灣從 SARS 感染區除名止，歷經 4 個月，總計 664 名病例，共 73 人死亡（維基百科，2022）。期間衛生福利部宣布將 SARS 列為第四類法定傳染病；疫情過後，經由「法規檢討」、「組織調整」及「落實實務運作」等建立跨部會整合機制，並強化與民間之聯繫與合作，以因應日後能及時發揮防疫功能。

　　不幸的，2019 年末首位新冠肺炎 (COVID-19) 病人在中國武漢市確診，接著這一場持續的疫情，成為人類歷史上致死人數最多的流行病之一，截至 2023 年 1 月 30 日，全球已累計報告逾 6.7 億名確診病例，逾 682 萬名患者死亡，而且仍在持續擴散中（維基百科，2023）。以下就以 COVID-19 大流行為例，來看中央醫療體系及臨床醫療機構兩方面，面對新興傳染疾病之對應策略。

一、中央醫療體系之應變

　　我國衛生福利部面對 COVID-19 大流行之應變計劃依全球疫情之發展，分為「整備」及「應變」二階段。當鄰近國家出現疫情但無持續性社區傳播時，此為第一階段以「整備」為主；主要整備策略為持續疫情監視及風險評估、落實邊境檢疫、加強風險溝通、盤點防疫物資等四項，全力防杜疫情入侵。當本土疫情持續擴大，則為第二階段，以「應變」為主；依疫情等級，啟動強化疫情監視／風險評估、強化邊境檢疫、完備醫療體系、調度／管理防疫物資、提升檢驗診斷能力、持續風險溝通、發展國際合作、流行病學調查、社區防治等九項應變策略，並視疫情進展情況適時調整相關應變作為，有效防杜疫情入侵與傳播（疾病管制署，2020）。

（一） COVID-19 應變策略的核心目標（陳，2020）

1. 減緩散播速度，避免短時間內感染個案暴增，衝擊醫療體系及社會日常生活。

2. 保全核心人力維持醫療體系運作，避免機構內工作人員感染。

3. 降低重症及死亡人數，輕重症分流，將資源挹注於重症個案照護。

（二） 中央應變整備之策略

1. **醫療應變整備之十大策略**（醫事司，2020）：

    (1) 醫療照護機構感染管制指引。

    (2) 醫療照護機構應變演練及無預警查核。

    (3) 風險個案健保註記追蹤與醫療處置。

    (4) 病人住院分流分艙及雙向轉診。

    (5) 應變醫院及專責病房四階段整備。

    (6) 社區分流就醫及轉診建議。

    (7) 建構全國檢驗機構。

    (8) 掌握重症收治量能。

    (9) 擴大集中檢疫場所量能。

    (10) 社區採檢網絡轉診追蹤管理。

2. **長照機構應變整備之八大策略**（醫事司，2020）：

    (1) 制定機構感染管制指引。

    (2) 執行機構無預警查核。

    (3) 風險個案健保註記與追蹤。

    (4) 機構訪客分級管理。

(5) 降低住民就醫頻率。

(6) 長照機構應變整備。

(7) 掌握機構收治量能。

(8) 強化健康監測措施。

(三) 維持醫療體系持續營運之對策

1. **強化醫院整備與因應**：採輕、重症患者收治分流；啟動指定專責收COVID-19 確診病人之醫院；疫情嚴峻時應變醫院或縣市應變醫院病床全面清空。

2. **穩定醫療人力**：醫事人員執業執照更新期限逕予展延；減少影響醫事人員重返醫院執業之時程；暫停各類評鑑。

3. **強化醫療院所感染管制**：

    (1) 加強醫院感染管制，降低院內感染風險，落實人員管制措施；實施病人分流、訪客管制、落實醫療機構工作人員健康管理並擴大工作人員採檢；訂定應變計畫並辦理相關教育訓練。

    (2) 發布「醫療機構因應嚴重特殊傳染性肺炎外包人員管理指引」。

    (3) 醫院規劃設置專責病房，一人一室收治，固定照護團隊，以降低院內感染風險。

    (4) 另依全國醫院規模、屬性大小，要求各醫院提出分艙、分流計畫。

4. **擴大收治病床**：傳染病醫療網指定應變醫院及指定隔離醫院收治重度病人。

5. **成立急重症醫療應變專家小組**：實地盤點全國醫院閒置、堪用之呼吸器，並訂定閒置呼吸器調度機制與重度級急救責任醫院之重症照護資源盤點與收治能力輔導作業，強化醫療服務量能（陳，2020）。

二、臨床醫療機構之品質管理因應措施

　　台灣在 2003 年 SARS 疫情期間，新興傳染病來勢洶洶讓人措手不及，面對許多不確定的醫療狀況及訊息，台灣首屈一指的台大醫院關閉急診、關閉部分病房及收治感染 SARS 之嚴重病人等，承受了相當大的壓力。當時台大醫院高層首要的應變措施，就是每日 2 次清晨 7 點及傍晚 6 點的院長室 SARS 因應會議，由院長主持，參與的人員包括副院長們（分責督導全院各單位業務）、內科部、感染科、胸腔科、護理部、加護病房、感控中心等科部主管及當日將探討議題之單位主管，筆者亦有幸參與，共同討論院內病情之掌控、用藥之時機、門診、急診、床位運用等作業狀況之調整，並做出及時滾動式之對應策略，讓第一線人員有所依循，以承擔重症個案之照護，避免院內感染之發生，適時調派人力，維持醫療系統之運作。

　　2019 年全球各地新冠病毒 (COVID-19) 疫情大流行，引起世界性的恐慌，相對於台灣，國外 COVID-19 疫情的大流行發生的比較早，每個國家的醫療院所都面臨健康醫療品質管理的挑戰。有些醫療機構的品質管理部門也及時提出因應措施，以下介紹幾個案例，來看看病人安全 (patient safety) 和品質促進 (quality improvement) 的相關議題上醫療機構有哪些作為。

(一) 美國克利夫蘭診所醫療品質促進團隊

　　COVID-19 在美國的大流行，克利夫蘭診所的品質促進團隊對此挑戰很快做出回應，歸納出這期間他們在品質促進上的各項措施如下 (Oesterreich et al., 2022)：

💡 強化品質促進委員會的結構和工作

會議頻率從每月增加到每週或每天開會，討論領導階層職務的調整、政策變化和新的標準操作模式，包括病人運輸、氣道處理指南以及個人防護裝備 (PPE) 和短缺藥物的管理等。品質促進委員會除了提供各類機構內員工新任務所需的特定技能和專業知識，還分配時間來討論疫情不斷變化的環境下有關的新問題。

💡 持續指標數據收集

與 COVID-19 相關和不相關事件的品質掌握和病人安全都非常重要。除了原先的品質指標，如嚴重傷害事件發生率、手術部位感染率和異常事件報告等需要持續測量之外，對手部衛生或防護措施的執行情況及成效，都需要加強監測評估；並審查相關數據進一步分析了解新興傳染病的大流行對醫療品質及人員安全性的影響。

💡 及時修改現有的政策和作業程序

為了因應在大流行期間制定新的或修改現有的政策和作業程序，建置了新的審批流程，以便能快速審查，且能根據不斷發展的建議隨時進行更新；同時要讓所有工作人員能方便而快速的查詢到最新的政策和作業規範。

💡 協同機構內各部門及社區進行決策整合

為了在疫情期間能做到共同決策，迅速建置了協同社區、機構品質代表、醫療服務、社區醫院聯絡員和科室主管的共同決策機制，以這種綜合結構的方式協同工作，有助於快速的內部動員和整個機構與社區的統一回應。採取的行動包括推辭非必要的手術，部署可能超負荷的重症病房 (ICU) 以及制定交錯的計畫，以便後續恢復正常的醫院作業。

💡 及時提供教育與執行準則

提供各種管道讓醫護人員盡快獲知臨床的作業建議和 COVID-19 大流行的現狀。從網路的 COVID-19 工具包可以快速查詢相關資訊，包含檢測方案、個人防護設備 (PPE) 建議、預防指南、照顧注意事項；並建置許多教育和參考材料的快速連結。另外特別創建 ICU 培訓課程，以教育非重症之醫護人員如何照顧重症病人；為了促進培訓和教育的效能，並建立線上自我學習模組。

除了每天在機構內各部門發送電子郵件，以告知工作人員最新的疫情發展、決策和建議之外，還創建了向外部的網站，以告知社區他們可以採取的安全措施以及如何進行自我篩檢。

💡 審查國家社會指南和建議，擬定最佳實踐準則

COVID-19 大流行隨著經驗和證據的變化，每天都會帶來新的資訊和知識，對這些動態的訊息，品質促進委員會能夠參考並審查美國疾病控制和預防中心以及世界衛生組織等主要國家和國際協會的專家意見，根據機構設備、材料、藥物和人力需求的狀況，擬出符合機構及社區相關建議和工作準則。

(二) 愛爾蘭國家救護車服務 (NAS) 團隊

愛爾蘭在 2020 年 2 月 29 日報告了首例 COVID-19 病例，接著愛爾蘭政府採取了各種措施來遏制病毒的傳播，包括旅行限制、關閉學校和非必要企業、停止大型室內聚會、對潛在病例進行接觸者追蹤以及居家隔離和社會疏遠措施。2020 年耶誕節期間的第三波疫情，再加強嚴格的封鎖策略和口罩／面罩法規，並實施了歐盟最強有力的疫苗接種運動，以減輕 COVID-19 的流行浪潮。

自第一波疫情以來，國家救護車服務 (NAS) 一直是愛爾蘭對應 COVID-19 大流行的最前線，並且設立了 COVID-19 回應室，致力於管理 COVID-19 檢測的所有轉診中心。COVID-19 回應室以品質促進 (QI) 之架構進行了半結構化的個人訪談研究，以確定防疫措施之成效及服務品質；這項研究將為衛生服務，特別是緊急醫療服務的準備工作提供資訊，以應對未來的危機。研究結果以七項品質促進的關鍵因素歸納分述如下 (Heffernan et al., 2022)：

1. **品質優先**：領導者應以人為本，而不是以任務為導向，並應定期與員工協商；任何員工都可以提供其專長，來尋找問題的解決方案以及支持和培訓同仁。

2. **個人和家庭參與**：病人和家屬的正式參與可能很困難，但很有價值，工作人員應經常聽取病人和家屬的意見並向他們學習。

3. **員工參與**：在病例激增期間或疑難病例的照顧工作可能會影響員工的健康福祉，機構宜有適時的因應措施；同時，員工也應重視同伴和組織的支援，多參與培訓以及把握網路學習的機會。

4. **品質促進方法的使用**：在危急情況下改進措施的執行，不需要使用既定的嚴格方法；有力和明確的改進倡議，對處理當前和未來的危機十分重要。

5. **品質監測**：數據收集有助於提高效率和準確性；測量應嚴格，特別是收集關鍵利益相關者（如病人、合作者）的回饋。

6. **品質管理**：與其他組織（如療養院、實驗室）的密切合作和協調，及高階主管與管理室人員之間的清晰和持續的溝通，都相當重要。

7. **資訊和通信技術在促進品質上的應用**：需要專門為大流行疾病設計的資訊和通信技術；特別是該技術應能夠處理大量病例，並追蹤不同資料庫中的病人。

(三) 病人安全和品質促進專家建議的戰略與行動

COVID-19 的大流行凝聚了跨國際病人安全和品質促進專家的努力，由國際健康照顧品質協會 (International Society for Quality in Health Care) 將其相關專業建議彙整聯合付印。專家們感受到醫療保健系統應對 COVID-19 大流行帶來的挑戰，不得不立即調整或重組，幾乎沒有時間反思他們的角色，此時病人安全 (patient safety, PS) 和品質促進 (quality improvement, QI) 員工可以利用他們的核心技能，經由以下五個戰略和行動來支援病人、員工和組織 (Staines et al., 2020)。

強化系統和環境之準備

收集經驗和證據，過濾並作成總結及摘要，適當列出情況清單；清單是用來提供指導，而不是完整的解決方案。收集經驗需藉由國際社會的網路資源，此為品管人員通常具有的獨特地位，通過國際聯繫提供國際社會的網路資源。

針對不經常使用或重要技能進行即時培訓，例如制定有關穿脫個人防護設備 (PPE) 的說明或關於清潔劑的環境消毒等。為分散式領導提供建議和支援；鼓勵員工表達疑慮和關注，提供支援並促進員工安全、福祉和心理安全。將領導者與職業健康服務聯繫起來，預防和減輕疲勞、睡眠剝奪和倦怠。

支援患者、家庭和社區參與

多與病人、家屬和民眾溝通，開發自我管理工具和預防方案；與 COVID-19 康復病人建立合作夥伴關係，利用其經驗來指導其他病人，並為團隊提供建議。

在大流行期間，為主管機關提供以人為中心的建議以及道德考慮，例如「身體距離」而不是「社交距離」；並優化探視政策，保持身體距離的情況下，提高家庭支援的效益，例如評估視訊通話的可行性或臨終關懷。

改善臨床照顧

幫助設計降低大流行性的環境報告，如機構樓層、手術室或 ICU 病人的分流；提供即時團隊合作培訓與支援橫向和縱向溝通，強調彙報，相互支持和結構化交接；並協助臨床快速審查和發展決策機制。

減少傷害

更新感染控制指南及支援機構對關鍵相關標準的即時審核；協調風險識別、分析和管理，分析新的作業和現有作業中的漏洞，以預防大流行相關的壓力性傷害。

促進和擴展學習系統

強調掌握危機事件之重要性，應用醫療失效模式分析 (HFMEA) 加強學習系統的能力，進而從中學習改進和創新的機會。重新設計照顧流程，有助於解決問題方案的產生。在危機期間，加強安全、彈性的學習文化，而不是指責，以解決方案為導向，促進第一線人員的適應性和靈活性。同時，對文獻中新發現的措施進行快速測試，確認資訊的可用性，強化員工學習上的效益。

面對新興傳染病，大流行期間的品質促進需要快速、動態的因應，以導入衛生保健的新政策和做法，包括感染控制計畫、篩檢和疫苗接種方案等等措施，國家的政策更需要地方衛生機構的配合。2003 年 SARS 的疫情讓台灣在 2019 年 COVID-19 大流行時，比其他多數國家有更好的因應措施；而 2019 年 COVID-19 全球性的大流行至 2022 年 8 月仍未見停歇，衝擊之大已是各國的國安事件。前人的經驗是後事之師，期待全球醫療衛生體系能群策群力，對抗共同的敵人——病毒，互相汲取經驗及策略，未來能更即時有效的處理世界性的危機。

結論　品質的改善是永無止境的，只有在全體人員用心及努力之下，好才會更好，病人才能得到更好的醫療照護品質，護理才更有存在的價值。要達到良好的護理品質管理成效可從多方面著手，包括利用專業認證、專業訓練等方法增進護理人員的專業能力，利用各種評鑑及同儕間的能力審查進行切磋改善。機構也要訂定各種作業標準供護理人員參考依循，合理的指標及監測辦法的訂定、指標收集、分析，可作為人員對執行成效的了解及改善的依據，在不斷的改善循環下，方可達到優質的護理品質，突顯護理的專業及獨特性。

　　病人安全是醫療的核心價值、是品質的一種，也是所有醫療工作人員的責任，應從上而下營造病人安全文化，除將病人安全目標內化於常規工作中，於所有處置流程及每一個工作步驟中謹慎、細心的完成外，也應讓所有人員能勇敢的面對錯誤、檢討及努力改善，在醫療人員與病人的共同努力下，營造一個更為安全的就醫環境。

問題與討論

1. 醫療機構中常訂有許多的品質管理活動來促進照護品質，你認為那麼多的品質管理活動，對臨床工作人員造成那些好的或不好的影響，又該如何因應。

2. 在進行品質管理計畫時，常會訂出許多指標來衡量照護品質，請指出結構、過程及結果各三項品質指標。請説出臨床上常使用但卻無法收到真實資訊的指標資料收集方法，並討論該如何收集這些指標方可得到客觀可靠的指標資訊，以為進一步的分析參考。

3. 團隊資源管理為促進病人安全的重要策略，請在臨床實務中找出實際運用此策略的兩個臨床實務例子。

4. 「給藥錯誤」高居病人安全異常事件的首位，依你的觀察可能的原因有哪些，又可如何進行改善。

5. 台灣病人安全通報系統的通報內容有哪幾項？醫院針對病人安全異常事件如何進行通報改善？依你觀察醫院推動病人安全異常事件通報常會有哪些問題發生？

6. 面對不明傳染疾病的流行，病人安全 (PS) 和品質促進 (QI) 人員如何利用核心技能來支援病人、員工和組織？

參考文獻

台灣醫務管理學會 (2017)・*台灣醫療照護品質指標系列 (THIS) 第八版*。http://this.tche.org.
tw/profile/profile.php

石曜堂、張政國 (2008)・醫療品質發展趨勢探討・*醫療爭議審議報導系列，37*，1-9。

吳文祥 (2015)・*運用統計流程管制 (SPC) 進行品質改善課程講義*・國泰綜合醫院。

侯勝茂、陳欣欣、石崇良 (2005)・病人安全通報系統之國際趨勢・*台灣醫學，9*(1)，48-53。

疾病管制署 (2020)・*因應嚴重特殊傳染性肺炎疫情整備應變計畫*・疾病管制署。

疾病管制署 (2022)・*COVID-19 防疫關鍵決策網*。https://covid19.mohw.gov.tw/ch/mp-205.
html

財團法人醫院評鑑暨醫療品質策進會 (2017)・*台灣臨床成效指標系統*。http://tcpi.jct.org.tw/
tcpi/

張嘉蘋 (2014)・癌症護理品質管制與監測・*榮總護理，31*(1)，20-26。

陳時中 (2020)・*醫療體系在國家防疫的角色*・衛生福利部。

黃達夫、黃富源、葉玲玲 (2004)・*國家醫療品質政策發展方向之探討*・衛生署。

廖熏香、楊漢 (2000)・淺談台灣醫療品質指標計畫・*醫院，33*(4)，7-11。

廖熏香、葉琇珠、翁惠瑛、鍾國彪 (2008)・檢視現在，展望未來－台灣病人安全年度目標
執行現況・*醫療品質雜誌，2*(5)，12-15。

維基百科 (2023)・*嚴重急性呼吸道症候群疫情*。https://bit.ly/3DUFA68

趙子傑 (2017)・*品質指標介紹、應用與判讀講義*・財團法人醫院評鑑暨醫療品質策進會。

衛生福利部 (2017)・*台灣病人安全通報系統 2015 年年度報表*・台灣病人安全資訊。

衛生福利部 (2022)・*111~112 年病人安全年度目標*。https://goo.gl/khnfLE

戴蘭祺 (2011)・THIS 醫院品管問卷調查結果摘要報告・*THIS 季刊，2*，1-2。

醫事司 (2020)・*保全醫療體系，完備醫療量能*。https://covid19.mohw.gov.tw/ch/cp-4841-
53635-205.html

Graban, M., & Rona, M. (2011)・*精實醫療：以精實方法改善醫療品質、病患安全與員工滿
意*（胡曉菁譯）・財團法人中衛發展中心。

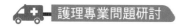
American Society for Quality (n.d.). *Failure mode effects analysis (FMEA)*. https://asq.org/quality-resources/fmea

Berwick, D. M. (1989). Continuous improvement as an ideal in health care. *New England Journal of Medicine, 320*(l), 53-56. doi: 10.1056/NEJM198901053200110

Current Nursing (2011, May 26). *Total Quality Management (TQM) in nursing care*. https://www.currentnursing.com/nursing_management/total_quality_management_health_care.html

Deming, W. E. (1986). *Out of the crisis*. MIT Center for Advanced Engineering Study.

Department of Finance & Administration, Tennessee State Government (2006). *Quality management plan*. https://goo.gl/GwPZNB.

Donabedian, A. (2003). *An introduction to quality assurance in health care*. Oxford University Press.

Donabedian, A. (1988). The quality of care: How can it be assessed? *JAMA, 260*(12), 1743-1748.

Donabedian, A. (1985). The methods and findings of quality assessment and monitoring: An illustrated analysis. *Explorations in quality assessment and monitoring, Volume III.* Health Administration Press.

Donabedian, A. (1982). The criteria and standards of quality. *Explorations in quality assessment and monitoring, Volume 11*. Health Administration Press.

Donabedian, A. (1980). The definition of quality and approaches to its assessment. *Explorations in quality assessment and monitoring, Volume I*. Health Administration Press.

Heffernan, E., Keegan, D., Clarke, B., Deasy, C., O'Donnell, C., Crowley, P., Hughes, A., Murphy1, A. W., & Masterson1, S. (2022). Quality improvement in a crisis: a qualitative study of experiences and lessons learned from the Irish National Ambulance Service response to the COVID-19 pandemic. *BMJ Open, 12*(1): e057162. doi: 10.1136/bmjopen-2021-057162

Institute of Medicine (2004). *Academic health center: Leading change in the 21st century*. National Academies Press.

Institute of Medicine (2001). *Crossing the quality chasm: A new health system for the 21st century*. National Academy Press.

Institute of Medicine (2000). *To err is human: Building a safer health system*. National Academies Press.

James, B. C. (1989). *Quality management for health care delivery.* The Hospital Research and Educational Trust of the American Hospital Association.

Joint Commission on Accreditation of Healthcare Organizations (n.d.). *Facts about the JCAHO.* http://www.jcaho.org/

Juran, J. M. (1988). *Juran on planning for quality.* Macmillan.

Juran, J. M., & Godfrey, A. B. (1999). *Juran's quality handbook.* McGraw Hill.

Katz, J., & Green, E. (1997). *Managing quality: A guide to system-wide performance management in health care.* Mosby.

Mascioli, S., & Carrico, C. B. (2016). Spotlight on the 2016 national patient safety goals for hospitals. *Nursing, 46*(5), 52-55. doi: 10.1097/01.NURSE.0000482262.78767.19

McDonald, K. M., Sundaram, V., Bravata, D.M., Lewis, R. Lin, N. Kraft, S. A., ... Owens, D. K. (2007). *Closing the quality gap: A critical analysis of quality improvement strategies.* Care Coordination. Agency for Healthcare Research and Quality.

McFadden, K. L., Stock, G. N., & Gowen, C. R. (2014). Leadership, safety climate, and continuous quality improvement: Impact on process quality and patient safety. *The Journal of Nursing Administration, 44*(10), 27-37. doi:10.1097/NNA.0000000000000119.

Oesterreich, S., Cywinski, J. B.,Elo, B., Geube, M., & Mathur, P. (2022). Quality improvement during the COVID-19 pandemic. *Cleveland Clinic Journal of Medicine, 89*(9), 1-3. DOI: https://doi.org/10.3949/ccjm.87a.ccc041

Oliphant, P. (n.d.). *Deming's 14 Points.* https://www.uthsc.edu/its/business-productivity-solutions/lean-uthsc/deming.php

Project Management Tips (2009). *The quality management plan.* https://pmtips.net/article/quality-management-plan

Rooney, J. J., & Vanden Heuvel, L. N. (2004). *Root causes analysis for beginners.* https://asq.org/quality-progress/articles/root-cause-analysis-for-beginners?id=0228b91456514ba490c89979b577abb4

Staines, A., Amalberti, R., Berwick, D. M., Braithwaite, J., Lachman, P., & Vincent, C. A. (2020). COVID-19: Patient safety and quality improvement skills to deploy during the surge. *International Iournal for Quality in Health Care, 33*(1). doi: 10.1093/intqhc/mzaa050

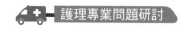

Stern, D. (n.d.). *Definition of quality health care*. https://healthyliving.azcentral.com/health-care-reimbursement-issues-12375026.html

Suñol, R. (2000). Avedis Donabedian. *International Journal for Quality in Health Care, 12*(6), 451-453.

Tague, N. R. (2005). *The quality toolbox* (2nd ed.). ASQ Quality Press.

Veterans Affairs National Center for Patient Safety (n.d.) *The basics of healthcare failure mode and effect analysis*. https://www.patientsafety.va.gov/docs/hfmea/FMEA2.pdf

Wold, C. (n.d.). *Overview of health indicators module 1*. https://slideplayer.com/slide/4793451/

Yang, A., & Grissinger, M. (2013). Wrong-patient medication errors: An analysis of event reports in Pennsylvania and strategies for prevention. *Pennsylvania Patient Safety Authority, 10*(2), 41-49.

Chapter **10**

護理評鑑

作 者　紀淑靜

✚ 大 綱

Current Studies in
Professional Nursing Issues

前言 評鑑因要準備許多書面資料，耗時又費力，對臨床工作人員而言是一種挑戰，也是一種期待。評鑑是「以病人為中心」，透過一個公正的機構，藉由評鑑過程對病人照護、治療或服務過程及就醫環境，進行系統性與流程的檢視及發掘問題，達到提升醫療照護品質及保障病人（住民）安全的目標。以病人為中心的照護模式，強調跨專業團隊合作，在此前提下進行評鑑作業，臨床護理業務與評鑑作業是息息相關且密不可分。

目前國內評鑑除了醫院評鑑 (hospital accreditation) 外，還有護理機構評鑑，包括一般護理之家評鑑、產後護理之家評鑑及居家護理機構評鑑，有些醫院還會參加國際醫院評鑑 (Joint Commission International Accreditation, JCIA)。護理專業人員應對醫院評鑑或護理機構評鑑的相關條文有所認識，了解評鑑標準與規範，藉由評鑑條文的精神提升護理照護品質，提供病人或住民優質的照護，並為民眾的安全把關。

10-1 醫院評鑑

一、國內評鑑

我國 1986 年公布實施《醫療法》，該法分別將醫院評鑑與教學醫院評鑑作業納入條文規定之中，使得評鑑工作於法有據（表 10-1）。評鑑通常是由非政府組織進行之正式流程，依特定的基準或標準對某些特定機構或醫療機構給以審查，評估和識別該機構是否符合適用之預設並公布的標準（楊、王，1992）

評鑑基準條文引領醫院提升內部的醫療品質，以病人為中心、病人安全、醫療品質提升、促進社區醫療服務等趨勢之演進，及相關醫療不良事件與流行性傳染病引發之省思，醫院評鑑制度遂於 2003 年積極參考先進國家之制度設計，並融合國內醫療環境實際作為，設計出兼顧「結

▶ 表 10-1　評鑑法源依據

法律		法條
醫療法	第 28 條	中央主管機關得視需要辦理醫院評鑑。直轄市、縣（市）主管機關對轄區內醫療機構業務，應定期實施督導考核
	第 94 條	為提高醫療水準，醫院得申請評鑑為教學醫院
	第 95 條	教學醫院之評鑑，由中央主管機關會商中央教育主管機關定期辦理
醫療法施行細則	第 15 條	中央主管機關依本法第 28 條規定辦理醫院評鑑，應訂定醫院評鑑基準及作業程序，並得邀請有關學者、專家為之
護理人員法	第 23-1 條	中央主管機關應辦理護理機構評鑑，護理機構對前項評鑑及督導考核，不得規避、妨礙或拒絕，評鑑、督導考核，必要時，得委託相關機構或團體辦理
全民健康保險醫事服務機構特約及管理辦法	第 9 條	醫院申請辦理保險住院給付之特約，應經醫院評鑑通過。精神復健機構申請辦理精神疾病患者社區復健服務之特約，應經機構評鑑通過

構面」，亦加強「醫療過程面」及「結果面」之新制醫院評鑑制度，朝向「簡化」、「優化」及「日常化」方向改善（圖 10-1）。2007 年起，我國醫院評鑑工作由財團法人醫院評鑑暨醫療品質策進會（簡稱醫策會）全面實施。

　　新制醫院評鑑基準修訂為 508 條，實地評鑑由醫療，護理及醫院管理評鑑委員分三組人員，根據醫院規模之大小，進行 1~3 天的實地查核，負責八大領域之評鑑，打破過去分組過細，過分強調專業之色彩，就病人就醫流程，以病人為中心的思維進入醫院各部門作評核。透過了解病人整體照護過程以及醫院宗旨來做評鑑，以醫療品質及醫療服務的成效為評核的標的，建立安全、有效、以病人為中心及適時、效率及公正優質的評鑑機制。

　　為回應病人照護的需求、醫療作業的改變及國際評鑑趨勢，2011 年衛生福利部修訂醫院評鑑基準及評量項目，評鑑基準分為經營管理及醫療照護兩篇，基準條文簡化為 238 條。2015 年仍維持經營管理及醫療照護兩篇，但條文簡化為 188 條，2017 年再簡化為 122 條（圖 10-2、表 10-2）。

　　衛生福利部又於 2013 年修正《醫院評鑑及教學醫院評鑑作業程序》，醫院評鑑類別含醫學中心、區域醫院、地區醫院三類，教學醫院評鑑類含醫師及醫事人員類教學醫院、醫事人員類（非醫師）教學醫院二類。申請醫學中心評鑑之醫院，其評鑑結果除了符合適用於醫學中心之「醫院評鑑優等」及「教學醫院評鑑合格」的合格基準之外，必須獲得醫學中心任務指標（表 10-3）審查合格，才可以評定為醫學中心。

簡化
- 簡化基準以200條為目標
- 調整適用基準（急性一般病床100床以上、99床以下）
- 部分條文改列醫中指標
- 檢視100%C之條文考慮退場
- 必須存在的條文不可消失

優化
- 範圍納入牙科、安寧、中醫
- 強調照顧員工
- 增加改善醫院壅塞與病床管理之基準（例如：急診留觀病人擁塞）
- 評量方法與評分標準明確化
- 強化PFM方式
- 參考國際評鑑基準

日常化
- 減少評鑑準備的文書作業
- 強化資訊填報功能
- 建置醫院評鑑持續性監測系統
- 定期提報品質病安相關之核心文件，形成評鑑參考意見
- 整合督考作業，由督考委員協助查證

✚ 圖 10-1　醫院評鑑的變革

| 2006年以前 | 管理組／內科組／外科組／護理組／藥事組／放射組／病理及檢驗組／精神組／急診組／感染管制組 |
| | **10組委員，約10餘人** |

| 2006年～2010年 | 1.醫院經營策略及社區功能
2.合理的醫院經營管理
3.病人權利及病人安全
4.完整的醫療體制及運作
5.適當的醫療作業
6.適切的護理作業
7.舒適的醫療環境及照顧
8.人力素質及品質促進　（508條→503條） |
| | 三組委員（管理、醫療、護理），約**3~6人** |

| 2011年～2014年 | 經營管理／醫療照護　（238條） |
| | 二組委員（經營管理、醫療照護），約**3~6人** |

| 2015年～2016年 | 經營管理／醫療照護　（188條） |
| | 二組委員（經營管理、醫療照護），約**3~6人** |

| 2017年～現在 | 經營管理／醫療照護　（122條） |
| | 二組委員（經營管理、醫療照護），約**3-6人** |

⊞ 圖 10-2　我國評鑑的改變歷程

▶ 表 10-2　醫院評鑑基準架構

第一篇　經營管理	第二篇　醫療照護
1.1　醫院經營策略	2.1　病人及家屬權責
1.2　員工管理與支持制度	2.2　醫療照護品質與安全管理
1.3　人力資源管理	2.3　醫療照護之執行與評估
1.4　病歷、資訊與溝通管理	2.4　特殊照護服務
1.5　安全的環境與設備	2.5　用藥安全
1.6　病人導向之服務與管理	2.6　麻醉及手術
1.7　風險與危機管理	2.7　感染管制
	2.8　檢驗、病理與放射作業

▶ 表 10-3　醫學中心任務指標

任務	基準
提供重、難症醫療服務，並具持續性品質改善成效	・ 提供重、難症醫療服務之貢獻度 ・ 持續性品質改善：過去醫院持續性品質改善計畫執行績效及未來展望
卓越特色醫療服務，提升區域醫療水準	・ 提升全國醫療水準，且具有其醫療特色 ・ 帶動並輔導其他醫院之醫療水準提升，且具有成效 ・ 針對部分人才羅致困難科別醫師之培訓
落實全人照護教育	・ 落實全人照護教育 ・ 落實醫師以外之其他醫事人員之全人照護教育
創新研發提升醫療品質，帶動醫療健康科技發展	落實醫學研究，並積極投入創新研發
積極配合國家衛生醫療政策，並參與國際衛生活動	・ 政府推行重要衛生醫療政策時，醫院能研擬計畫積極配合 ・ 積極參與國際衛生活動，並提供必要國際醫療援助

資料來源：醫財團法人醫院評鑑暨醫療品質策進會 (2013)．醫學中心任務指標。https://www.jct.org.tw/lp-44-1.html

二、國際醫院評鑑

醫療機構認證聯合委員會 (Joint Commission on Accreditation of Healthcare Organizations, JCAHO)，簡稱聯合委員會 (Joint Commission, JC)，總部設在芝加哥，屬非營利性獨立組織。1994 年，JC 成立了國際部門 (Joint Commission International, JCI)，是國際醫療品質評鑑最具公信力的單位，主要針對美國之外的醫院進行評鑑，並促使世界各國的醫院提升病人照護的品質。

JCI 評鑑之特點係以病人為中心，落實國際病人安全目標，確認醫院在提供病人醫療服務的過程中，注重病人及其家屬的安全、權益及隱私，同時檢視病人在接受醫療照護之過程，各單位之協調、配合及整體照護之能力，醫療團隊的溝通及合作，並注意醫院清潔衛生及感染管控的作業及設施。

JCI 評鑑基準係以「病人為中心」的醫療照護理念，2017 年第六版分為參與認證的要求、以病人為中心之標準、醫療照護機構管理之標準及醫學教育之標準，共 4 章 16 個項目，合計 318 個標準條文、1,270 項測量要素（表 10-4）。其中，國際病人安全目標 (International Patient Safety

▶ 表 10-4　JCI 評鑑基準

章節	項目
參與認證的要求	一
以病人為中心之標準	國際病人安全目標 (IPSG)、可近性與連續性照護 (ACC)、病人與家屬的權益 (PFR)、病人的評估 (AOP)、病人的照護 (COP)、麻醉及外科治療 (ASC)、藥品管理與使用 (MMU)、病人及家屬的教育 (PFE)
醫療照護機構管理之標準	品質改善及病人安全 (QPS)、感染的預防與控制 (PCI)、治理、領導與管理 (GLD)、設施管理與安全 (FMS)、人員資格與教育 (SQE) 及溝通與訊息管理 (MOI)
醫學教育之標準	醫療人員專業教育 (MPE) 及人體試驗研究 (HRP)

Goal, IPSG) 之六大目標：正確地辨識病人、有效地溝通、高警訊藥品使用的安全性、手術／侵入性檢查安全、減少醫療相關感染、降低跌倒造成傷害的風險，為必要條文，共 11 個標準條文、33 項測量要素，每一項均要通過。

三、評鑑方法

　　評鑑時需要準備許多的文件及佐證資料，為的是在評鑑的過程中提供評鑑委員做書面文件的審閱，文書作業常被批評負荷太重，且國際評鑑也多朝向實地訪查的方式進行。

　　醫策會為配合政府衛生政策及國際醫院評鑑趨勢，2008 年起邀請專家學者透過國際參訪、交流並參考先進國家的評鑑方法，整合過去評鑑方法，強化「以病人為中心」或「病人為導向」之重點，擷取國際現行評鑑方式優點，並考量國情、文化、醫療體制、醫療行為與醫病現況，發展適合台灣「以病人為焦點之查證方式 (patient focused method, PFM)」，將過去評鑑查核路線延伸及貫穿醫院整體的經營與管理面，促使醫護人員能重新思考執行每一項步驟或處置的原因，藉由實地查證病人之照護流程，了解醫院之醫療品質。其主要目的是希望透過對治療、照護或服務過程的直接觀察與反覆查證，與醫護人員、病人或家屬的訪談等，深入了解病人所得到的實際醫療照護，以及醫療人員對病人照護的認知和感受。

　　PFM 是一種以病人為焦點的評鑑驗證方法學 (verification and validation)，系統性的查證規劃路線，來驗證機構對業務「執行過程」與「執行成效」，進而協助機構辨識風險，落實以病人為中心的照顧，強化團隊合作（醫策會，2016）。

四、追蹤法

JCAHCO 自 2004 年開始，以追蹤法 (tracer methodology) 用於美國所有各種健康照護設施之評鑑。這是 JCI 實地訪視的一大特色，讓評鑑委員可以針對某特定病人或照護系統，了解醫療照護機構所提供的醫療照護服務是否符合評鑑基準之要求，確定醫療照護機構是否持續讓病人獲得適當和安全的照護、治療和服務。透過審視整個機構照護，評鑑委員可以驗證醫療機構對病人提供的治療、照護和服務是否具有一致性和安全性。追蹤式評鑑又分兩部分：

1. **個別病人追蹤** (individual patient tracer)：一種在實地評鑑中所使用的評估方法，依據病人在醫院就醫過程的經驗來進行追蹤，檢視各單位之間的照護、治療、服務、溝通及協調，了解該醫療院所病人安全及照護品質是否符合評鑑標準之要求。例如一位中風病人來到急診 (ED)，經檢查及專科會診病人須緊急手術 (OR)，術後住加護病房 (ICU)、透過團隊的專業照護病人可以轉出至一般病房 (ward)，包含醫師、護理師、營養師、物理治療師、職能治療師等，並可以出院回家繼續調養。

2. **系統追蹤** (system tracers)：對醫療照護機構內系統性措施或管理的追蹤，項目包括藥物安全管理、感染控制管理、病人安全及醫療品質管理、資訊管理與使用、設施安全維護及管理。評鑑時，除了書面資料的了解之外，並進行實地追蹤訪查，包括員工訪談、病人探視、家屬徵詢、流程檢視、病歷審查及環境安全檢測等。

追蹤法強調醫療照護團隊成員能提供持續性、一致性及整體性的醫療照護服務，最終目的是為了促使醫療照護機構能夠持續改善品質，以促進病人的照護品質。

10-2 護理機構評鑑

護理機構評鑑凸顯護理的重要性，機構負責人是護理人員，對相關條文必須孰悉且落實執行，加上護理機構不像醫院有許多資源，負責人必須擔任多重角色，從管理指標、品質會議主持、工作人員的教育及管理、住民環境安全、消防演練、服務對象的權益等，缺一不可。

一、一般護理之家評鑑

1991 年公布的護理人員法讓護理之家的設立有了法源依據（表 10-5），正式藉由法律賦與護理人員護理機構的開業權，包括一般護理之家、產後護理之家及居家護理機構。1998 年，政府長期照護三年計畫大量輔導護理機構設置，使護理之家的數量在短時間內迅速成長；在「品質」部分，直轄市、縣（市）主管機關對轄區內護理機構業務，應定期實施督導考核，包括設置標準、行政管理、住民安全、服務內容及整體環境等；地方衛生局則邀請有經驗的護理專家、學者做實地的輔導。

2009 年首次全國一般護理之家評鑑，目的是促進一般護理之家之安全、專業及舒適品質、多元特色的發展、提供民眾選擇一般護理之家的參考、自我改善及持續品質改善。評鑑基準有五個構面：健康照護、人事管理、經營管理、安全環境、生活照顧，共 27 個中項與 125 個小項。2012 年一般護理之家評鑑基準做了調整，基準含括：行政組織與經營管理、專業服務與生活照顧、環境設施與安全維護、權益保障、改進或創新，共 97 項，隨著每次檢討與修訂，至 2022 年基準已簡化至 14 項（表 10-6）。

▶ 表 10-5　護理之家設立的法源依據

法律		法條
護理人員法	第 14 條	為減少醫療資源浪費，因應連續性醫療照護之需求，並發揮護理人員之執業功能，得設置護理機構
	第 15 條	護理機構之服務對象：罹患慢性病需長期護理之病人、出院後需繼續護理之病人、產後需護理之產婦及嬰幼兒
	第 23-1 條	中央主管機關應辦理護理機構評鑑。直轄市、縣（市）主管機關對轄區內護理機構業務，應定期實施督導考核。護理機構對前項評鑑及督導考核，不得規避、妨礙或拒絕。第一項之評鑑、督導考核，必要時，得委託相關機構或團體辦理

▶ 表 10-6　一般護理之家評鑑基準

級別	基準		
A. 行政組織、經營管理與服務對象權益保障	A1. 行政制度及人員管理	A1.1	機構負責人實際管理行政作業與照護品質
		A1.2	專任人員配置及急救訓練情形
		A1.3	意外或緊急事件處理流程及執行情形
	A2. 服務對象管理及權益保障	A2.1	防疫機制並落實執行及檢討改善
		A2.2	推動安寧緩和療護及病人醫療自主權
B. 專業服務與生活照顧	B1. 住民服務需求評估及確實依評估結果執行照護計畫		
	B2. 提供住民整合性照顧，並定期檢討執行成效		
	B3. 訂有品質監測指標，並定期檢討執行成效		
C. 環境設施與安全維護	C1. 緊急災害應變計畫及作業程序符合機構及住民需要並落實演練		
	C2. 疏散避難系統及等待救援空間設置		
	C3. 訂定符合機構及住民需要之疏散避難策略及持續照顧作業程序，並落實以風險辨識與溝通作業為主之緊急應變教育訓練		
	C4. 災害情境緊急應變符合機構需要之情境式火災風險辨識與溝通，並依情境實地抽測演練		
D. 創新改革	D1. 創新或配合政策執行		
	D2. 完成設置自動撒水設備及 119 火災自動通報裝置		

二、產後護理之家機構評鑑

孕婦對產後護理之家消費動機的重要性排列順序皆為：安全、社會、生理、自我實現及自尊。事實上，孕產婦在選擇產後護理之家時，其最重要的關鍵因素仍著重在對嬰兒的專業照顧品質（楊、陳，2016）。

實地評鑑作業的執行引領產後護理機構建立安全、專業及舒適的優質環境，並能持續提升照護品質。評鑑亦領航台灣產後護理機構多元特色發展，促進機構品質標竿學習與自我品質管理，更提供民眾選擇產後護理機構及政府品質輔導與改善的參考（衛生福利部，2016）。

2013 年產後護理之家開始第一次護理機構評鑑，評鑑基準由許多護理及環境安全專家共同制定，共 8 大面向 41 項，2022 年修訂為 3 大面向 16 項（表 10-7）。產後護理之家服務對象包括產後未滿 2 個月之產婦、出生未滿 2 個月之嬰幼兒，服務對象經醫師診斷有特殊需要者，可不受 2 個月之限制。

三、居家護理所評鑑

居家護理所在家中提供專業的醫療護理服務及生活照護，使病人能在自己熟悉的環境接受不受束縛的照護，惟居家護理師大部分是各自在案家服務，服務品質不易預期及監測，如何確保居家護理師之服務品質，為落實與維繫社區照護重要之一環。

為促進全國居家護理機構照護品質，2006 年衛生福利部公告居家護理機構督考指標，2014~2015 年研擬長期照護（居家式、社區式）機構評鑑指標，2016 年度擴大辦理居家護理機構試評，研訂居家護理機構評鑑作業程序及基準，作為 2017 年辦理居家護理機構評鑑之依據。除了評鑑指標外，更擬規劃相關輔導措施，期望能提升居家護理人員之照護品質。

▶ 表 10-7　產後護理之家評鑑基準

級別		基準	
A. 行政組織、經營管理與服務對象權益保障	A1. 人員管理及教育訓練	A1.1	專任人員配置情形
		A1.2	機構負責人及現職照護人員教育訓練及急救訓練
	A2. 母嬰安全維護及照護品質管理	A2.1	母嬰安全及感染管制
		A2.2	意外事件預防與處理
		A2.3	品質管理機制與監測
B. 專業服務與生活照顧	B1. 專業照護	B1.1	產婦照護
		B1.2	嬰兒照護
		B1.3	親子關係建立
		B1.4	團體護理指導
		B1.5	母嬰出住評估與指導
		B1.6	母嬰照護突發緊急狀況處理
	B2. 母乳哺育之支持與推動	B2.1	支持產婦哺育與諮詢
		B2.2	母奶貯存與取用
		B2.3	母乳哺育率
C. 環境設施與安全維護	C1. 疏散避難系統及等待救援空間設置		
	C2. 依評鑑公告所定之情境，訂定符合機構特性需求之緊急災害應變計畫及其作業流程，並進行演練，落實風險教育及日常管理		

　　衛生福利部護理及健康照護司委託社團法人台灣評鑑協會辦理「2017年居家護理機構評鑑計畫」，為讓各機構了解評鑑作業程序，特舉辦北區、中區、南區及東區四場評鑑說明會，會中針對評鑑基準、資訊系統填報及評鑑相關注意事項進行說明，俾使日後評鑑作業順利進行。居家護理所評鑑之目的包含評量居家護理所效能、提升照護服務品質、提供民眾居家護理所選擇（表 10-8）。

▶ 表 10-8　居家護理所評鑑基準

級別	基準
A. 行政管理	A1. 機構（業務）負責人實際參與衛生福利部指定之教育訓練課程
	A2. 年度發展方向、經營方針與管理策略
	A3. 社區經營策略
	A4. 感控作業與器材維護管理
	A5. 居家訪視人員安全管理
	A6. 個案意外或緊急事件處理
	A7. 機構經營指標監測與持續改善
B. 專業服務與生活照顧	B1. 機構資訊管理
	B2. 個案照護管理
	B3. 加分項目

10-3 評鑑對護理業務的影響

　　依照「新制醫院評鑑標準」和「以病人為中心」的概念，護理在醫院評鑑及運作上更凸顯其重要性。「以病人為中心」的醫院評鑑不再是某一科、某一部門單獨作業，而是機構中每位人員的職責，在檢視醫療體系專業服務品質及病人安全的過程中，以客觀的衡量指標、專業同儕互相評值結果，給予醫院改善及再成長的機會，提供病人更安全的醫療照護，醫療團隊人員應了解評鑑的目的。

　　各項評鑑制度都有其優缺點，從被照顧者角度，評鑑會朝所訂標準前進，提供有品質的服務。但醫療團隊成員也許會有些怨言，同時會增加文書資料的準備。例如指標監測未達目標值時還要 PDCA 的資料呈現，但最終都是以病人安全為考量，整個評鑑的機制還是被肯定的。

一、執業環境及進修

2011 年醫院評鑑基準再次修整為經營管理及醫療照護，與護理業務直接相關的除醫療照護篇之外，還有經營管理篇的人力資源管理之護產人力及員工教育訓練，涵蓋護理行政管理、護理教育、臨床照護、護理品質管理等業務範疇。在醫院這麼一個高壓的工作場所，除建構安全、適合工作的環境外，在員工支持方面，護理主管應重視護理人員健康防護與福利，有健康、滿意的護理人員，才有專業、有品質的醫療服務。

此外，亦須訂定護理人員之教育訓練與進修計畫、推展及落實其能力進階制度，並定期檢討改善，同時鼓勵護理人員多參與國內及國際研討會，提升專業的廣度與深度。

二、以實證為基礎的護理

醫療機構為提供病人所希望且最適切的醫療照護，醫療機構內各領域工作人員須具備專業水準的協調及溝通能力。醫療團隊在執行醫療照護計畫時，宜以實證醫學為基礎，檢討醫療照護之適當性，動態評估病人對照護計畫的反應，如有需要應隨時修正計畫。對於提供病人之醫療照護為整體醫療照護的一個環節，完成階段性醫療照護後，應考慮病人之病情安排持續性照護服務。

三、護理人員的角色

護理人員在評鑑過程中所扮演的角色極為重要，隨著評鑑方法的改變，只要是有病人的地方都是評鑑的重點，如急診、門診、手術室、加護病房、檢查單位、特殊病房及一般病房等。目前所採用的評鑑方式是病人追蹤法，透過病人走過的每一單位，對不同階段的病況提供以病人為中心的一致性、特殊性及個別性的照護，無論是國際醫院評鑑 (JCIA) 或國內

評鑑，在這過程中護理師的角色都很重要，只要在日常工作中就落實工作規範，便不會因評鑑而加重工作。

評鑑對護理的重要性是透過評鑑條文或基準協助護理主管有系統、有組織的規劃護理業務，藉此了解單位的優缺點，並給予鼓勵持續維持或加以改善，以提升照護品質。

四、跨專業團隊的溝通

在評鑑的過程中，透過評鑑委員的指導及交流，學習在照護團隊中護理工作的方向及重點。尤其是國際醫院評鑑很強調每個專業的各司其職，執行每項業務一定強調工作人員的資格及教育訓練，如藥物的管理與使用（如常備藥），其責任在藥師，藥師要定期到護理單位查核及教育。

動脈血檢驗及床邊血糖檢測是醫檢師的工作範疇，雖然在臨床上大部分是護理人員在執行，但醫檢師必須教導護理人員如何執行及相關品管的檢測而且要定期矯正血糖機等。醫院是一個複雜且專業度高的工作環境，在評鑑的過程中也會發現各專業間的專業性及重要性，透過溝通、學習及互相尊重，讓工作更有效率、提供病人更好的服務，在複雜中不繁瑣。

結論 國際醫院評鑑 (JCIA) 強調國際病人安全目標有六項列為必要項目，如有一項病人安全未通過則評鑑就會不通過。無論是國內及國際評鑑皆以病人安全及醫療品質為主要的評量標準。醫院評鑑中護理角色已不容忽視，經由評鑑過程了解需要改善的項目，設定改善的具體目標，提高員工對醫療品質及病人安全的認知與參與，並影響組織的活力與強化各項改善措施而提升護理服務品質，對病人及醫療院所與機構都具有正面的意義與影響。

問題與討論

1. 請簡述評鑑方法。

2. 請簡述追蹤法。

3. 請簡述護理機構評鑑概況。

4. 請簡述評鑑對護理業務的影響。

5. 評鑑過程如何與跨專業團隊溝通？

參考文獻

周守民、曾雯琦、楊勤熒、馬淑清、李歡芳、周美雲、蘇慧芳、趙慧玲、謝碧晴、王淑卿、江惠英、尹裕君、高靖秋 (2017)・當代護理行政學（三版）・華杏。

財團法人醫院評鑑暨醫療品質策進會 (2013)・醫學中心任務指標。https://www.jct.org.tw/lp-44-1.html

財團法人醫院評鑑暨醫療品質策進會 (2016)・翻轉醫院評鑑：以病人為焦點之查證方式・華杏。

陳月枝、馬鳳歧、李引玉、杜敏世、尹裕君、陳玉枝、王瑋、馮容莊、尹祚芊、汪蘋、胡秀媛、盧美秀、徐南麗、李選、張曼玲 (2008)・護理專業問題研討（二版）・華杏。

楊漢湶、王美芳 (1992)・我國醫院評鑑工作之回顧與展望・醫院，25(1)，19-43。

楊嘉媛、陳泰源 (2016)・孕產婦對產後月子中心服務需求之研究・全球管理與經濟，12(2)，61-76。

趙子傑 (2013)・實用醫療品質管理學・華杏。

衛生福利部 (2016)・產後護理機構評鑑專區－計畫緣起。https://bit.ly/2USdCl4

藍忠孚 (2014)・醫療品質管理學（三版）・華杏。

醫事司 (2016)・醫院評鑑查證模式的改變－以病人為焦點的查證方式。https://bit.ly/2GH-vQzi

醫事司 (2019)・醫院評鑑基準（區域醫院、地區醫院適用）。https://dep.mohw.gov.tw/DOMA/lp-948-106.html

護理及健康照護司 (2022)・一般護理之家評鑑專區。https://dep.mohw.gov.tw/DONAHC/np-3848-104.html

護理及健康照護司 (2022)・產後護理之家評鑑專區。https://dep.mohw.gov.tw/DONAHC/np-3855-104.html

護理及健康照護司 (2022)・居家護理評鑑專區。https://dep.mohw.gov.tw/DONAHC/np-3858-104.html

Chapter **11**

健康政策分析過程與
實例應用

作　者　李怡娟

*Current Studies in
Professional Nursing Issues*

前言 本章之目的在於介紹政策分析的重要性、政策分析的方法與過程、政策問題的形成及特性、可行的政策建議,與政策分析的論證模式,並透過長期照顧相關政策來了解論證模式的應用。

11-1 健康政策分析的重要性

　　健康專業人員,包括醫療、護理、公衛與長照等,面對照護環境的瞬息萬變及照護對象之特性與需求越加複雜化的狀況下,在決定照護的提供及資源分配之重要決策時,若只是憑著個人過去的照護經驗或專家的建議,或只參照其他國家的作法,不僅無法解決問題、滿足服務對象的需求,反而易因錯誤的決策而耽誤解決問題的黃金時效,同時耗費無謂的人力與金錢,因此每一位醫療專業人員,包括護理人員,有必要在面對問題及提出決策之際,先有一具體、系統、有效能且完整的政策問題分析,與提出各種可行建議的依據,及可能造成的結果等一系列科學過程。

　　舉例來說,護理人員法中的各項規定會影響護理人員的執業範圍及職掌,而與護理人員工作負荷及人力比例相關之法規,則深受醫療及護理機構評鑑辦法及實施之影響,因此在分析影響照護品質的相關政策時,必須同時評估「護理人員法」及「醫療及護理機構評鑑辦法」,才能提出完整的建議。

　　護理相關的政策除了會影響人員的比例、職責及該負責職業的範圍外,其他結構層面相關的因素,例如硬體環境、設施、設備等,也會影響照護品質,在尋求提升照護品質之際,也需要探討與照護機構,例如醫院、產後護理之家及一般護理之家等有關消防及安全等相關政策。不只護理行政管理者必須具備健康政策分析之知識與能力,一般護理人員亦需具備健康相關政策形成與分析的相關知識,才能在實務工作中積極參與及提出改善政策的建議。

　　護理始祖南丁格爾女士在克里米亞戰役照顧傷兵的過程中，發現護理照護不僅會影響傷口的痊癒，病房內的環境衛生、供水系統的整潔、醫院汙水處理、病人飲食的衛生健康及營養美味、傳染病病人的隔離等因素，對於病人的傷口復原更為重要，因此她積極爭取改善環境衛生的政策與規定，藉由法規來解決根本問題。故護理人員具備政策分析的知識與能力，才有機會進一步的影響健康政策，真正發揮護理的重要本質與專業價值。

11-2 健康政策的分析過程

　　政策分析是強調實際運用的應用科學 (applied science)，包括政治學、社會學、經濟學、心理學等學科 (discipline)，用來分析及解決社會問題，並影響及形成相關政策之一系列過程。戴伊 (Dye, 1987) 認為政策是政府選擇要做或者不要做的決定；伊斯頓 (Easton, 1965) 提出，公共政策即是對社會的價值作權威性的分配。因此公共政策的特性是重視解決問題的能力，強調理論與實際的結合與應用，特別重視實務經驗，公共政策學科的目的即為解決問題，惟結合實務才是解決問題之道，而不是由一群政治家或是理論家訂出不切實務的政策。

　　Dunn (2018) 定義政策分析為「透過應用社會科學中的各不同學科，去探索及使用各種方法來解決實際的問題。」與他之前定義健康政策分析為「一種探索的過程，藉由不斷的批判、分析及評價，針對欲解決的問題提出各種可能的方案」，兩者相似之處如下：

1. 政策分析屬於應用社會科學。

2. 運用不同的專業學科，包括經濟學、政治學、社會學、心理學、人類學等。

3. 使用多種方法，包括大數據分析、社會調查、專家焦點、德爾菲調查等。

4. 透過探索 (inquiry) 來解決實際發生的問題。

一、五種政策訊息

根據 Dunn (2018)，政策分析過程的五種重要訊息 (information) 包括：政策問題、期望的政策結果、偏好的政策、可觀察的政策成果以及政策績效；串聯這五種訊息的行動則有：問題建構 (problem structuring)、預測 (forecasting)、推薦 (recommendation)、監測 (monitoring) 及評估 (evaluation)。

圖 11-1 將五種訊息及五種行動互相結合，以了解完整健康政策分析的過程。要注意的是，每一行動都是互相循環、互為影響，且在遇到困難、無法前進時，可以再回頭去檢視過程中哪些行動發生錯誤、方向偏差，或是所獲得的訊息不夠完整等。

政策分析過程中必須謹慎，避免產生第三型錯誤 (type III error)。第三型錯誤指的是未能發現真正的問題，或是分析導因不完整而有所偏差，造成解決錯誤的問題，就算推出的政策相當創新或推動過程非常成功，但因未能解決真正的問題，反而耗費資源。因此政策問題的發現及分析，在整個政策分析的過程中是最重要的步驟。

五種政策的訊息說明如下：

1. **政策問題** (policy problems)：確定與分析造成問題的導因，在整個政策分析的過程中，是最重要但也是最困難的部分，因此在圖 11-1 中居於核心位置，顯見其重要性！ 11-3 節將詳盡陳述政策問題。「問題建構」環繞在「政策問題」四周，表示不斷的收集、澄清、分析與確認政策問題，以免產生第三型錯誤。例如期待透過調漲菸價來降低民眾吸菸率的政策，若未能考量吸菸人口的特性、經濟狀況，及走私菸的查緝與管道等因素，反將導致吸菸者因菸價調升而購買走私菸，影響健康甚鉅！

2. **期望的政策結果** (expected policy outcomes)：在問題發生而需立即提出解決方案的急迫狀況下，往往等不及將政策問題導因分析透徹，但

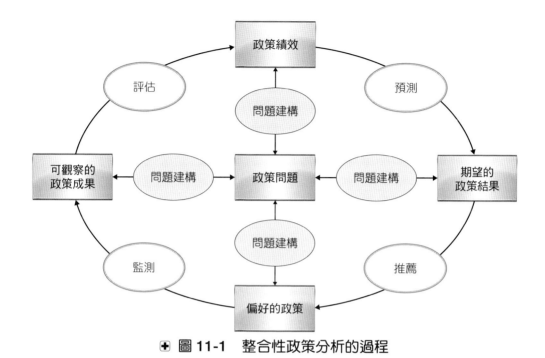

⊕ 圖 11-1　整合性政策分析的過程

又擔心產生第三型錯誤，這時政策分析者的「預測」及洞悉能力及經驗顯得重要！包括具備過去豐富解決類似問題的經驗、熟知其他國家有類似問題時的解決政策與方案，及洞悉國內的環境與現況，能預期政策實施後的結果等能力。

3. **偏好的政策** (preferred policies)：指落實政策所採取的方法，例如推動長期照顧政策時需有經費的支持，經費來源除衛生福利部等中央部會提撥預算外，同時還來自遺產稅、贈與稅及菸酒稅，因此稅制的配合及流入會是影響相關推動長期照顧政策的重要財源因素。

4. **可觀察的政策成果** (observed policy outcomes)：指政策推動後所產生的成效，最好的情形是政策結果與當初的期望相符合，但現實上常常會產生一些非預期的成果，有些是好的，不過更多時候，是對另一群非政策目標群體產生副作用或權益受損。

5. **政策績效** (policy performance)：指分析政策的推動結果對改善政策問題的程度，在現實的情況下，很少藉由一次的政策推動就能完全解決問題，常需再次分析政策問題、設定議題、規劃、採用最合適的政策、執行政策、評值、修正、持續或中止等一系列動態且循環的過程。

從圖 11-1 可知，政策分析及制定為一複雜的循環過程，每一個步驟與前面步驟之間息息相關。過程中無特定起始於哪一個步驟，也無一定停止在哪一步驟，政策的起始點常常是建基在現有政策的基礎上，本著過去的經驗做出決策。政策的中止常代表另一個新政策及問題分析的開始。

二、政策分析與制定常用的理論模式

(一) 團體理論模式 (Group Model)

任何時期的公共政策都是各種團體彼此競爭後所達到的均衡。政策對影響力大的團體比較有利，對影響力較小的團體比較不利。利益團體對公共政策的改變，取決於利益團體的相對影響力，因此護理人員應積極的參加與爭取護理權益及政策相關的團體、組織，藉由團體的力量共同為護理權益及病人利益發聲、影響政策，進一步到政策倡議，也鼓勵與利益相關的團體組織合作，共同爭取最大的權益空間。

(二) 菁英決策模式 (Elite Model)

政策的形成未必完全反映人民的需求，而是政治菁英的偏好和價值，政策乃是執行菁英已經決定的意志，因此菁英決策的政策是從菁英向下傳達至民眾，民意向上傳達非常有限。

（三）理性決策模式 (The Comprehensive Rationality Model)

為政策制定選取完整的選擇方案，建立一個政策目標多方面層次，將每一個層次的政策目標具體化且量化成可達成的程度，並能加以衡量。因此可以確實比較每一方案的淨期望值，以提供決策者選擇最高期望的最佳方案。在現實的情況下，這種分析模式不太容易應用與使用，因為資源有限，增加某團體的利益，必定會使其他團體或對象受到排擠、利益受損。亞羅不可能定理 (Arrow's impossibility theorem) 針對理性決策模式強調，在一個民主社會中，政策制定者絕無可能從經濟層面來達到理性決策模式，不可能在不損及任何個人利益的狀況下，讓所有與該政策有關的人都能獲益。

（四）漸進決策模式 (Disjointed Incrementalism)

只尋找與現今政策稍有不同的備選方案，而不求全盤改變的備選方案。問題不斷重新界定，並尋找解決方案，強調無最佳方案，只有較符合實際需要的方案，即為多數所同意的方案就是一個好的方案。

（五）博奕理論模式（競爭決策模式）(Game Model)

兩個或兩個以上的競爭團體組織，在決策場合中作出彼此都能接受的理性決定所形成的決策，組織團體必須要能獲得其代表對象的認同，做出的決定也能具有公信力及付諸實行的行動力。因此決策者考慮對其所採取的行動中，能擬出一套達成最佳行動的決定。

（六）系統理論模式（政策為系統的輸出）(System Model)

政治系統為了適應周遭的環境壓力，必須隨時採取對應措施，做成必要的決策。外在環境可能為國際情境，屬於國內政治系統之外者，會產生壓力而影響政治系統的穩定；國內政治系統則為各個相互有關聯及互相影響的組織團體，其功能為從事社會上權威性的價值分配。政治系統的產出

為各組織團體的權威性價值分配之結果，以及這些分配後形成的各種不同公共政策。

(七) 混合掃描決策模式 (Mixed-Scanning)

為了平衡「理性決策模式」及「漸進決策模式」之間所產生的模式。在真實的民主世界中，不容易達到理性決策模式，若依循漸進決策模式的緩慢前行，雖不致偏差方向，但也不易看到成效，在講求效率且需要政策執行的一貫堅持等之條件下，漸進決策模式也是行不通的。

美國社會學家 Etzioni (1967) 於是提出綜合式決策模式，他舉了觀星象的例子來說明：「理性決策模式就如同星象家有了一個可以用來觀察全宇宙的望遠鏡，能清楚了解各個不同星座所在座標及方向，同時他也具備一個可以細微清楚看見某特定星球的望遠鏡，當這位星象家同時具備這兩座不同功能與目的的望遠鏡，便可以根據不同的情形與需求，使用不同的望遠鏡。」混合掃描模式用在先需要廣泛且全面的了解與分析後，接著深入探討某特定情境，進行詳盡分析。

11-3 政策問題分析與政策建議

健康政策問題是整個政策分析過程中最重要的一項步驟與訊息，然而政策問題常常不易釐清且錯綜複雜，需要更多的時間及透過不同的方法來界定與分析，才能制定出好的決策。不幸的是，問題一發生，最缺乏的便是詳細分析與確認問題的足夠時間，而必須立即採取解決方法。同時，針對該問題，不同的利害關係人 (stakeholders) 會從問題的不同角度，抱持不同的觀點而形成不同的假設。因此，政策問題的分析與建構是一直進行、持續不斷的過程。政策制定過程中，最困難的不在於找出最好的解決方案，乃是在於「解決正確的問題」，由此可知，政策問題分析與建構的重要性！

根據 Dunn (2018)，政策問題具備以下的特質：

1. **互相依賴** (interdependence)：政策問題通常存在於真實世界與人密切互動的社會中，因此種類不同但有相關的問題間是密切相關、難以切割的，可謂牽一髮足以動全身。舉例來說，失業問題與教育、都市發展程度、交通的便捷及當地物理資源等皆有相關，所以找出問題的癥結最為重要。

2. **主觀性** (subjectivity)：雖然政策問題的訊息都先來自一些客觀的資料，或科學性數字與訊息，但重要關係人 (stakeholders) 往往對該些資料會有不同的詮釋與解讀，因此看似客觀性的政策問題，實際上仍受主觀影響。

3. **人為性** (artificiality)：政策問題之所產生，乃因某些人或團體產生了某些需求，因此問題與需求皆依附在人之生活與行為上，除了與該問題或解決方法有關的對象外，其周遭生活環境對於問題的產生及解決方法皆息息相關。

4. **動態性** (dynamic)：問題之形成是一個不斷變化的過程，而非一次性的結果。因此解決該問題的方法與策略也會隨之不斷改變。

政策問題具多樣、互斥、複雜及主觀性，雖有良好的策略及服務計畫，但卻常沒針對問題的本質，因此往往解決了錯誤的問題，如此一來，除了延誤問題解決的時效及影響該有的成效外，也耗費了不該花費的資源，徒勞無功！所以找出問題的本質及真正導因，十分重要！

一、政策問題的類別

依結構程度分為（表 11-1）：

1. **結構優良的問題**：共識性高，可以使用埋性決策分析模式來進行政策分析。

2. **結構適度的問題**：介於中間，可以使用混合掃描決策模式來進行政策分析。

3. **結構不良的問題**：共識性低，可以使用漸進決策模式來進行政策分析。

▶ 表 11-1　政策問題的特性

特性	結構優良的問題	結構適度的問題	結構不良的問題
決策制定者	一個或極少數	一個或極少數	許多
政策方案	有限	有限	無限
效果價值	共識	共識	衝突
方案後果	確定或風險低	不確定	高度不確定
發生機率	可以計算	不可計算	完全無法計算
實例	是否應推動長照政策？	兩岸雙邊會談所衍生的政策問題？	應否興建核能發電廠還是反核？

二、可行的政策建議

　　政策的制定雖立基於完整的問題分析之後所提出的最好的解決之道，但在錯綜複雜與瞬息萬變的真實世界情況下，不可能也無法等待問題完整分析後，再來下決策或提出最好的問題解決之道，因此要學習提出建議的方法與參考。根據 Dunn (2018)，政策規劃有以下三階段：問題界定→政策規劃→評估。

　　政策建議應具備以下特質 (Dunn, 2018)：

1. **行動性** (actionable)：所提出的建議是可以付諸實行且能夠解決問題。例如，面對台灣高齡人口的快速成長及對於長期照護服務的需求激增，必須先針對優先的問題提出具體行動計畫及政策建議，因此衛生福利部於 2017 年提出長照 2.0 政策，以建立社區整體照顧模式，布

建綿密照顧網社區化長照。其中，各在鄉鎮設立「社區整合型服務中心 (A)」、「複合型服務中心 (B)」及「巷弄長照站 (C)」，即為政策主張付諸行動的具體案例。

2. **前瞻性 (perspective)**：所提出的政策建議除為了解決目前所面臨的問題外，也是為了潛在問題而提出的預期計畫。例如在衛生福利部推出長照 2.0 政策之同時，教育部亦須規劃及盤點目前及未來可投入長期照護及照顧服務中的各項專業人才的數量，及養成教育之內容，除進行適當的培訓外，也要進行控管，避免照顧人力的不足或過剩之亂象。

3. **附加價值 (value laden)**：政策建議的同時，除解決問題，還必須同時顧及所處環境與社會的價值觀，否則不僅會讓原有問題依然存在，更會產生新的議題（問題）。

4. **倫理複雜性 (ethically complex)**：每一政策主張及建議都會面臨其所帶來的倫理議題及價值，概分為內在價值及外在價值。內在價值是政策建議所預期、在目標下所產生的結果，外在價值則為政策建議實施後之非預期結果，有些是正向的，但也有可能是負向的。例如在推動長照 2.0 政策時，失能人口獲得所需的照顧是預期產生的效益，因此在接受能使中老年得到所需照顧的就業培訓後，投入長照產業，為正向的外在價值；另一方面，因推動該政策需更多照護人力投入市場，在目前人力不足的情況下，照護需求者較過去長照 1.0 更多，狀況較為複雜的病人可能受到排擠及揀選，反而無法獲得所需的照顧。

11-4 政策分析的論證模式

政策問題分析與建議是一連串資料收集、分析及結論的科學性及邏輯過程，所收集的資料包括質性與量性，因此需要有一套有效、結構及系統

的分析方法。政策論證 (policy argument) 為政策制定過程中最重要的核心 (Dunn, 2018)，政策論證是指兩個以上的利益關係人 (stakeholders) 在建議各項政策主張時，透過各種方法來形成主張的過程，雖說在政策形成的過程會考慮價值、文化、信念等質性方面的資訊，但一連串的批判性思考與邏輯性分析，所需要的是具備實證基礎 (evidence-based) 的分析過程。

一、政策論證模式中的結構

政策分析的結構包括以下六個部分：政策相關資訊、政策主張、立論理由、立論依據、駁斥理由、可信度。分述如下：

(一) 政策相關資訊 (Policy-Relevant Information, I)

政策論證始於政策相關資訊，其為政策分析過程中重要的相關資訊。政策資訊的內容包括：

1. **政策問題** (policy problems)：可得知問題的背景及重要性，同時了解需要制定的相關政策，得以改善問題。
2. **政策目標** (policy objectives)：所欲達到的願景。
3. **政策備選方案** (policy alternatives)：用以解決問題的各種方法。
4. **政策行動** (policy actions)：各種方法中的具體作法。
5. **政策績效** (policy performance)：政策推動後之成果。

舉例來說，針對長照社區化失智服務的政策建議，相關政策資訊提供失智人口高盛行率及所帶來的經濟與長期照護等影響，屬於「政策問題」。針對上述問題，行政機關提出社區化失智照護網絡的政策，以延緩及預防失智的快速病程進展，進而減少醫療及長照的資源花費，此為「政策目標」。因此各地衛生局所透過與在地醫院合作，進行失智症全面篩檢計畫，同時培訓失智症篩檢專業及後續轉介網絡系統，此為「政策備選方案」。各地方衛生局所及醫院結合社區非營利組織 (non-profit organizations, NPO)，具體推動各政策之不同行動，以達不同備選方案的共同目標，此為「政策行動」。「政策績效」則呈現各個政策行動的成效與結果，包括篩檢出的失智人數、發展的失智照護服務、培訓及投入失智照護的各種專業及次專業志工人數與能力、因早期獲得照護所減少之醫療費用及家庭照顧成本，更甚者，可以計算出不同政策方案及行動之成本效益、成本效率等經濟數據。

資訊提供的內容與方向，與政策建議欲採取何種理論或論述導向，皆與論證模式有關。以下將介紹各種不同的政策論證模式。

(二) 政策主張 (Policy Claim, C)

政策主張為論證結構中的主張與立場，即為政策主張下結論。根據 Dunn，通常政策主張可分為：

1. **指定性主張**：以描述事實為基礎，指出實施某項政策之必要性。
2. **評價性主張**：以判斷價值為基礎，去評斷某項政策之存在價值。
3. **宣導性主張**：以規範宣導為基礎，強調實施某項政策的適宜性。

所以結論的依據端視其採用何種政策模式而定。

(三) 立論理由 (Warrant, W)

立論理由乃在呈現與陳述由政策相關資訊形成政策主張的過程與依據，因此在說明的過程中，除了所選擇的論證模式會影響說明的方向與內容外，尚包括以下幾個部分，來強化理論的理由。

(四) 立論依據 (Backing, B)

立論依據乃是將理論理由做更深及更進一步的解釋，這之間的理由與說明會較立論理由更強。除了以正面訊息來支持政策主張外，論證模式中尚包括了以反面資訊與邏輯來強化政策主張，此稱為「駁斥理由」。

(五) 駁斥理由 (Rebuttal, R)

駁斥理由在整個論證過程中，主要提供與此政策主張不同的政策關係人，有機會了解其對於政策主張的不贊同，其實是不成立或不符現實考量的，所以駁斥理由看似反對，實際上是以反證的方式支持其政策主張。駁斥理由就是針對「反對理由」的敘述，透過質疑反對理由的假定、論述、條件等，為政策主張站穩腳步。如果駁斥的理由無法駁斥反對的理由，原本的政策主張就無法成立。

政策主張與駁斥理由共同構成政策議題的本質，看似針鋒相對，實則以開放的態度，讓各方正反意見並陳，政策倡導者以更充分與更完整的論述，讓對該政策主張有疑義或持反對意見的個人或團體對政策主張更了解外，也會心服口服。

例如，主張通過「社區化失智早期性預防服務」相關政策之駁斥理由可能為「與其花費在尚未有顯著研究成果支持會有照護成效的輕度失智患者，倒不如針對重度失智症患者，投資更多資源在興建收容失智症的護理之家或居家式失智照護，因為他們有明顯的照護需求，同時會減輕家庭照顧者更大的負擔，所以不需要早期性失智症患者的社區化失智預防服務的政策。」這兩者的主張，相信各自擁有不同族群的利益關係人，因此沒有一個政策主張稱之為完美與完全，更不可能投每一位利益關係人之所好。每一個政策主張的過程，最好能收集完整的訊息，清楚立論過程中所依據的價值或模式。

駁斥理由提供政策主張支持者反對者的可能想法，主要目的在以反證方式來支持政策主張，所以駁斥的理由並非與政策主張完全對立，否則會造成主張不一與互相矛盾的情形。

(六) 可信度 (Qualifier, Q)

每一政策主張的支持證據強度會影響其可信度，可信度是指政策的立論理由的正確、可信賴的程度，通常以「可能」、「非常可能」、「極為可能」等語言呈現，一般可信度不希望低於60%，否則將失去提出政策主張的意義與必要性。若立論理由的支持程度大於反對該理由的程度，則可信度成分較高，反之則反。因此，在分析政策的過程中，政策主張必須特別加強立論理由的強度，否則容易被各種不同角度的反對理由突破，造成政策立論可信度不足。圖11-2為政策論證的結構與過程。

二、政策論證模式之實例應用

以下介紹不同的論證模式，並輔以目前長照政策為例說明之：

權威式論證模式 (Authoritative Mode)

權威模式之政策主張以「權威」作為論證的基礎，這裡的「權威」通常是指與該政策主張有關的專家、科學家及享譽盛名者，同時值得尊重與信賴，藉此讓政策相關利害關係人接受該政策。長照政策舉例說明如下：

1. **政策相關資訊** (policy-relevant information, I)：蔡英文總統在就職典禮中提出強化社會安全網政策，衛生福利部長陳時中強調，應建立以社區為基礎的防護體系，提供家庭為中心的整合服務，作為台灣社會安全網絡，以及完善福利服務的內容。

2. **政策主張**(policy claim, C)：衛生福利部提出長照2.0中之「ABC級」，以落實「社區老化」的長照政策。

3. **立論理由** (warrant, W)：蔡總統及陳部長皆有相當的權威及決心來推動該政策。

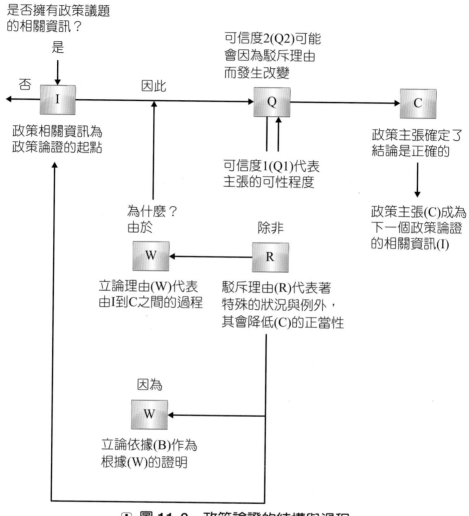

是否擁有政策議題
的相關資訊？

是

否

I

政策相關資訊為
政策論證的起點

因此

可信度2(Q2)可能
會因為駁斥理由
而發生改變

Q

C

政策主張確定了
結論是正確的

可信度1(Q1)代表
主張的可性程度

政策主張(C)成為
下一個政策論證
的相關資訊(I)

為什麼？
由於

除非

W

R

立論理由(W)代表
由I到C之間的過程

駁斥理由(R)代表著
特殊的狀況與例外，
其會降低(C)的正當性

因為

W

立論依據(B)作為
根據(W)的證明

⊞ **圖 11-2 政策論證的結構與過程**

4. **立論依據** (backing, B)：陳部長為相關領域的資深學者且具行政經驗，
   因此該政策應能符合民眾需求。

5. **駁斥理由** (rebuttal, R)：有其他專家反對陳部長所提的長照「ABC 級」
   政策，但其非屬長照專家。

6. **可信度** (qualifier, Q)：根據陳部長對該專業的經驗，這個政策的可信度為 80% 的極為可能。

💡 方法式論證模式

政策主張的依據來自科學性方法之結果而得，例如各項研究方法，包括質性研究及統計結果、經濟成本分析及大數據之結論，因此具備科學理論的邏輯性。長照政策舉例說明如下：

1. **政策相關資訊** (policy-relevant information, I)：根據國內外研究顯示，出院準備服務可以有效的降低病人及家屬對出院後居家照顧的壓力與焦慮，並減少再次入院的急診醫療花費。

2. **政策主張** (policy claim, C)：長照 2.0 計畫中應新增加出院準備服務項目，以將服務觸角向前延伸至急性醫療，向後延伸至社區中。

3. **立論理由** (warrant, W)：出院準備服務可以有效連結急性醫療與後續照護，協助急性病症出院個案，回到社區能夠得到居家照顧、輔具、居家護理師或居家復健師等專業服務，促使個案盡早恢復功能，達到生活層面的安適狀態。

4. **立論依據** (backing, B)：有關國內外出院準備服務之成效報告，皆經過嚴謹的研究設計及分析，始得發表。

5. **駁斥理由** (rebuttal, R)：除非國內的醫療體系均認為應各自專業各司其職即可，不必互相合作。

6. **可信度** (qualifier, Q)：這個政策的可信度為 80% 的極為可能。

💡 通則式論證模式

此項模式亦與上述方法式論證有關，雖都運用科學研究分法及分析結果，但兩者不同之處在於通則式論證來自量性研究中之研究樣本對於母群

體的推估與代表母群體的能力，因此會應用相關的研究及統計方法，作為政策的立論支持。

分類式論證模式

將政策主張中涉及的個人或團體，依特性分類而推論之。例如在形成國內失智症之相關政策與行動綱領時，發現與國人文化價值類似的日本，針對失智症病人及家庭的需求擬定「新橙色計畫 (New Orange Plan)」，故衛生福利部參考後形成我國之「失智友善社區增能暨資源整合中心」政策。

因果式論證模式

論證過程中，找出權力的來源（原因）及所導致的結果為哪些，透過整個政策環境、政策相關的利害關係人，及與政策相關的事實陳述與報告等資訊，來找出權利與運作結果間的關係。

符號式論證模式

透過統計上的數據與結果，或代表績效的一些指標，例如組織績效、經濟景氣指標等。

動機式論證模式

採用動機式論證模式之政策主張會受到該環境之意圖、追求目標及價值的影響，而決定及採取行動。

直覺式論證模式

透過政策決定者的洞悉 (insight) 及經驗判斷為依據，立論的基礎為其內在心智的表述，包括洞察力、判斷與理解，雖然判斷過程中所用的資料或預期結果，無法有事先的理解、說明與解釋，似乎是直覺式論證模式的

限制，但另一方面來看，這一點也正是直覺式的優勢：具備創新及有創造力的政策主張。

類比式論證模式

推論、立論及政策主張，是透過與目前資訊或政策問題類似案例的立論過程而做出，提供目前政策討論及決策的依據。

平行案例式論證模式

平行案例論證模式在欲形成政策主張的案例與另一已現存案例間之環境（包括政策問題環境及政治生態的相似性），將他國已存在相似案例的立論過程及依據作為參考。長照政策舉例說明如下：

1. **政策相關資訊** (policy-relevant information, I)：1960 年代，北歐福利國家率先提出在地老化 (aging in place) 的老人照護理念，認為應提供有長期照護需求者在熟悉環境（如家中或社區），過著獨立有尊嚴的生活。

2. **政策主張** (policy claim, C)：根據北歐國家的成功經驗，我國衛生福利部提出的長照 2.0 政策中，強調社區整體照顧 ABC 模式，實現在地老化之的目標。

3. **立論理由** (warrant, W)：歐洲國家與我國皆面臨人口老化且長照需求激增，追求長照病人生活品質及照顧的理念類似，政府在長照服務的提供上，皆為主導性強的長照福利國家。

4. **立論依據** (backing, B)：歐洲各國為世界各國中公認的社會福利國家，國民享有教育及醫療保健的權利，如同我國般，從全民健保到長照 1.0 及目前的長照 2.0 等之政策，皆以政府主導，予以多數的補助，提供所需的服務。

5. **駁斥理由** (rebuttal, R)：除非國內已有強力的主張，政府應採取資本主義國家般的決策，長期照顧並非社會福利，而是自由經濟的自由競爭，有錢購買服務者，才得以享受高品質的長照服務。

6. **可信度** (qualifier, Q)：根據國情及國人的孝道及家庭價值觀，這個政策的可信度為 80% 的極為可能。

倫理式論證模式

　　政策的規劃與制定乃基於道德原則，例如：公平、正義或倫理價值，達到有效率的社會為基礎，並以此為訴求，企圖讓社會各界認同並接受該政策。對所主張的政策立論，以是非對錯及好壞、公平、正義等之價值判斷為基礎，做出立論及主張，但是何謂真正的公平與正義？莫衷一是！

　　以上的政策論證模式，並非僅能擇一使用，亦可多種模式交互運用。事實上，政策論證的模式，也可以解釋為「論述的策略」，政策論證者可以依照政策資訊的來源與特性，選擇較有說服力的論證模式，產出政策主張，澄清、說服政策執行相關人員的質疑。透過該政策論證的模式，可以將蒐集而得的資料經過整理後，進行系統性的討論與分析，並且提供政策規劃者與政策利害關係人立場、分析政策資訊、選擇論證方式，同時為各自的立場進行辯論。

結 論　鑒於目前較少有關護理的書籍、文章論及健康政策分析的理論、方法及過程，同時也少有護理學校將健康政策分析課程當作必修或選修科目，因此本章提供護理及其他相關專業者，對於健康政策分析及參與制定健康政策有興趣者的參考依據，期待國內能有更多的護理學校能將此章所簡述的政策分析內容當作必或修課程之一部分，再加以充實及豐富之，並有更多的護理及健康相關的政策，作為實例討論之，達拋磚引玉之效！

問題與討論

1. 為何護理師應具備健康政策分析及政策制定過程等相關的專業知識？

2. 健康政策分析過程與護理過程之間的相似與相異為哪些？

3. 政策分析論證模式的六個主要要素的內容及功能分別為何？

4. 試以政策分析論證模式中的權威式論證方法，透過六個主要要素來陳述長照保險政策的必要性。

5. 政策分析論證模式的六個主要要素中，為何要有「駁斥理由」這一個要素？其功能在於反對還是支持所提出的政策論述？

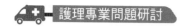
參考文獻

Dunn, W. N. (2018). *Public policy analysis: An integrated approach* (6th ed.). Taylor & Francis Group.

Dye, T. R (1987). *Understanding public policy* (6th ed.). Prentice-Hall.

Easton, D. (1965). *A framework for political analysis*. Englewood Cliffs, NJ.

Etzioni, A. (1967). *Mixed-scanning: A third approach to decision making.* Public Administration Review.

Chapter 12

護理研究

作 者　胡文郁

✚ 大 綱

Current Studies in
Professional Nursing Issues

前言 護理乃具有理論基礎、哲理、信念或價值觀等獨特知能之專業，護理成為「專業」的關鍵能力在於能提供獨特且有效的護理措施，回應人類身心靈的健康需求，以提高生活品質。綜觀國際「護理專業發展」之型態，經常受到不同社會文化所影響，故專業知能需借助科學方法不斷研究而使其不斷成長、創新與改進，才不會被時代淘汰或被其他專業取代，另也可使護理專業能創造更好的社會環境，提高護理專業及社會地位，帶給人群與社會正面的影響力，更可增進人類全體的健康。

南丁格爾堅信「護理是一門科學事業，護理人員必須接受嚴格正規的科學訓練」，遂於 1860 年開辦世界上第一所護士學校，奠定近代科學護理事業理論及實踐基礎。1960 年代，隨著大量新醫療儀器與科技的發展，刺激護理人員接受新的知識與技能，將科技與護理連結，使護理工作更具效率與效力；近十幾年來，護理人員將每天實踐於臨床照護過程的感受與經驗，運用轉譯研究所發展之研究結果，應用於臨床護理照顧，以回應「護理專業化」之需求。

然而，護理專業團體是否充分發揮該有的功能及影響力呢？台灣當前護理學術研究發展經費有限，要努力爭取研究經費，就要強化「質與量」之護理研究，建立基礎研究能力、發揮研究者角色功能，提升學術研究風氣，並藉研究發展，鼓勵從事學術研究及學術論文發表，增強護理專業知識，履行護理專業之社會責任，讓護理從醫師助手的角色躍升為受醫療團隊與大眾尊敬之自主性專業，也促使護理成為以「知識為基礎」的專業，最重要的是使護理專業能永續發展。

12-1 護理研究之相關概念

一、研究的定義

　　研究係指有計畫思考且有系統地經由科學方法與特定程序，進行資料蒐集、客觀與系統分析和詮釋，批判性地檢證專業領域中的各種不同觀點，找尋問題真實的面貌，以達描述真實現象、說明因果關係、有效解決問題或預測未來的一種方法。

二、研究的特性

　　研究具有嚴謹、系統、有效、良好的控制、可驗證、實證及批判等特性；研究的目的為建立理論或學說以滿足求知慾，也可以為提高工作效率而做研究。臨床研究強調正確的實驗設計、執行、分析，以得到明確的結果。

三、研究類型

　　研究類型可依下列情況，簡單分類如下：

1. **依「資料蒐集的方法」區分：**

   (1) 質性研究 (qualitative research)：又稱為定性研究，常使用於社會科學及教育學領域，運用系統、互動、主觀的方法描述生活經驗，並賦予一定意義。是許多不同研究方法的統稱，包含紮根理論、現象學、詮釋學、民族誌學、論述分析、深度訪談等研究方法。其目的在描述和理解研究對象重要意義的觀點和事實，著重探索現象的深度、豐富性和複雜性，有助於護理理論的發展以及發現新知識。相對於量性研究，專注於更小但更集中的樣本，產生關於特定研究個案的資訊或知識。

(2) 量性研究 (quantitative research)：又稱為定量研究，在確定課題後形成研究假設和收集資料，透過嚴謹的科研設計，分析數字資料來描述、預測、解釋和控制研究現象所探討之研究變項間的因果關係，進一步驗證理論或發展某新的理論或模式，故量性研究的研究結果能普遍應用，且具有一定的客觀性和代表性。

2. **依「目標性或研究目的」區分**：即依照「如何測量研究變項以及研究資料如何被分析」區分。

(1) 探索性研究：先從小範圍進行研究，以決定是否值得進行詳細可行性之研究。

(2) 描述性研究：說明什麼是普遍存在的情形。

(3) 相關性研究：確定是否有關係存在。

(4) 解釋性研究：解釋為什麼一種特定的關係會形成。

(5) 實驗性研究 (experimental research)：可找出自變項與依變項間的因果關係或直接關係。此因果關係的驗證須符合「原因須發生於結果之先」，且護理研究者需創造出研究者想評價的「新護理措施」，以驗證或發現此新護理措施的效果，且不可能由其他任何變項引起此效果的發生。實驗法具有三項特質：

a. 操縱 (manipulation)：對研究對象做處理（如新護理措施）。

b. 控制 (control)：對研究情境做一種或一種以上變項的控制（如對照組與控制組）。

c. 隨機 (randomization)：將研究對象隨機分派至實驗或對照組。

護理人員絕大多數是採類實驗研究法 (quasi-experimental research)，其特徵是缺少以上一種或二種特質，使因果關係推論較弱。

3. **依「研究之應用性」區分：**

   (1) 純理論研究：為了發展及考驗理論與假設，可能不具任何實際的應用價值。

   (2) 應用性研究：大多數社會科學研究屬於此類型，透過不同的研究技術、過程及方法，應用於不同情況與議題。

   過去台灣護理研究樣本，多數取自個人服務單位之病人與護理人員，研究內容則包括護理行政、社區衛生及臨床護理等量性（調查）研究居多。但有些護理人文知識無法以科學研究論證，護理服務品質必須奠基於組織文化之建立，需適度地應用「反思」以開啟護理實踐照護的護理知識（包含 "knowing that" 及 "knowing how"）。為了掌握以人為本的整體性、脈絡與現象，實踐護理知識與照護實務的無縫接軌，當今護理研究應加強實證研究結果應用於照護情境，並漸趨向跨領域及跨國研究，重視質性與量性之多元資料收集方法，充分考慮研究誤差來源，控制取樣方法、操弄變項、評鑑數據、建立資料標準以及選擇研究過程和方法等，以提升研究的內在效度和外在效度 (internal and external validity)。

四、護理研究的範圍

臨床護理專業範疇包括：

1. **成立護理業務專責部門**：統籌規劃與監督護理人力市場之供需，防止護理人力濫用，保障護理人員基本薪資與應有的權益。

2. **關注高危險醫療工作人群**：醫療機構應協助暴露於高危險情境中之護理人員。

3. **健保總額給付機制**：護理費常被列於病房管理費中，導致機構以健保總額給付減少為由刪減護理人力，進而影響護理品質，如何讓護理費單獨列出或突顯護理專業價值之成本效益研究，實刻不容緩。

4. **護理人力需求**：臨床實務界應進行護理人力評估需求，回饋學界調整學校招生人數需求之參考等。

　　基於上述臨床護理專業範疇，護理研究的範圍包括：(1) 護理教育：如課程發展、教育經費、在職教育、繼續教育等；(2) 護理業務：如護理技術、特殊病人的護理、護理人員的種類及功能、護理專業的人際關係等；(3) 護理行政：如人事行政、領導方式、護理人員流動情況、工作考核等。

五、研究常用術語

(一) 概念性定義 (Conceptual Definition)

　　參照概念或假設的標準，界定研究變項或重要名詞的意義；即以一個概念界定另一個概念，而不是根據可觀察或可操作的特徵，界定研究變項的意義，如：智力、抽象思考能力。其優點為可涵蓋較多研究變項的特徵，缺點是無法測量或操縱研究變項。

(二) 操作性定義 (Operational Definition)

　　將研究變項的抽象化形式轉變為可以觀察、測量和操作的形式，舉出該變項或產生該事項所做的具體可操作或測量的措施。例如：可用生理或心理狀況加以界定病人的安適：「生理安適」指測量心搏速率、白血球數、血壓及肺活量，「心理安適」需說出評估情緒安適的方法，如病人對特別問題的反應如何？如何回答或觀察病人的行為等。

(三) 變項

1. **自變項** (independent variable)：又稱獨立變項，即可能的原因或影響因素 (X)，研究者加以操弄且不受其他變項所影響的變項，會導致結

果的產生或影響結果中某種可操縱情境的變項（介入性或實驗性措施）。自變項可有數個，使用共變異數分析 (analysis of covariance, ANCOVA) 算出造成依變項改變的百分比，有多少是歸因於某自變項（介入性措施）的改變，用來預測結果的變項。

2. **依變項** (dependent variable)：又稱結果變項或效標變項，受自變項影響而改變。此被預測的變項是具體敏感且可操作測量的可能結果（Y 或 O）。

3. **干擾（無關）變項** (confounding or extraneous variable)：指自變項以外，所有會影響依變項或干擾實驗結果的自變項，非研究者所欲探討的自變項。

4. **控制變項** (control variable) **或中介變項** (mediated variable)：若研究者控制干擾變項，則該變項就成為控制變項或中介變項，經由控制或隨機分配使控制變項所造成的影響均衡地分配於實驗組與對照組。

當護理人員進行研究時，需要降低這些干擾因素的影響，因此控制變異量是實驗設計中很重要的一項計畫工作。我們都知道「總變異量＝實驗變異量＋誤差變異量＋無關變異量」，故一般常採用 Max Min Con 的原則，Max (maximize systematic variation) 係指操縱自變項，即盡可能使實驗變異量達到最大，且產生系統的改變；Min (minimize error variance) 係指減少因與「個別差異」有關的變項和「測量誤差」所造成的誤差變異量，方法包括實驗情境的控制、採用信度高的測量工具及避免產生第一型、第二型錯誤 (type I & type II error)；Con (control extraneous variable) 係指知道該控制什麼、能夠操縱或持續控制研究情境，以及設計出測量哪種特性的工具。

若要控制研究對象所造成的無關變異量，可採用隨機化 (randomization)、排除法 (elimination method)、納入法 (build-in-into method)、配對法 (matching)、重複測量 (repeated measure) 以及統計控制

(ANCOVA) 方法，把影響結果的變異量分析出來且排除。最理想的實驗設計是所羅門 (Solomon) 四組設計，實驗設計規劃特色是將「有無前測」變項納入實驗設計，四組均採隨機取樣 (randomization) 及隨機分派 (random assignment) 為二組實驗組及二組對照組，最後，使用 ANCOVA 統計方法，將前測 (O1) 所造成的變異量自總變異量中排除，以驗證介入措施 (X) 是否仍顯著影響後測 (O2) 的改變，此方法的缺點是花錢且易因受試者亡佚而造成不等組。

　　研究者所選用的實驗設計，所得的實驗結果，能否適切地回答研究者的問題？能否推論到其他受試者或其他情境？端賴是否具有好的內在效度 (internal validity)，可以清楚地解釋所得的研究結果；良好的外在效度 (external validity) 則使所得的研究結果具代表性及推論性。

12-2 護理專業與護理研究

　　護理研究與護理專業關係為何？這是在臨床護理人員在繁忙工作中常有的疑惑，認為只要把所學習到的護理照護知識與技能應用出來，將病人照顧好，護理研究是學術界所關注的重點與責任。殊不知臨床護理人員在了解病人的新知與產生創新護理措施，扮演著重要與不可或缺的角色，絕大多數護理專業知能的創新與發展，離不開臨床實務，非常需要臨床人員投入研究過程，才能提供符合社會文化脈絡下的個別性、獨特性與整全性的優質護理。

一、臨床護理研究工作的推展

　　為改善社會新鮮人初入職場產生現實休克 (reality shock)，產業界應創造正向執業環境，吸引優秀學子加入護理專業的行列；教育部則透過學校教育評鑑制度，嚴格把關護理教育之品質，特別針對各校如何培育與提升護生臨床能力進行教育評鑑。

目前台灣護理學會與其他專科學會舉辦多種護理能力認證考試，如急診加護、社區衛生護理師認證、兒科急重症護理師認證、精神衛生護理師、腫瘤護理師、腫瘤個案管理護理師認證、手術專責護理師認證考試等，經由各種考試認證制度，使護理專業呈現更精細且多元的分工。

衛生福利部於 1997 年制定慢性病人之專科培訓及研究，建立可行性的個案管理制度，如今已成為當今醫療院所因應醫療保健系統轉型、醫療成本意識抬頭、醫療財政緊縮、面對經營壓力的重要對策之一（郭、徐，2002）。2000 年，經護理先進長期努力，專科護理師職稱正式納入護理人員法，2004 年公布「專科護理師分科及甄審辦法」，並於 2006 年完成首次之專科護理師甄試，重新定位台灣護理人員的角色地位（王、蔡、胡，2008）。

近年來，由於醫療保健系統轉型及醫療成本意識抬頭，台灣各大醫院面對經營的壓力，隨著病人的照護模式、出院準備服務推展計畫以及長照2.0 政策，各種類型個案管理者的角色應運而生，各大醫院均積極發展個案管理及臨床路徑，期能減少住院天數、降低醫療成本及維持醫療品質。

隨著全球醫療環境變遷，台灣護理專業之護理師角色已朝向多元發展，除了一般護理師角色外，尚有個案管理師 (case manager)、臨床護理專家 (clinical nurse specialist, CNS)、專科護理師 (nurse practitioner, NP)、麻醉護理師、助產護理師以及臨床研究護理師 (clinical research nurse, CRN) 等，國際護理師協會 (International Council Nurses, ICN) 將其統稱為進階臨床實務護理師 (advance practice nurse, APN)。

目前台灣研究所已開設專科護理師與臨床研究護理師之教育課程，將專科護理師均已納入碩士層級之正規護理教育，專業課程強調培養護理人員具備批判性思考、專業溝通與指導能力、研究能力及個案管理能力。目前 NP 及 CRN 均已投入各醫院照顧病人與研究參與者 (research participator) 的行列。

　　為使台灣護理專業角色朝向多元發展，未來可再推行之執業角色包含臨床護理專家 (CNS)、進階社區護理師 (advanced community practice nurse, ACN)、災難護理師 (disaster nurse, DN) 或刑事護理師 (forensic nurse, FN)（王等，2008），使不同的角色在專業中彼此協助及互補，更有助提升護理專業在醫療領域中之影響力。

二、護理研究的實務與推展

(一) 確認護理研究問題的重要性 (Significance of Research Problem)

　　臨床護理人員要面對不同的人、事、物，照護範圍非常廣泛，需要專業的護理評估才能提供病人身、心、靈及社會等需求。在平日護理工作中，我們需反思有哪些疑點、不確定或可改進之處？護理人員清楚研究問題需要被解決的現況，以及此問題如何發生？如何將疑點形成具體可行的探索或驗證性研究？

　　對於平日臨床工作有疑惑或有興趣的主題，可思考問題的緣由及其重要性，陳述此問題嚴重性且有足夠說服力之國家衛生指標或統計資料，說明此研究問題與現況、矛盾之處與文獻或文化的差異為何？有哪些因素與此問題有關？所影響的群體為何？所探討之問題對臨床照顧、護理教育、護理行政及醫療政策執行有何預期效益？

　　護理研究問題的種類，可包括敘述性問題、關聯性問題、預測性問題以及因果性問題。護理人員可以與同事分享自己的研究構思，多搜尋與閱讀與臨床問題相關的文章，思考研究的現象或結果，是否能提供有意義或價值的訊息？結果對現有知識的貢獻為何？如何改善此問題？確立與研究問題相關的因素，甚至擬定可能的研究架構，或確立研究題目與目的，進而提出專案或研究計畫以解決臨床的問題。

(二) 護理研究的推展

台灣護理專業發展範疇，除了護理教育、臨床人力需求評估、協助建置優質醫療保健體系以及實務照護品質與評鑑等，還需承擔促進社會民眾健康之社會責任。臨床實務上，護理人員執行護理過程是否得宜？病人對護理服務是否滿意？病人可否減少住院天數？護理收費與成本關係如何？績效考評是否合理有效？電腦資訊系統是否發揮功能？成本效益分析上如何？此些護理專業之臨床實務，已成為行政管理者需面對的難題。

為了運用問題解決法來面對問題，倡議護理專業最常被使用的具體方法就是運用護理研究來分析資料。如何利用組織發揮群體功能從事研究，有賴專業與研究的結合，協助臨床護理服務及教學，在最少人力、物力及時間控制下，使臨床護理工作及教學工作能達到最高品質與最佳效果，以改進護理服務品質。凡能達到高品質、有效成本之應用、對護理實務科學有貢獻的研究，均以支持，護理研究與創新及護理品質之突破與提升，如：慢性病、長期照護、健康促進、心肺及重症護理、腫瘤及婦兒科之研究。

美國國家衛生研究院 (National Institutes of Health, NIH) 國家護理研究中心 (National Center for Nursing Research; NCNR) 提及，護理行政研究的主題包括護理方式或品質、管理策略、提升病人護理品質結果、護理措施及護理人力資源應用。有關護理模式、改進病人護理、加強人員留任措施、病人住院期間噪音控制、居家護理人力之有效運用、各項護理品質之評值，以及護理電腦資訊系統等行政決策研究，均屬護理研究範疇。除此之外，護理教育在護理能力、課程設計以及教學方法與策略等護理研究，均為培育各種進階臨床實務護理師所迫切需求。

三、臨床護理研究之倫理議題
(Ethical Issues in Clinical Nursing Research)

醫學的進步奠基於科學研究，而研究有部分仰賴以人為受試者，故進行人體試驗之醫學研究時，應將研究受試者的利益置於科學及社會利益之上。醫學研究之倫理標準，仍應以尊重生命，維護人類之健康及利益為依歸。故倫理的定義，「倫」是指人與人之間的恰當關係，「理」是規範或準則。1964 年在芬蘭赫爾辛世界醫學大會採納「赫爾辛基宣言 (Declaration of Helsinki)」作為國外臨床試驗相關規範，1975 年在日本東京世界醫學大會正式通過，相繼於 1983 年、1989 年、1996 年和 2000 年世界醫學大會修訂之。此規範提供健康相關專業人員進行人體生物醫學研究的倫理指導原則，包括基本原則、臨床研究（醫學研究與醫療措施結合）以及非臨床生物醫學研究（涉及人體的非治療性生物醫學研究）。

中華民國護理師護士公會全國聯合會 1994 年制定〈護理倫理規範〉，提出護理人員應擔負「促進健康、預防疾病、重建健康以及減輕疼痛」的基本責任。期望護理人員於從事護理業務時，能遵守護理倫理規範，尊重個案的生命、人性尊嚴、價值觀、宗教信仰、風俗習慣，以及其獨特性、自主性、個別性，提供適當的護理行為，符合專業道德及社會規範。護理人員應尊重病人參與臨床研究或實驗性醫療（臨床試驗）的意願，並提供保護病人安全、避免病人受到傷害，並確保病人應得的權益。因此執行臨床研究各階段時，如選擇研究問題、選擇收集資料的方法、徵求研究對象的同意、分析資料以及撰寫研究報告時，均應慮及相關的倫理問題。

衛生福利部積極推展臨床試驗以打造台灣生醫科技島，由於研究過程繁瑣，風險及成本均高，各研究環節都需充分被監測 (monitor)、監控 (audit) 與查核 (inspection)，故 2005 年 1 月公布《藥品優良臨床試驗準則》作為臨床試驗人員依循的規範，其立法精神來自世界醫學會制定之赫爾辛基宣言 (2000)，人體研究相關人員必須遵守倫理指導原則，即尊重研究參

與者 (respect for persons)、利益 (beneficence) 以及公平正義 (justice) 三大倫理原則。

　　護理人員於臨床護理研究期間，雖不若發展新藥或新醫療器材之臨床試驗有較高的致命風險，但研究者仍應心存醫學倫理原則，包括：

1. **尊重自主原則** (the principle of respect for autonomy)：對人的「愛與尊重」，重視研究受試者的自主性及意願，如誠實 (truthfulness)、守密 (confidentiality) 及知情同意 (informed consent)。

2. **不傷害原則** (the principle of non-maleficence)：對於自主能力不足的病人給予保護，免其受到威脅與迫害，以良好的臨床知識及技術、謹慎地執行，而達到適當的照護標準 (standard of due care)，避免讓病人承擔任何不當的、受傷害的風險，即屢行不傷害原則。人格問題、能力不足或詐騙不法行為，便是違反不傷害的義務。

3. **行善原則** (the principle of beneficence)：醫療專業人士須遵從的基本的義務。護理人員在不傷害他人之外，應以病人（研究參與者）的利益為優先考量，進一步關心並致力提升病人福祉，自然不會身陷利益衝突險境。

4. **公平原則** (the principle of justice)：公平分配醫療資源（分配性之正義）、尊重人的權利（權利正義）及尊重道德允許的法律（法律正義）。

　　身為第一線進行臨床研究的護理人員或臨床研究護理師，對於較易受傷的受試族群，必須特別加以保護。值得注意的是，赫爾辛基宣言第 8 條特別將病人接受研究措施作為其治療方法時之狀況視為易受脅迫者，需要特別的保護。護理人員應多關注經濟弱勢及醫療資源匱乏族群的特別需求；同時也應特別關注無法自行同意、拒絕研究，或可能在脅迫下行使同意、無法因研究而親身受惠，以及同時接受研究和醫療照護的病人。然

而，進行臨床試驗／護理研究時，難免會面臨倫理原則相互牴觸，造成倫理困境與衝突而難以抉擇的情況，考驗著護理人員的道德勇氣與智慧，稍一不慎便可能做出不恰當的決定，或遭有心人士的操弄。此時，護理人員具備「倫理思辯能力」越顯重要。

護理人員或 CRN 於臨床研究／試驗時，對可能遇到的倫理議題需有基本的認識與了解，以提高對護理研究倫理議題的敏感度，進行倫理思辯，此常是影響臨床研究／試驗成功與否的重要關鍵。臨床研究倫理之相關議題包括：

1. **研究參與者（受試者）**：研究者須對受試者詳細說明知情同意書內容，包含受試者的狀態、研究目的、資料的種類、資料收集的時間、研究的贊助單位或性質、樣本的選樣、研究過程、可能的風險與利益、隱私的保證、同意的意願、隨時有退出研究的權利、改變的說明以及聯絡資料等。受試者有自決權利、隱私匿名與保密的權利。護理人員必須讓受試者充分認知其所參與的研究、自己病情與治療相關資訊，尊重其個人選擇，並簽署知情後同意書，以避免傷害研究對象的基本權利。

2. **研究者**：具備客觀 (scientific objectivity)、合作 (cooperation)、誠正 (integrity)、平等 (equitability)、莊嚴 (nobility)、真實 (truthfulness)、無瑕 (impeccability)、效率 (forthrightness)、啟發 (illuminating) 及勇氣 (courage) 等特質；且需注意取得同意書的程序、進行蒐集感性的資訊、可能對參與者造成的傷害以及資料的保密等議題。也應盡量避免研究誤差、提供或剝奪處遇計畫、運用適當的研究方法、正確地運用資訊與報導研究結果。

3. **贊助或研究支持機構**：研究支持者需注意研究參與者領取的研究參與費是否適當？研究者接受贊助單位的研究經費是否合法？等議題；贊助單位使用資訊應有倫理的限制。此外，關於論文刊登之作者排序以研究成果之版權歸屬等研究倫理議題，族繁不及備載。

　　臨床研究護理師 (CRN) 扮演著推動及執行臨床試驗計畫的重要角色，早期稱為臨床試驗護理師 (clinical trial nurse, CTN) 或臨床試驗協調師 (clinical trial coordinator)， CRN 攸關臨床研究品質的良窳。衛生福利部與國家衛生研究院合作，自 2005 年開始，每年定期舉辦 2~3 天之「研究護士臨床試驗教育訓練課程」，以培養臨床試驗研究護理師之專才；2005 年台灣大學進修推廣部開設臨床護理師學分班，2009 年在台大護理學系碩士班開立臨床研究護理師組課程，培育 CRN 所需的臨床試驗相關知能、溝通與協調合作、領導統御能力、研究能力、倫理思維能力、國際與文化護理能力，積極培育碩士級之臨床研究護理師人才（王等，2008）。

12-3 實證研究與應用

一、實證研究於臨床的重要性

　　隨著資訊電腦化的進步與普及，醫療知識與訊息 (information) 不斷地劇增與累加，使得臨床健康照顧者或機構管理者在講究成本效益的趨勢下，希望能在最有效率的情況下找到最好的實證資料，作為提供臨床照顧或施政方針決定之參考 (Sackett, Rosenberg, Gray, Haynes, & Richardson, 1996)。

　　由於考科藍 (Cochranc) 提出之實證醫學非常重視隨機對照試驗 (randomizes control trial)，以及對系列臨床試驗予以系統性文獻查證 (systematic review) 並進行統合分析 (meta-analysis)。系統性文獻查證係經由「研究品質的優良程度、研究結果於臨床的適用性以及研究結果對病人的意義」三方面進行批判性評讀研究品質，最終依證據強度區分證據等級，加上顧及醫療人員臨床經驗、病人的喜好以及可利用的資源，始得以實證研究為基礎的醫療專業成為醫療決策中不可或缺的要素。

實證護理與實證醫學相似，強調提供以實證為基礎的臨床照護(evidence based practice)，期能在最短的時間內搜尋最佳文獻，透過文獻評讀技巧，將系統性文獻查證搜尋的高證據等級研究結果，整合個人臨床實務經驗，做出具證據力的照護決策。然而，護理是一門結合科學與藝術的應用科學，科學係幫助護理人員分析與評估資料，以便為病人照護做出妥善的決策；藝術則是讓護理人員能以其直覺和經驗，與個案和同儕建立有意義的人際關係，故要提供符合病人所處社會文化脈絡下的個別性、獨特性與整全性之全人照護，使護理研究的典範應包括量性與質性研究，即三角交叉研究法或混合研究法，以兼顧多元價值。經過考科藍嚴格的系統性文獻評讀與統合分析步驟，所得到最有效及最好的實證護理結果，可能會排除質性資料，質性研究品質的評讀不似量性研究具科學評量標準，係依其研究的哲理、目的及知識脈絡作為評讀基礎，故質性研究係從文章的確實性、推廣性、信賴性以及確認性的嚴謹度去評判質性研究品質；加上量性研究結果也可能因時間與空間因素，不一定適用於當前護理對象，或解決人類現存及潛在的健康問題。因此，護理人員則必須了解及釐清臨床實務、行政或社會文化所遭遇到的臨床或組織問題，必要時要再次地進行臨床實證研究以獲得新的實證知識，協助護理人員落實改善護理品質、增進病人舒適、減輕病人痛苦。實證護理為顧及質性研究對護理專業發展的價值，另發展 JBI 之實證系統，期能保存護理實證研究與專業知識。

二、實證研究的理念

有些文獻試圖釐清實證護理與護理研究二者之定義與概念，筆者認為此二個概念並不衝突，因為實證護理脫離不了質性或量性研究所強調的內涵，係將過去已累積之所有護理研究文獻有系統的蒐集與評讀，運用適當的統計方法，透過科學研究步驟進行全面「蒐集、篩選、分析」所搜尋的資料，得到具不同實證等級之護理知識，再運用於臨床實務並加以評價，

另給予一個專有名詞稱之實證護理。實際上，此二個概念生生相息，護理人員僅需體悟「科學研究與護理人文」的本質，熟悉科學的研究方法與過程，並確實掌握質性或量性的實證研究，終能將諸多護理實證研究所獲得具有信度與效度的實證資料，累積成具科學專業知識之實證護理。

即使實證研究有諸多利益，但有些臨床護理人員仍缺乏足夠的研究知能以評讀研究論文的品質，加上運用搜尋研究文獻的方法不熟悉或資源缺乏，致使臨床護理人員鮮少將已發表之研究結果應用於臨床實務，造成實證護理與臨床實務間的落差 (Retsas, 2000)。故藉由推展實證護理，將質性與量性實證研究進行文獻評讀分析，將有助於減少實證研究與臨床實務間的鴻溝，發展出符合病人期待且跨越種族文化藩籬的個別性照護，將嚴謹的照護模式與護理專業知識回饋到臨床實務病人的照顧，讓護理人員能適時提供以病人為中心、安全及公平的照護，達到推展整體品質管理 (TQM) 的目標，並提升護理專業形象。

三、實證護理之進行步驟

臨床護理人員工作時隨時都在發現問題並進行判斷，一位對自己與病人負責任的護理人員，會學習如何在浩瀚資料庫搜尋、找尋文獻證據、判斷並整理有用的知識，選擇最佳措施運用在每天的臨床工作，並進行評值。若護理人員學過研究方法或經碩博士研究能力培養，可以在人力與財力足夠的情況下，執行一項初始實證研究，將有助於釐清病人問題。現階段台灣護理學會之臨床進階之案例分析 (N2)、個案報告 (N3) 及行政專案皆可應用實證護理概念進行，臨床護理人員搜尋及評讀實證文獻的技巧漸臻成熟，各家醫院或學校也陸續將實證護理納入升遷制度評核項目之一，施行風氣逐漸推展。

目前僅能運用系統性的科學方法，將前人所發表的研究論文，經嚴謹評讀而統整，作為臨床決策的考量，但臨床護理人員常因實證研究能力

不足，或工作忙碌缺乏足夠的時間與精力進行初始實證研究，值此情境，面對病人的實際問題又必須要很快地進行判斷，並給予回答或解決問題，目前台灣護理協會已建立實證照護之資訊平台，讓醫療機構或學校能在此交換最新實證資料，並慮及種族、風俗習慣、價值觀等因素，對國內實證護理及臨床照護指引的發展必助益良多。國內絕大多數均引用國外實證資料，如醫學資料庫 Cochrane 或護理資料庫 JBI，目前醫學正積極朝向建立本土化的實證資料庫而努力。

臨床實務進行實證護理之五大步驟，簡述如下：

1. **提出一個可回答的問題** (asking an answerable question)：將臨床遇到的病人或護理人員情境，整理成可回答的問題，必須清楚陳述問題目標 (objectives) 且精準確認假設 (hypotheses)，並以 "PICO" 進行描述，作為檢視或篩選文獻的標準或條件 (eligibility criteria)。P 是病人或問題 (patients or problems)、I 是介入措施 (interventions)、C 是比較或常規組 (comparison) 以及 O 是結果 (outcomes)。

2. **找出最佳文獻證據** (tracking down the best evidence)：針對所提出的問題，準備好完整的檢索策略，將搜尋得到的實證資料庫納入檢索範圍，如：Pubmed 或 Medline 等醫護相關資料庫，亦不能忽略尚未發表的碩博士論文，以避免產生發表偏差 (publication bias)，確保研究文獻的完整性。

3. **嚴格評讀文獻** (critical appraisal)：適合臨床工作者閱讀及使用的文獻僅占 20%，對繁忙的臨床護理人員來說，釐清研究問題、排除與研究問題不相關文獻相當重要。至少要有二位獨立的審查者，根據納入與排除條件以決定文章的合適性，文獻評讀可參考美國健康照護政策及研究部 (Agency for Health Care Policy and Research, AHCPR) 提出之實證醫學文獻級別。一般以雙盲隨機對照臨床試驗 (double blinded randomized controlled trails) 的研究實證等級較高，並應用統合分析

(meta-analysis) 方法，將具有共同研究問題的量性研究加以統計分析，做成綜合性的結論，旨在評斷新護理措施於臨床的成效值 (effect size) 為何。

4. **將評讀結果與個人臨床經驗及病人偏好，應用於病人身上** (integrating the appraisal with clinical expertise & patients' preference)：分析完隨機試驗結果，實證護理重視護理人員的個別經驗及質性證據，強調針對病人需求來引導照護方針 (Close & Cheater, 1999)，並完成一份完整的實證報告。施行此實證結果於病人前，需考慮病人的族群、價值觀、偏好、風土民情、政策、人力及經費等因素，並評估病人能否接受文獻建議的照護方式。

四、臨床護理實務推行實證研究之方向

台灣臨床護理實務的最高決策單位為衛生福利部，其施政計畫及對研究發展的重點與獎助會影響護理實證研究的方向。衛生福利部 2019 年度施政計畫與護理專業發展相關之「施政目標及策略」，均有機會進行該方面之研究，茲簡述如下：(1) 健全福利服務體系；(2) 建置優質長照體系；(3) 營造互助祥和社會；(4) 拓展全方位醫療照護體系，保障民眾就醫權益；(5) 建立優質防疫應變體系；(6) 構築食品藥物安心消費環境；(7) 營造身心健康支持環境；(8) 精進健保及國保制度；(9) 妥適配置預算資源，提升預算執行效率。

上述第四項施政重點，提及改善「護理執業環境」及強化「護理人才培育」，與護理專業關係較為密切；其他醫療保健服務的研究重點，包含長期照護醫療制度、高科技醫療技術、藥政、食品營養以及中醫藥研究，亦與護理相關。故依上述衛生福利部之施政重點與徵求計畫方向，建議護理實證研究方向，可分別從護理行政、教育及臨床服務三方面著手，研究主題列舉如下：

1. 護理人員方面：如生涯規劃、考核制度、人事制度以及護理生產力之研究。

2. 護理組織方面：如組織結構、管理方式、組織氣氛與護理工作環境之研究。

3. 成本效益方面：如人力管理成本、護理費以及損益平衡分析之研究。

4. 護理品管方面：如各種評鑑制度的建立、品管（結構、過程及結果）之研究。

5. 社會福利政策、法律與護理專業發展：如病人自主法、長照政策之施行、老人保險制度與護理專業發展之研究等。

實證研究之「關鍵績效指標」可以是原鄉離島嬰兒死亡率及兒童死亡率、成人吸菸率、四癌篩檢陽性追蹤率、孕婦產檢利用率、兒童預防保健服務利用率、國人癌症過早死亡機率、國人癌症篩檢率、國人心血管疾病過早死亡機率、國人糖尿病過早死亡機率、國人慢性呼吸系統疾病過早死亡率、成人身體活動不足盛行率、成人過重及肥胖率、長者規律運動之比率、成人每日水果和蔬菜攝取量、成人每日食鹽攝取量、高中職學生吸菸率以及國中學生吸菸率，實證研究成果可供政府施政之參考。

總之，護理是實用性的應用科學，並非純理論性，護理研究目的在於改善護理品質、增進病人舒適、減輕病人痛苦，期在最短的時間內得到最有效及最好的護理。因此，護理研究趨勢是隨著現況、未來趨勢而做調整，例如：慢性病、老年護理、居家護理、長期照護、癌症護理、心理問題、環境問題、生活型態不同等。衛生福利部施政及對科技發展的研究重點，需與社會健康政策立法及時代脈動結合在一起。歸納出應具前瞻性之護理實證研究，也就是護理實證研究已成為 21 世紀普遍面臨的問題；加上護理人員法的通過，護理人員可以執業經營護理之家，使護理功能的獨立性及自主性提高，那麼護理研究的趨勢必然會跟著社會政策、法令或保險制度的改變（如全民健保的實施）而有所改變。

　　未來護理研究方式將不再像過去，只是以簡單問卷調查或面談、觀察，而是綜合各種研究方法收集具有信、效度的研究資料。如：進行護理品質評鑑時，不只到病房查閱病歷記錄，同時還要觀察／訪問病人、護理人員及周遭環境，有時還得加上觀察員或專家的判斷，才能正確評值護理品質的優劣。護理實證研究應與社會脈動連在一起，現在大眾意見的資料收集方式，不僅是個人訪問，也要參考團體的看法；可透過電子信箱、BBS 站及其他 e 化方式，廣泛地收集正負觀點之內外部意見。

五、護理實證研究之經費來源

　　專業發展要建立在一定標準及品質之上；研究則是一種經由不斷的研磨推敲、追根究底，以求水落石出、找出真理的科學方法與過程。目前除科技部、衛生福利部、教育部及國家衛生研究院或縣市衛生局等政府單位所提供之研究計畫獎助外，台灣護理學會、國際榮譽護理學會台灣分會以及各專業護理學會或各基金會也有提供些許研究獎助，但經費均有限；如同美國國家衛生研究院於 1986 年成立國家護理研究中心，使護理研究邁入一個新的里程碑，建議台灣也應建立統合性專業護理研究中心或國際行政機構，提供研究經費、訓練研究人才、協助研究事業發展，統合護理研究計畫及掌握國際研究趨勢，使護理研究員減少教學及臨床工作時間而專心做研究，加強護理科學的深度及護理創意研究。

　　近年來，實證護理研究有朝向發展新的護理措施，包括提升護理品質、增加病人或護理人員滿意度、減少成本浪費、研究病人分類系統、人力資源分配、辦公室自動化、作業資訊化、護理人員分級制度、分析及提高工作生產力、績效及品質評鑑系統等方面的趨勢，其目的無非是運用研究方法找出最經濟有效的護理模式。護理人員同時也應具備工作簡化及開源節流之觀念，注意成本效益。護理在個人、組織、工作及專業上的發展，以研究方式發展個人、組織、工作或專業實力，使個人能得到自我實

現的成就，使組織能發揮最高效率與效果。因此，全民健康的社會福祉及護理專業地位之提升，有賴護理行政與護理研究工作者精誠團結、相輔相成，將理論與實際並用，相信必能發揮潛能，為人類健康與社會安全創造出嶄新的明天。

12-4 批判性思考

　　批判性思考 (critical thinking) 是台灣護理教育評鑑委員會 (Taiwan Nursing Accreditation Council, TNAC) 所提出大學教育很重要的八大核心素養之一，也是許多專業及學術領域中倍受重視的能力，故批判性思考能力於實證護理扮演著不可或缺的重要靈魂角色。

一、定義

　　批判性思考的定義，係指「有目地和自我規範的判斷，而此判斷能合理考量證據、事情的來龍去脈以及基本的概念、方法和準則 (Facione & Facione, 1996)。」它是一種嚴謹思考與明辨性思維，以及求清晰的理性思考方式。批判性思考之父約翰‧杜威 (John Dewey) 將其定義為反省式思考，對一個信念或假定的知識進行主動、持續以及仔細地思考，說明了批判性思考的基本態度，是主動自己覺察問題，運用解讀、分析、推理、解釋與自我修練的思考技能，持續不懈地追根究底找出答案，並致力建構清晰思路，以及精確而有深度的論述，提升自己思考的品質。

　　批判性思考是洞察力與決策力的核心，除了進行病人問題的評估和處理外，亦理性考慮其他問題。批判性思考包含臨床推理 (clinical reasoning)，其定義為：「深植在護理實務中一種深思熟慮的 (reflective)、同時兼顧全面的、富創意及批判的思考過程。」護理人員除了運用科學的專業知識，加上直覺的辨識，可以將一些片段的訊息加以串聯，以評

估 (assessment) 和處理 (management) 病人的健康需求，含括科學與藝術層面，為護理的核心，其過程孕育於實務中，多用於思緒的建構，分析病人目前狀態與欲達成的結果間的差異性，再加以檢測。護理人員透過傾聽、分析與了解個別個案的背景故事，讓我們有機會得以學習、實作、反思與推理，據以發展臨床推理的技能。

二、批判性思考與實證護理之相關性

實證護理係指護理人員運用批判思考能力，完整查閱並評值研究文獻，再結合臨床專業的照護經驗以及病人的偏好與價值觀，進行臨床判斷 (clinical judgment)，進而決策 (decision making) 出最適切的照護以解決問題 (problem solving)。批判性思考過程涉及精心採集和詮釋資訊，並達合理結論。任何形式表達的主張和斷言都是論證，杜威定義批判性思考的實踐在於驗證論證 (argument)。批判性思考係以審慎的態度思慮議題和解決難題 (Glaser, 1941)，主要批判的對象是想法、信念與論證而不是人；無論是別人或是自己的想法，都必需以小心謹慎的態度來思考，盡可能地避免錯誤。本章節所提及之臨床實證研究，除了原始論著外，還包括針對所查閱文獻進行系統性及批判性評讀 (appraisal)，確認是否選擇或接受該項研究結果。身處資訊時代，護理人員應培養主動查閱文獻的習慣，快速進行批判性評讀，作出獨立判斷與決定，以解決臨床實務問題。

三、批判性思考能力之培育

批判性思考之目的在於建構更有說服力的論證以及提升自己的思考能力，但在語境上，「批判」兩字容易令人聯想到否定或質疑，與邏輯、清晰及嚴密思考有些差距。批判性思考是要培養學生自我判斷與省思的能力，教學包括共同參與、個別啟發、動態發展、多元學習、生命交流及溝通論辯六大守則，讓學生自己思考、摸索與經驗之。鼓勵學生發展批判

性思考的能力，歷經 (1) 質疑：發現不同；(2) 反思：提出心得和論據；(3) 解放：自我剖析和坦誠；(4) 重建：價值體系建立和確立的四個步驟。故批判性思考教學的流程，屬於問題解決的過程，分為導入必備知識、練習熟練技能及轉化應用知能等三階段。思考策略則包括：(1) 聽看聞（機緣與認識）；(2) 初始化（接受並認同）：喜歡辯證法且熟練 5W 法（即 what, why, where, who, when）；(3) 脈絡化（生命的對話）：自我對話、真誠以待；(4) 意義化（確立該理念）：打破自我防衛、承認自己不足；(5) 融貫化（納入基模中）：放棄我執、接納意見；(6) 行動化（問題的解決）：價值體系的重新洗牌和確立。

四、批判性思考之落實

批判性思考的技巧從論證開始，生活中以各種形式表達的主張都是論證，如文字書報和座談會等。一個基本的論證必須包括理由、推論過程及結論，如果僅有描述經過或狀況（如實驗結果），不含觀點或立場的解釋原因及過程（如事件始末），或僅摘述別人的論證等，都不是真正的論證。

學習批判性思考必須要有能力分析前提，並判斷該論證有無說服力或有效論證。在日常生活中，當聽到或看到一個推理時，可以嘗試找出它的前提與結論，然後進一步地分析它，並將它轉換成論證形式；或試著從下列關鍵詞中找出前提與結論，通常結論會出現在「因此，…」「所以，…」「那麼，…」等特別的詞彙後面，或「…，因為」「…，否則」等詞彙之前，故思考能力一定要經過平常反覆的練習，即先假設結論後，去找前提來驗證論證 (argument)。

當你無法清楚使用論證形式掌握某人的推理時，你可以主動地詢問：「你的結論是什麼？」或「你到底想說什麼？」等，讓對方自己先講出結論，然後再問：「好，那你的理由是什麼？」或「為何你這麼認

為？」此外，我們也可以藉由推理過程來練習迅速直覺地發現謬誤，即當聽到謬誤的推理時，直覺地感到不太對勁，協助自己判斷推理的有效性。

(一) 批判性思考策略

臨床實務中可以使用的批判性思考策略，簡述如下：

1. **培養專業知識**：主動閱讀、記憶、鑽研、撰寫及查證研究，以確認問題。

2. **自我對話**：對自己表達自己的想法，應用過去習慣或特殊的經驗於目前情況。

3. **常模的確認**：藉由書本或參考文獻尋找臨床案例作為常模參考。

4. **形成假說**：訂定相關的照護問題，形成一段可茲解釋事實，且在未來還可被檢測的說明。

5. **假設性思考**（因果思考）：以符合邏輯的方式將意念與其可能帶來的結果連結在一起。

6. **比較分析**：分析出目前最重要的照護議題，考量各項可行方案的優缺點。

7. **並列分析**：把個案的目前狀態和預期結果狀態並列對照比較。如將目前狀態與結果狀態同時並列，藉以訂定介入措施。

8. **內省比較**：不斷比較個案在个同時間與空間的狀態。

9. **再建構**：根據檢測結果、臨床決策或判斷某情境賦予的意義。

10. **反思**：進行臨床推理時，再次思考和分析整個過程，引發自我檢測及自我修正。

(二) 批判性思考技巧的演練歷程

1. **正確理解**：在評估論證之前，首先要做到正確理解，如有些文章會在前言先定義和區分關鍵詞彙。

2. **找出議題** (issue)：評估論證要先找出議題，小技巧是在結論前面加上「是否 (whether)」兩字。

3. **找出結論** (conclusion)：結論代表作者對議題的看法，是論述發展的核心。通常使用「因此、所以、由此可證」等詞彙，其後的文字就是結論。

4. **找出假設** (assumptions)：明白陳述的假設，評估時請一起考量，才能獨立思考。

5. **評估理由** (reasons)：有三個判定是否接受研究假設的參考準則，分別為可信度（是否真實可靠？）、相關性及一致性。

6. **評估證據** (evidence)：評估證據時，必須先考量證據的類型。

7. **蒐集資料** (source materials)：翻閱書籍、google、請教專家、瀏覽相關組織的網站、學術電子資料庫以及到議題現場等方法，蒐集更多的資料和證據才能做判斷。

8. **評估推論** (inferences)：推論須注意是否符合關聯性與一致性。批判性思考可應用於學術領域以及日常生活公共議題的討論。

9. **蘊含** (implication)：論證之外的延伸，通常是其實踐後可能牽涉的結果。

10. **情境** (context)：論證所處的時空背景和內外在條件，提供特定的價值觀、背景資訊和脈絡。

不同的情境下，論證的意義和說服力也會不同，批判性思考的重點與精神在自我反省，若能設身處地的理解立論者所處的歷史和社會情境，也有助於推展論證。

結論 隨著科技化、專科化及病人自主運動迅速地發展，護理專業也隨著社會環境變遷的衝擊而不斷地改變，並朝多元發展，使得護理實務益趨精細分工。研究是護理專業進步的重要原動力，台灣護理專業未來可能的研究主題與趨勢包括科學對健康產生有意義貢獻，尤其是慢性病及與文化有關之健康問題、安寧緩和護理、健康促進和疾病預防、提升生活品質及疼痛／症狀控制護理等研究。因此，護理研究者要了解自己護理專業的本質以及未來發展的方向，除了加強研究能力以解決健康問題外，研究者要讓自己樂觀地分階段順利完成研究，讓護理研究能生生不息。

護理教育者及護理主管應關切並鼓勵護生與臨床護理人員主動參與護理專業團體舉辦的各項護理研究研習活動（如研究生訓練、博士後進修等），以培養護理人員探索問題或發現問題，並使用確實有效及可信的方法，蒐集相關資料，透過公正且客觀的護理研究過程，找到解決健康問題的方法。護理人員可將研究結果實際運用各種媒體、網路、電子書等教材工具，直接或間接地傳播、溝通，應用於臨床實務，提升護理專業的地位與照護品質。

問題與討論

1. 請簡述實證護理的五大步驟。

2. 請上實證資料庫搜尋一篇文獻，並以 PICO 描述。

3. 就你周遭所發生的事件，運用批判性思考的技巧，說出你的想法與判斷。

4. 請說明護理研究對護理專業的重要性。

參考文獻

王秀紅、蔡秀敏、胡毓雯 (2008)・臺灣護理人員角色的未來發展・*長庚科技學刊，*(9)，1-9。

郭鳳霞、徐南麗 (2002)・個案管理師的角色與必備能力・*慈濟護理雜誌，1*(3)，22-27。

Closs, S. J., & Cheater, F. M. (1999). Evidence for nursing practice: A clarification of the issues. *Journal of Advanced Nursing, 30*(1), 10-17.

Facione, N. C., & Facione, P. A. (2008). Externalizing the critical thinking in knowledge development and clinical judgement. *Nursing Outlook, 44*(3), 129-136

Glaser, E. M. (1941). *An Experiment in the development of critical thinking.* Teachers College, Columbia University.

Retsas, A. (2000). Barriers to using research evidence in nursing practice. *JAN, 31*(3), 599-606.

Sackett, D. L., Rosenberg, W. M., Gray, J. A., Haynes, R. B., & Richardson, W. S. (1996). Evidence based medicine: What it is and what it isn't. *BMJ, 312*(7023), 71-2.

Chapter **13**

生涯規劃

作　者　曾雯琦

Current Studies in
Professional Nursing Issues

前言　生命是一個動態的歷程。小學老師在作文課中常以「我的志願」為題，讓學童們抒發對未來工作的憧憬。然而年幼時的心願是否會逐一實現？生涯真的可以規劃嗎？既然畢業後都是從事護理工作，還需要進行生涯規劃嗎？當鳳凰花開，是否已經確定好人生第一個正式工作，會在醫療院所、護理機構、社區、還是衛生行政體系？面試前，是否已經能說出自己想要從事的科別？報到後，是否開始期望自己能順利晉階、晉等、晉升？或是規劃好再回學校深造？是否會繼續唸護理學？步入中年後，是否依然嚮往自己原先設定的目標？以上的問題若能根據個人的性向、志趣、能力等來訂定人生方向，並且考量個人的成長過程與學習經驗，將能幫助個人把握現在，運用資源，發揮潛能，達到自我實現的目標。

13-1 生涯發展與生涯規劃

一、生涯的定義

生涯 (career) 一詞源自拉丁文 via carraria 及 carrus，前者是指供大車走的道路，後者則是指有輪子的運輸工具。這個字最早出現在 17 世紀，當時被形容為連續性的行動，到了 1 世紀才被用來指個人的職業生涯或就業過程。早年將 "career" 一字中譯為生計，泛指生活或是維生的方法，之後才改譯為生涯。其實生涯一詞在古籍已多次出現，如莊子《養生主》：「吾生也有涯，而知也無涯。」是指人的生命雖有止境，但知識卻是沒有止境，今則用來指所經歷的人生。北周・庾信〈謝趙王賚絲布等啟〉：「非常之錫，有溢生涯。」意指有恃以營生事業。因此生涯具有個人對生活的安排，或是對生命的期許與追尋之意。表 13-1 是探討生涯發展時所使用的名詞及其定義。

▶ 表 13-1 與生涯發展有關的名詞及其定義

名詞	定義
工作 (work)	個人從事一種持續性、有意識的特定活動或任務
職業 (occupation)	個人從事有薪給或有實質報酬的連續性工作，並且有助於社會團體與群眾利益
職業 (vocation)	個人在某一生命階段中的主要工作，特別是指經過培訓或是有資格擔任的工作
職位 (position)	掌管某項工作時所居的位置或角色
職務 (job)	在某項職位上必須擔任的工作及責任
職分 (duty)	職務上應盡的本分
職掌 (assignment)	負責掌管的職務

　　1950 年代以前，生涯幾乎與職業劃上等號，直到舒波 (Donald Super) 從自我概念 (self-concept) 的觀點，說明生涯是個人一生 (lifetime) 中經歷各種工作與休閒活動角色之總和。心理學家艾瑞克森 (Erikson) 在心理社會發展理論中認為兒童期的勤奮感會讓個人開始對未來的生活進行規劃，並且持續至終身。由於兒童期也是性別認同發展的時期，個人會以周圍相同性別親友的工作做為選擇未來志向的參考。到了青少年階段才會跳脫傳統對性別工作角色的刻板印象，開始探索適合自己未來的職業，透過工作的經驗，與其所處的環境互動，重新塑造自我形象 (self-image)，並且和自我產生有意義的連結。何倫 (Holland) 則發現人格類型會影響個人的興趣、能力與參與活動的經驗，個人會因為個性與經驗的不同，對工作的喜好也不同。克朗伯茲 (Krumboltz) 從社會學習的角度發現遺傳、環境、學習經驗、以及工作取向技巧會影響個人對生涯的抉擇。綜上所述，生涯涵蓋以下三個重點：

1. 生涯是一生中連續不斷的過程。

2. 生涯發展 (career development) 是由個人成長、家庭發展、以及職涯發展組合而成。

3. 個人會在不同的生涯發展階段中，經歷不同的轉折點，並且因為每個人的抉擇不同，形成獨特的生涯模式 (career pattern)。

二、生涯發展的歷程

舒波以生命彩虹發展 (life-career rainbow) 模式（圖 13-1）說明個人在生命歷程中，會因為面臨不同的發展階段，輪流扮演著子女、學生、休閒者、公民、工作者、配偶、持家者、父母、以及退休者等角色。隨著年齡增長，個人需要同時扮演多個角色。有些角色出現在生命的早期，有些則是到晚年才會出現；有些不一定會出現在每個人的生命，或是出現的次序、時間長短也因人而異。此外，這些角色會在家庭、社區、學校、工作場所等不同的人生劇場出現，因此舒波以不同的彩虹色帶勾畫個人在不同人生階段的生活廣度與生活空間。舒波也將生涯劃分為成長、探索、建立、維持、衰退等五個發展階段。

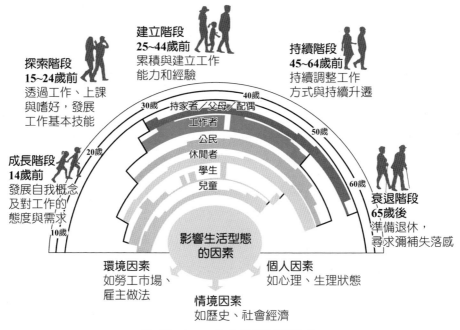

圖 13-1 生命彩虹發展模式

成長階段（出生 ~14 歲）

個人透過家庭和學校教育學習認識自己，發展自我概念，建立對工作的態度，並了解工作的意義。

探索階段（15~24 歲）

個人藉由學校教育、休閒活動、以及各種工作經驗進行自我探索，尋找適合自己的工作，並且對職業的偏好逐漸具體化。此時個人會繼續收集更多的資訊，學習開創更多的機會。

建立階段（25~44 歲）

個人確定職業領域，開始尋找自己期望的工作。進入職場後，個人一方面接受新進人員的訓練，學習與他人建立關係，另方面還是繼續探索該工作是否真的符合自己的志趣與期待，評估是否能從這項工作中獲得成就感。當個人下定決心從事該項工作後，會對這項工作產生認同，並且表現出個人的忠誠與承諾，逐步建立穩固與專精的地位。此時，大多數的人處於創造力的顛峰，關心個人在組織中的表現與成就，並且在不斷自我反思中培養更多的生涯彈性 (career flexibility)，保持開放的態度，迎接生涯中可能的職務異動或升遷。

維持階段（45~64 歲）

個人在職場上已有穩固的成就與地位，但也逐漸接受自身條件的限制，或是自己無法達到預期目標的事實，因此開始將時間花在追求屬於個人生活層面。

衰退階段（65 歲以上）

個人從原有工作上退休，發展非職業性質的新角色，尋求以不同的方式來彌補退休後的失落感。

三、影響生涯規劃的因素

　　規劃是指籌謀策劃，意指對明確的目標進行計畫、執行和成效評估。生涯規劃 (career planning) 則是個人為了生涯歷程發展理想的藍圖，並且期望透過這個計畫能發揮個人的潛能，充分運用環境資源，達到實現個人生涯目標的願望。因此生涯規劃可以幫助個人實現自我，並且促進社會的進步。然而生涯規劃並非一成不變，可能會隨著個人成長、家庭及環境變遷，一邊實行，一邊修正。以下是影響個人生涯規劃的三個因素。

(一) 個人因素

　　生涯規劃與個人的性別、年齡有關。由於傳統上護理被認為是女性的工作，因此男性在護理工作中比女性承受更多的社會壓力。然而過去研究結果也發現男性比女性主動進取，且有較高的抱負，所以男性護理師較女性護理師容易在職場上獲得晉升的機會。此外，今日台灣社會中仍保有以男性為主的觀念，使得職業婦女必須面臨兼顧家庭與工作的兩難，導致女性在婚後常因權衡家中經濟狀況與家庭照顧而離開職場。

　　過去研究發現，年齡超過 30 歲以上的護理師會對工作較為熟悉，因此比較喜歡留在原單位工作，工作滿意度也較年輕護理師來得高。學者們還發現個人對性向、興趣、價值觀、身心狀況的覺知能力；對社會現況與趨勢的了解及敏感度；人脈經營與善用社會資源的能力、判斷力與決斷力；對於個人、專業、國家的歷史觀、國際觀；個人的創造力、行銷力、行動力、與團隊合作及溝通能力等，都是影響成功規劃生涯的重要因素。

(二) 家庭因素

　　生涯規劃與個人的成長背景、家人期待、以及家人支持度密切相關。一項研究結果發現，護理師的父親若是擔任主管層級，較容易留任於職場，此可能與主管層級的父親較為重視子女的生涯規劃有關。此外，家人

或男女朋友的支持可以幫助護理師面對工作的壓力，降低情緒困擾，並且增加信心，發展與專業有關的能力。

(三) 組織因素

學校教育與就業環境都是影響護理師生涯規劃的重要因素。學校的課程設計、師生關係、同學相處、以及實習中與病人互動經驗，都會不斷修正護生對護理職涯的觀點，影響護生畢業後是否從事護理工作的意願。就業後，機構的工作條件、組織文化、對員工的生涯規劃也會影響護理師是否會繼續留任。過去研究發現護理師在不同生涯發展階段會對自己和對機構產生不同的生涯需求 (career needs)，因此當機構無法滿足護理師的生涯需求時，將導致護理師離職。尤其是對已經步入生涯承諾階段的護理師而言，他們期許自己能夠追求進階照護病人的知識與技能，然而機構中若無法提供護理師培訓計畫，或是無法支持護理師個人的進修規劃，將會因為無法滿足護理師對專業成長的期待，讓他們對工作失去動機。

對家中有幼兒的護理師而言又是另一種生涯圖像。雖然護理師會希望自己能夠繼續工作，但可能因為機構中沒有相關的支持措施，使得護理師無法兼顧家庭與工作，因而必須離開職場。此外，工作負荷過重、過勞、團隊中缺乏相互尊重、以及領導者缺乏關懷與支持的態度也是讓護理師感到身心俱疲而想離開職場的原因。因此，機構必須增強護理師個人的生涯意識，為其規劃個人化的生涯模式，才能讓護理師在進行個人生涯決策時考量組織中對傳承計畫與行動的規劃。

13-2 護理職業生涯的特性

一、護理是一項專門職業

專業是一種需要特殊訓練後才能從事的職業。在我國專門職業及技術人員考試法第 2 條中明確指出專門職業人員必須「經由現代教育或訓練之培養過程獲得特殊學識或技能，且其所從事之業務，與公共利益或人民之生命、身心健康、財產等權利有密切關係，並依法律應經考試及格領有證書之人員。」我國自 1915 年起為了統一全國護理學校的教育標準，由護理專業團體舉辦護士全國會考，及格者才會獲得學校的畢業證書與中華護士會（台灣護理學會前身）所頒發的執業證明，1950 年開始則改由考選部辦理證照考試。經過近百年來護理先進們的努力，護理不僅是一項職業，更是一門專業。

二、護理專業的生涯發展

受到個人、家庭、組織等三個因素的影響，護理專業生涯發展會和個人的生命週期一同成長，大致可以區分為探索期、建立期、維持期、離開／退休期等四個階段。

(一) 探索期 (Exploration)

護理師在進入職場前兩年，不僅需要學習專業知識與技能，還需適應新的組織文化。由於此時是建立護理師專業認同的重要階段，因此若能獲得有經驗護理師的督導與接納，將能協助新手護理師渡過生涯探索期。我國自 2007 年開始推行護理師畢業後二年期培訓計畫，不僅讓護理師可以先接受基本實務訓練，再接受進階專業訓練，也是讓新手護理師能在有教學能力的臨床教師指導下，確認自己的職業生涯規劃。相反地，若個人此

時仍未了解自己的興趣,或是遲遲無法選擇自己想從事的專科領域,可能會因無法專心學習而感到挫折,最後選擇離職。

(二) 建立期 (Establishment)

護理師不僅已熟悉工作內容,組織的架構,以及晉階、晉升等相關規定,並且也能應用專業知識與技能來照護病人。然而此時個人開始在意自己的工作表現,擔心無法獲得同事的認可,因此會考慮繼續進修,或是參加培訓課程,以獲得進階的知識與技能。

(三) 維持期 (Maintenance)

護理師此時保有對工作的熱誠與專業性,期望自己能在工作中有晉等、晉階、指導新進護理師、或是接受具有挑戰性任務的機會,甚至希望能獲得機構外護理同儕的肯定,因此護理師會想參加專業認證考試,成為該專科領域的專家,或是投入專業團體活動,為提升護理專業而努力。然而此時護理師也面臨個人生活中的結婚、懷孕、生子、或是家人照顧等問題,因此需要付出更多的努力才能維持現有的個人與職場生活平衡的狀態。

(四) 離開/退休期 (Disengagement)

有些護理師發現自己越來越無法從工作中獲得肯定與成長,或是周圍要好的同事已晉升或離職,或是發現自己無法跟得上快速改變的工作環境,因而萌生離職的想法。有些護理師面臨即將屆齡退休,一方面會因為即將失去舊有的同儕關係、穩定的收入而感到不安,另方面則開始調整自己的作息,安排離開護理職場後的生活,並且期許自己能將專業知能傳承下去。

三、護理職業生涯的型態

Friss (1989) 將護理生涯歸納為以下四種型態：

1. **穩定型** (steady state)：長時間選擇擔任同一職務角色，如專科護理師、個案管理師、地段護理師等，並且從穩定的工作生活中獲得專業滿足感。

2. **線性型** (linear)：在階層組織中，職位向上垂直發展，例如從護理師晉升為護理長、督導長、主任等。

3. **短暫型** (transient)：無法持續工作，總想到外面「看世界」或休息。因此護理師會先儲蓄，然後離職去「看世界」或休息，當積蓄花光後，再返回職場工作，但積存一筆錢後，又離職去「看世界」或休息。

4. **螺旋型** (spiral)：在不同部門或是不同機構中變換職務，以獲得職位晉升、加薪、或聲望。

13-3 如何規劃個人護理生涯

越早進行生涯規劃，越能幫助個人將護理專業轉化為實際生活的一部分，整合成新的生涯模式。然而從過去研究發現，護生普遍不知道如何規劃生涯、不知道如何收集就業資料、不知道自己的優點與特長；進入職場後，機構也鮮少提供護理師個別化的生涯輔導，導致護理師的離職率高，護理職業生涯短暫。因此，生涯規劃可以幫助個人認識自己、認識未來的工作生活，並且確立生涯藍圖與目標，為自己的生涯負責。

一、認識自己與自我充實

　　有些人從小立志當一名護理師，有些則是因為學科成績進入護理科系就讀。然而無論何者，都須在入學後，持續對自己的性向、人生目標有更多的了解與認識，才不會對護理生涯感到迷惑與徬徨。當個人越能選擇適合自己，或是符合自己興趣的護理生涯模式，就越容易從工作中獲得成就感。所以認識自己是生涯規劃的第一個步驟。

　　從護生開始，可以從參與系學會、社團、大護盃等活動來認識自己的人際關係、處事能力、休閒娛樂、價值觀，擴展自己的視野，了解社會環境中與健康照護相關的議題，並且知道他人對護理的期待，然後建立成功的經驗，提升自己對未來就業的信心。護生也可以參加學校所舉辦的生涯規劃講座，了解未來工作環境的特性；或是藉由生涯規劃諮商、性向測驗、價值觀測驗等來釐清自己的性向、興趣以及生涯方向。

　　建立歷程檔案 (portfolio) 能幫助個人有系統地收集和彙整個人學習或工作成果、作品，展現自己在多個領域上的努力、進步與成就。歷程檔案的內容可以包括個人背景資料、教育背景、就業經歷（含職務與職掌）、專業認證、受訓資料、個人計畫（如讀書計畫）、參加專業活動、教學經驗、執行專案或研究經驗、著作、以及專業團體會員等部分。每個人可以依據自己的喜好、經驗、生涯目標，進行不同的設計，調整檔案的內容。然而歷程檔案不僅是一項顯示個人專業成長的過程與事實，更是認識自我和檢視自己是否已經達到生涯規劃目標的工具。

二、認識未來的工作世界

　　在認識未來工作世界時，需了解工作的性質與條件、人力供需狀況、就業機會、以及社會經濟發展等面向。護生在臨床實習課程中，一方面學習各專科領域的知識與技能，另方面則評估該專科護理生涯模式是否和自

己的興趣、個性相符合。由於照護的族群不同、工作流程及環境設置也不同，因此不同專科領域的護理師會有不同的生涯模式。例如急診護理師在上班時需要面對一連串未知的答案，包括不知道今天上班會有哪些疾病的病人來就診、是否會遇到大量傷患等。即使求診的病人已經清楚告知症狀與求助原因，但仍可能在完成身體評估及檢查後，發現與病人的主訴大不相同。此外，一經確立病人的問題後，護理師就要很快地安排病人出院；安排住院、轉加護病房；或是立即進手術室等。所以急診護理師不僅需要同時照護不同健康問題的病人，並且還要熟悉每個病人的診療流程。然而由於每位病人停留的時間都不長，因此很少能看見照護的成果。所以急診室適合喜歡面對挑戰、節奏快、掌握變動環境的護理師。

相反地，在化療病房工作的護理師因為已經事先掌握預約化療病人的名冊，因此在病人報到前，就能為病人準備好所需的用品，也因為病人是定期返院接受化學治療，護理師可以和病人建立信賴的治療性關係，了解病人在院外的生活情形，提供病人合宜的身、心、社會、靈性等照護。然而一旦病人病情急轉直下，護理師除了要安慰病人與家屬外，還需面對護理師個人的悲傷反應，因此化療病房適合喜歡事先規劃工作流程、願意傾聽病人生命故事、以及能適切調整自己情緒的護理師。由此可知，認識自己以及未來工作環境可以讓個人找到符合自己特質的工作。

除了了解各領域不同的護理生涯特性外，平時亦需多了解健康照護的議題與趨勢、國家暨全球的健康政策，才能對未來的工作世界有更深入了解。以下依據護理業務特性，列出五種不同的護理生涯模式以供參考。

(一) 醫院臨床護理

將近 83% 的護理師在醫療院所執業，如綜合醫院、一般醫院、專科醫院、精神科醫院、慢性醫院、中醫醫院、西醫診所、牙醫診所、中醫診所等。有些是公立醫院，如衛生福利部部立醫院、直轄市立醫院、縣立醫

院、公立醫學院校附設醫院、國軍醫院、榮民醫院等；有些是私立醫院，又可區分為財團法人醫院、社團法人醫院、宗教財團法人附設醫院、私立醫學院校附設醫院、公益法人所設醫院、以及私立醫院等。

護理人員在醫院中大部分是擔任護理師、專科護理師、或是麻醉護理師等職務；工作地點會以病房、門診、手術室、加護病房、血液透析室、或是急診室居多。為了鼓勵護理師在專業上自我成長，醫院中會訂有臨床能力進階制度，讓護理師依循 N → N1 → N2 → N3 → N4，以階段性方式來培養個人的臨床實務、學術、教學、行政等能力。由於醫院管理的需求，護理部通常是一個階層式組織，因此對於行政管理有興趣的護理師也能朝向護理長→督導長→主任→副院長的職位發展。

護理師除了參與機構的進階制度外，還能參與護理學會定期舉辦的專科領域認證考試，如腫瘤護理師、急診加護護理師、精神衛生護理師、兒科急重症護理師、手術全期護理師、安寧緩和護理師等，讓個人的專業知識與技能可以獲得該專科領域護理同儕的認可。此外，有些特殊職務的護理師，如糖尿病衛教師、透析護理師、感染管制師等，必須先參加該專科領域學會所舉辦的訓練課程，通過筆試、實習或口試後才能勝任該職務。此外，這些特殊專長的護理師必須持續參加繼續教育課程才能維持擔任這些特殊職務的資格。

隨著醫療科技進步以及健保給付制度的變革，病人住院日數越來越短，疾病複雜度卻越來越高。臨床上不僅需要護理師 24 小時輪班照顧病人，還需護理師耐心與病人、家屬溝通，了解其心理社會需求，並且與醫師、藥師、心理師、營養師、檢驗師等不同領域專業人員協調合作。因此，護生必須從學校開始培養自己的專業能力、體適能，提升個人因應壓力、人際互動的能力，才能勝任未來的就業環境。Waddell 等人 (2015) 也認為從護生開始培養生涯韌性 (career resilience)，才能使護理師適應瞬息萬變的醫療環境，更能提升個人對護理專業的承諾與滿意度。

(二) 長期照顧服務

我國於 1991 年通過「護理人員法」，第 14 條：「為減少醫療資源浪費，因應連續性醫療照護之需求，並發揮護理人員之執業功能，得設置護理機構。」賦予護理師開業權，照顧有長期照護需求的慢性病病人、產婦及其嬰幼兒。目前護理機構的種類包括一般護理之家、精神護理之家、居家護理、產後護理、以及日間型或住宿型的精神復健機構。除了可以在護理師經營的機構工作，也可以選擇在老人長期照顧、養護及安養機構、身心障礙福利服務等長照機構工作，並且透過居家服務、日間照顧、機構住宿式等方式，提供 65 歲以上老人、失能身心障礙者、以及 50 歲以上失智症患者連續性照護。

由於長照服務需求範圍廣泛且多元，需要跨專業人員協調合作才能滿足長照接受者的需求，近年來有越來越多護理師投入到這個長照專業領域。為使所有醫事人員能提供一致性、連續性及完整性的服務，衛生福利部自 2000 年起推動長照醫事專業人員三階段培育課程：Level I 為共同課程、Level II 為專業課程、Level III 為整合性課程，以培育長照醫事人員能具備長照基本知能，提升專業照護能力，以及強化跨專業整合能力。課程中也納入特殊疾病照護及文化敏感度等議題，增進長照人員的文化敏感度知能。此外，為因應失智症長者的特殊照護需求，也有失智症照護人員的培育課程。

(三) 學校護理教育

護理師在各級學校裡擔任教師，大致可以區分為兩種類型。第一類是在學校擔任護理教師，提供學校教職員工及學生健康評估、健康問題管理與追蹤、健康中心管理、疾病個案管理、緊急傷害救護、傳染病防治、健康諮商、環境評估、辦理健康促進活動、以及推展學校衛生工作。第二類是在五專、技術學院、科技大學或大學護理學科系擔任教師，提供護理學

生養成教育或是碩士、博士等深造教育。我國大專院校教師資格又分為講師→助理教授→副教授→教授四級。此外，有些學校會聘請實習指導教師長期在實習場所中指導學生臨床實習課程。

(四) 衛生行政體系

護理師在基層醫療保健中主要負責醫療業務（如門診醫療、健康檢查、癌症篩檢及異常個案追蹤、糖取病共同照護網、巡迴醫療、緊急醫療、長期照顧、精神衛生、自殺防治、結核病防治等）、衛生保健業務（如公共衛生護理、健康促進、預防接種、嬰幼兒保健、中老年保健、婦幼護理、家庭計畫、衛生教育、腸病毒防治、登革熱／屈公病防治、性病防治、菸害防制、更年期保健工作等）、以及衛生行政業務（如托兒所、幼兒園管理、人口密集構訪查、防疫物資及藥品管理等）。

(五) 職業衛生護理

根據我國「勞工健康保護規則」第3條，事業單位之同一工作場所，勞工人數在300人以上者，應視該場所之規模及性質僱用從事勞工健康服務之護理人員，因此職業衛生護理師的工作地點可能是在工廠、機關、百貨公司等。職業護理師在任職前必須先接受勞工健康服務訓練課程，且獲得職業安全衛生教育訓練合格，然後應用三段五級健康預防的概念，藉由健康教育、健康指導、環境衛生、個案管理、諮商輔導等方式來維護勞工的安全及健康。

未來不設限

　　護理師除了可以在上述地點工作外，更可以因為具有護理專業背景的優勢，在轉行時加上跨領域的背景，就能找到更寬廣發揮的舞台。例如現在全球有許多精準醫療創業公司，護理師就可以透過護理＋人工智慧，或是互聯網領域而大顯身手。目前在徵人啟事中常見的跨領域人才需求配對有：

- 護理臨床經驗＋「財務管理應用」＝醫藥生技公司擔任採購、財務部門主管
- 護理臨床經驗＋「商業應用背景」＝醫藥生技或是醫美產品公司擔任產品經理或專案經理
- 護理臨床經驗＋「科技應用背景」＝智慧醫療創業
- 護理臨床經驗＋「法務應用背景」＝醫藥產業的法規部門工作或是在研究單位擔任法規人員

（註：以上資訊感謝王文彤企劃經理暨媒體公關長提供）

三、發展個人生涯的藍圖

　　生命是一連串做抉擇的過程，學習如何在生命中做出最好的選擇是生涯規劃中相當重要的歷程。當一個人對自我有充分的了解，以及對未來的工作世界有明確的目標，就可以開始做妥善的選擇與規劃，以便完成不同階段的生涯任務。葛雷特 (Gelatt) 提出進行生涯決策的五個步驟：

1. 當個人經驗到需要做抉擇時，同時會為自己建立一個目標。

2. 蒐集與目標有關的個人及環境資料。

3. 根據所蒐集的資料進行分析，辨識各種可能達到目標的途徑，分析採取不同途徑的結果，並且預測各種可能發生的後果。

4. 依據個人的價值觀對前項預測的後果進行判斷。

5. 根據判斷的結果進行選擇。

個人在確立生涯目標前,可以先問自己:「我心中最理想的生涯是什麼?」並且將自己認為最完美的一天書寫下來,再問自己要如何規劃進度,才能達到心中最佳的人生目標。例如未來 3~5 年(近程)、10 年(中程)、20 年(長程)各階段的目標為何?在不同階段中,對自己工作職務的期許又是什麼?接著使用歷程檔案和 SWOT (strengths, weaknesses, opportunities and threats) 分析來了解自己在專業技能、知識、能力發展上的長處及弱點,並且依據當今健康照護的趨勢,評估個人可能掌握的契機與面臨的威脅。然後綜合上述結果,劃出要達到這些階段性目標的必要途徑,最後完成一幅屬於個人的生涯藍圖。個人必須定期檢視自己完成這張藍圖的進度,然後繼續調整和充實自己,發掘環境中可以運用的資源,持續朝著最佳人生目標邁進。

13-4 就業準備與生涯輔導

生涯發展是個連續性的歷程,個人在進入就業前,幾乎都是經由學校教育學習規劃自己的生涯,因此護理生涯輔導是從護生進入學校後開始培養。除了從課程中教導護生認識護理專業外,更應藉由校園資源(如聽演講、圖書館、學生輔導中心等)、社團活動打工與臨床實習等歷練,養成強烈的工作動機及自我導向學習的能力。此外,護生也應由學校生涯輔導所提供的資源,認識自己、經營人際關係、學習在愛情中成長,將個人生活融入在職涯規劃中,並且培養生涯決策能力。學生也應利用課程中準備口頭報告或書面報告的機會,學習時間管理、團隊合作、使用資訊科技、演說及表達能力。進入職場後,各機構仍應持續輔導護理師面對個人的工作表現、工作適應、婚姻生涯適應、生涯轉換等問題。以下分別從就業前準備以及適應新生涯作進一步說明。

一、就業前的準備

當了解自己的特長及生涯需求後，就可以開始收集資料，例如向師長、學長姊、學校的輔導中心徵詢意見；瀏覽想要就業的機構及其護理部門的網站；參加就業博覽會、校園徵才等。當決定應徵某項工作前，必須先評估該項工作的環境是否具備安全性、工作條件合法性、合理的薪資福利、完善的培訓計畫、護理師能受到尊重與肯定、以及能符合自己的性向或興趣。接著再寄出履歷表與自傳，並且爭取獲得面試的機會。

(一) 準備履歷表與自傳

💡 履歷表

這是呈現自己的長處與能力之重要工具。護生可以先將歷程檔案的資料進行整理，歸納出自己的長處與能力。一般而言，履歷表的內容包括：

1. 基本資料：姓名、年齡、性別、通訊地址及聯絡電話。

2. 學歷：學校名稱、科系、學習時間。

3. 經歷：實習、社會服務、社團或工作經驗。

4. 語文能力。

5. 專業訓練或專長：如證照等。

6. 希望的工作地點及待遇等。

撰寫履歷表時應把握重點，盡量以條列式呈現，依時間先後順序排列，讓人易於閱讀，明白其中的含義。此外放在履歷表上的相片非常重要，必須慎選，要讓自己看起來端莊、精神奕奕，並且不要使用沙龍照或生活照。

自傳

這是呈現個人獨特風格的欄位，可以使用生動活潑的文字敘述，但切忌使用網路聊天的用語。主要的目的是讓人印象深刻，字數約在800~1,000字，大致可以分為三段：

1. **第一段**：簡述自己的身世、家庭背景，以及特殊的生活經驗或實例，如曾經獲得的榮譽及獎勵，內容最好能與應徵工作相契合，凸顯個人的優勢或是已具備應徵工作所需的專業技能。

2. **第二段**：敘述自己求學的過程、讀書態度、影響自己最深的科目，參與過的活動，擔任的職務，或是印象最深刻的一件事等，以展現自己符合應徵工作所需的性格。

3. **第三段**：延伸第二段的內容，說明自己已具有應徵工作所需的特質或優勢，並再次強調自己的競爭力，表達強烈獲得此份工作的企圖心。

(二) 面試技巧

面試是透過應徵者的口語表達、語氣、儀態等讓雇主可以了解應徵者的專業程度、工作態度和工作能力。雖然評估的過程帶有主觀的色彩，但卻能了解應徵者是否具備機構組織文化的特質。因此在面試前，應徵者應先詳讀自己已經提供的履歷表和自傳內容、面試過程中可能須使用的物品，然後仔細了解應徵機構的現況，尤其是該機構護理部門照顧病人的模式及其成果。若是有認識的親友在該機構擔任護理師，亦可主動詢問考試的過程及其應注意的事項。

面試當天需準備好自己的儀容及穿著，提早到達指定的考試場所。正式面試時宜把握第一印象，必須從容不迫、態度謙和有禮、堅定自信，並且主動問候考官。坐下時，姿勢宜端莊，與考官有視線接觸，專注聆聽考官的問話內容，然後據實以答，並且表現正面積極的態度。面試中常會被問到：「為什麼會來我們機構應徵護理師？」此時可以事先準備一個簡短

又感人的個人故事，讓考官能了解你對護理的熱情。另外也能準備一個自己照顧病人的親身經驗，讓考官了解你的專業知能、批判性思考及團隊合作能力。然而由於面試時間有限，因此最好能在面試前反覆練習，才能在正式面試時提綱挈領介紹自己，並且說明適合擔任此份工作的理由。最後別忘了在面試結束前，感謝考官給予面試的機會。以下是面試時常被問到的題目：

1. 請用一分鐘介紹你自己。

2. 為什麼會想來我們機構工作？對我們的機構了解多少？

3. 你曾經做過什麼工作？為什麼會離開？（若是應屆畢業生，則是你曾經在哪裡實習？曾經擔任系上或是社團幹部嗎？負責什麼樣的職務？曾經打工嗎？）。

4. 你對目前應徵這份工作的了解有多少？（或是請談一談你心目中的理想工作）。

5. 你認為自己最大的優點、缺點是什麼？

6. 工作上遇到挫折時，你將如何克服？

7. 你對未來 5 年或 10 年有什麼規劃？

8. 找工作時，你最在乎什麼？

9. 你希望的薪資福利？

10. 什麼時候可以開始上班？

11. 你有問題想問我們嗎？

二、護理職涯生活的準備

甫入職場，最容易出現工作表現及工作適應的問題。主要原因可能是個人缺乏與工作有關的知識與技能，組織文化與個人價值觀不一致，組

織中缺乏明確的工作規範，或是無法獲得主管及同儕的支持，因而在工作中無法達到預期應有的水準。另一方面，個人缺乏對機構工作流程的經驗與知識，突然接收到大量的資訊而不知如何妥善因應，面對新環境感到陌生、沒有安全感，以及與原先對工作世界的期待有落差等，都會造成個人工作適應不良的情形。因此個人應從學校生活中養成時間管理與壓力管理的能力，才能在就業後減少現實所帶來的衝擊。

(一) 時間管理

從護生實習到實際從事護理工作，最主要的差別在於工作的數量與廣度。若能從學生時代開始培養時間管理的能力，才能在工作、學習、休閒、休息等各方面獲得最佳效益。然而拖延是護生與護理師最普遍出現的問題。除了對流程不熟悉、或是受到環境因素干擾外，拖延也和個人潛藏的恐懼、害怕失敗、以及內在衝突有關。因此在時間管理方面宜掌握以下的原則：

1. 培養正確判斷事情重要性的先後次序。

2. 找出浪費的時間點。

3. 了解自己，發現導致拖延時間的內、外因素。

4. 擅用重點管理的法則，掌握關鍵步驟或工作內容。

5. 有效支配時間或是善用零碎時間。

如此才能在工作時間內或是期限內完成工作，並且將下班後的時間留給自己、家人，或是所關心的人或事，達到身心平衡。

(二) 壓力管理

雖然適當的壓力是促成個人進步的動力，但是高壓的職場環境會使人感到疲勞 (burnout)，間接影響病人的照護品質。過去研究顯示有 43% 的

護理師表示工作壓力大，並且感到職場疲勞；不僅影響護理師對工作的滿意度，出現憂鬱、失眠、月經失調，甚至自我傷害或物質濫用的情形。因此學習壓力管理才能讓護理師在職涯中減少不必要的壓力來源，增強問題的解決能力。有效因應壓力的策略包括：

1. 了解自己，建立合理的期望。

2. 改變對事情的認知，減少自我挫敗的想法。

3. 願意面對問題，從解決問題中裝備自己的判斷力和處事能力。

4. 培養健康的生活型態，如規律的運動、均衡的飲食、適宜的休閒活動等。

5. 學習自我放鬆技巧，降低焦慮和緊張的情緒。

6. 建立和善用社會支持網絡。

結論 每個人都是自己生命旅程的舵手，透過生涯規劃可以幫助個人找到前進的方向，並且在迅速變遷的環境中願意勇敢的面對挑戰。所以護理師應從就學時期建立起生涯規劃的概念，對自我有深入的認識，為自己設立生涯的目標，才能尋找適合自己的就業環境，並且在適切的職位上發揮最大的潛能。此外，個人必須在旅途中不斷學習新的知識與技能，讓自己保持樂觀進取、正向思考，才能用心的生活，並且欣賞個人人生旅途中多樣的風貌。

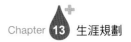

問題與討論

1. 試述生涯、生涯發展、生涯規劃的基本概念。

2. 依據舒波的生命彩虹發展模式，描述或解釋自己從出生到現在所扮演的角色，以及每一階段的生涯抉擇。

3. 請思考自己的人格特質是屬於哪一種類型，及其理由。

4. 想像自己十年後的場景，會是何種模樣？試著為到達這個場景畫出一張生涯藍圖。

5. 根據上述這張生涯藍圖的目標，訪談一位值得學習的典範人物。

6. 記錄你一週的生活及活動，統計每一類活動所花的時間。然後問自己喜歡這樣的安排嗎？是否需要修正以符合自己的生涯目標。

參考文獻

王淑俐 (2016)・*生涯發展與規劃－為職涯發展做準備（三版）*・揚智。

李瑞娥 (2010)・*生涯規劃：探索生涯開展的學習*・麗文。

李選(2011)・生涯規劃・於陳月枝等著，*護理專業問題研討（五版，557~582頁）*・華杏。

林幸台、田秀蘭、張小鳳、張德聰 (2010)・*生涯輔導*・心理。

金樹人 (2011)・*生涯諮商與輔導（二版）*・東華。

張芙美 (2014)・*新編護理專業問題研討（十版）*・匯華。

許博翔、張妤如、楊翼丞 (2011)・*大學生職涯規劃全攻略：生涯規劃一百問*・白象。

藍茜茹 (2016)・*生活與生涯規劃（二版）*・華都。

Casey, D. C., & Egan, D. (2010). The use of professional portfolios and profiles for career enhancement. *British Journal of Community Nursing, 15*(11), 547-548, 550-542. doi:10.12968/bjcn.2010.15.11.79625

Chang, P. L., Chou, Y. C., & Cheng, F. C. (2007). Career needs, career development programmes, organizational commitment and turnover intention of nurses in Taiwan. *Journal of Nursing Management, 15*(8), 801-810. doi:10.1111/j.1365-2934.2007.00772.x

Chen, S. H., Fu, C. M., Li, R. H., Lou, J. H., & Yu, H. Y. (2012). Relationships among social support, professional empowerment, and nursing career development of male nurses: A cross-sectional analysis. *Western Journal of Nursing Research, 34*(7), 862-882. doi:10.1177/0193945910384603

Cleary, M., Horsfall, J., Muthulakshmi, P., Happell, B., & Hunt, G. E. (2013). Career development: graduate nurse views. *Journal of Clinical Nursing, 22*(17-18), 2605-2613. doi:10.1111/jocn.12080

Friss, L. (1989). *Strategic management of nurses: A policy-oriented approach*. AUPHA Press.

Super, D. E. (1980). A life-span, life-space approach to career development. *Journal of*

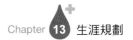

Vocational Behavior, 16, 282-298.

Waddell, J., Spalding, K., Navarro, J., & Gaitana, G. (2015). Integrating a career planning and development program into the baccalaureate nursing curriculum: Part III. Impact on faculty's career satisfaction and confidence in providing student career coaching. *International Journal of Nursing Education Scholarship, 12*, 183-190. doi:10.1515/ijnes-2015-0070

Yoder-Wise, P. S. (2014). *Leading and managing in nursing* (5th ed.). Elsevier Mosby.

國家圖書館出版品預行編目資料

護理專業問題研討／王桂芸、施佳玟、李怡娟、楊勤
熒、張婷、張媚、王采芷、陳玉枝、陳小蓮、黃金蓮、
紀淑靜、胡文郁、曾雯琦作.－二版.－新北市：新文京
開發開發出版股份有限公司，2023.02
　　面；　公分

　　ISBN　978-986-430-908-5（平裝）

　　1.CST: 護理學 2.CST: 護理教育 3.CST: 護理研究

419.6   112000690

護理專業問題研討（二版）　　　　　（書號：B436e2）

總 校 閱	王桂芸				
作　　者	王桂芸　施佳玟　李怡娟　楊勤熒　張　婷				
	張　媚　王采芷　陳玉枝　陳小蓮　黃金蓮				
	紀淑靜　胡文郁　曾雯琦				
出 版 者	新文京開發出版股份有限公司				
地　　址	新北市中和區中山路二段 362 號 9 樓				
電　　話	(02) 2244-8188（代表號）				
Ｆ Ａ Ｘ	(02) 2244-8189				
郵　　撥	1958730-2				
初　　版	西元 2020 年 2 月 28 日				
二　　版	西元 2023 年 2 月 10 日				

New Wun Ching Developmental Publishing Co., Ltd.

New Age · New Choice · The Best Selected Educational Publications — NEW WCDP

新文京開發出版股份有限公司
NEW
WCDP
新世紀・新視野・新文京 ― 精選教科書・考試用書・專業參考書